CLINICAL HEMATOLOGY ATLAS

原书第6版

临床血液学图谱

原著 [美] Jacqueline H. Carr

主审 徐 勇 李朝阳 主译 顾大勇 李延武 杜 新

中国科学技术出版社

·北 京·

图书在版编目（CIP）数据

临床血液学图谱：原书第6版/（美）杰奎琳·H. 卡尔（Jacqueline H. Carr）原著；顾大勇，李延武，杜新主译. —北京：中国科学技术出版社，2023.1

书名原文：Clinical Hematology Atlas, 6e

ISBN 978-7-5046-9746-2

Ⅰ.①临… Ⅱ.①杰… ②顾… ③李… ④杜… Ⅲ.①血液学—图谱 Ⅳ.① R331.1-64

中国版本图书馆CIP数据核字(2022)第187590号

著作权合同登记号：01-2022-5729

策划编辑 靳 婷 宗俊琳 焦健姿

责任编辑 靳 婷

文字编辑 弥子雯

装帧设计 佳木水轩

责任印制 徐 飞

出 版 中国科学技术出版社

发 行 中国科学技术出版社有限公司发行部

地 址 北京市海淀区中关村南大街16号

邮 编 100081

发行电话 010-62173865

传 真 010-62179148

网 址 http://www.cspbooks.com.cn

开 本 889mm×1194mm 1/16

字 数 230千字

印 张 14.5

版 次 2023年1月第1版

印 次 2023年1月第1次印刷

印 刷 运河（唐山）印务有限公司

书 号 ISBN 978-7-5046-9746-2 / R·2957

定 价 210.00元

Elsevier (Singapore) Pte Ltd.
3 Killiney Road, #08-01 Winsland House Ⅰ, Singapore 239519
Tel: (65) 6349-0200; Fax: (65) 6733-1817

ISBN-13: 978-0-323-71192-0

This translation of *Clinical Hematology Atlas, 6E* by Jacqueline H. Carr was undertaken by China Science and Technology Press and is published by arrangement with Elsevier (Singapore) Pte Ltd.
Clinical Hematology Atlas, 6E by Jacqueline H. Carr 由中国科学技术出版社进行翻译，并根据中国科学技术出版社与爱思唯尔（新加坡）私人有限公司的协议约定出版。

《临床血液学图谱》（原书第 6 版）（顾大勇　李延武　杜新，译）
ISBN: 978-7-5046-9746-2

注　意

本译本由中国科学技术出版社完成。相关从业及研究人员必须凭借其自身经验和知识对文中描述的信息数据、方法策略、搭配组合、实验操作进行评估和使用。由于医学科学发展迅速，临床诊断和给药剂量尤其需要经过独立验证。在法律允许的最大范围内，爱思唯尔、译文的原文作者、原文编辑及原文内容提供者均不对译文或因产品责任、疏忽或其他操作造成的人身及（或）财产伤害及（或）损失承担责任，亦不对由于使用文中提到的方法、产品、说明或思想而导致的人身及（或）财产伤害及（或）损失承担责任。

译者名单

主　审　徐　勇　李朝阳

主　译　顾大勇　李延武　杜　新

副主译　丁芳林　王　莹　万中艳　祁　欢

译　者（以姓氏笔画为序）

丁芳林　万中艳　王　莹　文冰冰　方周宾　方贵玉
丘创华　伍　燕　刘同功　刘远智　祁　欢　杜　新
李太晗　李延武　李晓清　李康成　杨斯恬　吴瑾滨
何世平　佘吉佳　邹佳臻　宋建宁　张　鑫　张彦鹏
张海燕　陈　曦　陈婉萍　范憬超　林志鹏　林兵英
周玉利　茹进伟　敖治群　聂勇波　顾大勇　徐　磊
陶志远　黄春秀　彭紫元

内容提要

本书引进自 ELSEVIER 出版社，是一部全面的形态学图谱，为全新第 6 版，在第 5 版的基础上优化和增加了新内容，同时还按照全新的 WHO 诊断标准修订了部分分类及知识点。全书共五篇 24 章，内容涉及外周血涂片的制片及染色、血细胞发育的特征、各系血细胞不同阶段的形态学特征等，同时结合电镜与光镜图片的对比及示意图，便于初学者理解和记忆，包括红细胞的异常形态和特殊结构用于疾病的诊断，白细胞的异常形态、白细胞过度增殖及异常与血液疾病的关系，特殊细胞的呈现，集落刺激因子使用后的形态学变化，新生儿血液的形态学特征和体液细胞形态学概略等。本书涵盖了血液细胞形态学及体液细胞形态学，可作为形态学入门及广大形态学爱好者的实用参考书。

主要译者简介

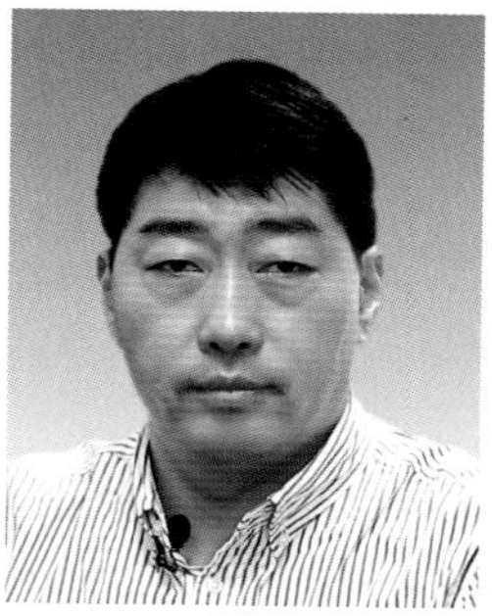

顾大勇

医学博士，主任医师，博士研究生导师。深圳市高层次科技领军人才。中国检验检测学会常务理事，全国生化检测标准化技术委员会委员（SAC/TC387），中国医促会基层检验技术标准化分会常务委员，广东省热带医学学会副理事长，广东省生物医学工程学会传感技术分会副主任委员，广东省医师协会检验医师分会常务委员，广东省医学会检验医学分会委员，深圳市医学会检验医学分会副主任委员，深圳市医师协会检验医师分会副会长，深圳市医院管理者协会整合医学专委会副主任委员。从事实验诊断学相关临床及科研工作 30 余年，共主持包括国家重点研发计划课题、国家自然科学基金课题及省市级科研课题 30 余项，获省部级科学技术奖项 6 项，发布国家标准及行业标准 12 项，获有 PCT 以及发明专利 30 余项，主编主译专著 3 部，发表论文 100 余篇（SCI 收录论文 40 余篇）。

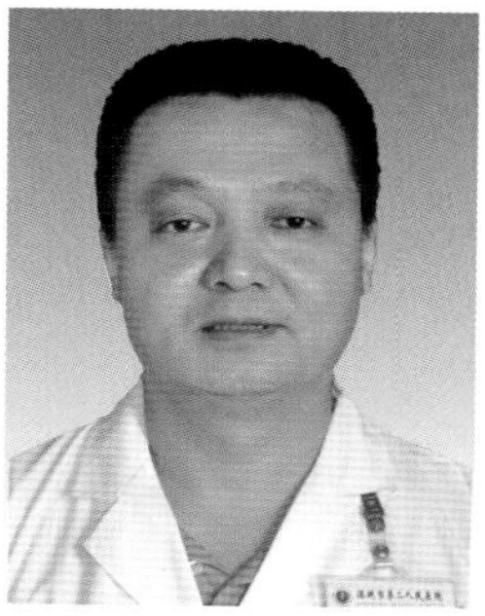

李延武

主任技师。毕业于湖南医科大学检验系，从事临床检验工作 32 年，现任深圳市第二人民医院检验科副主任。广东省医疗行业协会医学检验管理分会委员，深圳市分析测试协会医学测试专业委员会副主任委员，深圳市医院管理者协会常务委员，深圳市医学会检验医学分会常务委员。长期从事分子生物学方面的研究，主持深圳市科研课题 2 项，发表专业论文 8 篇。

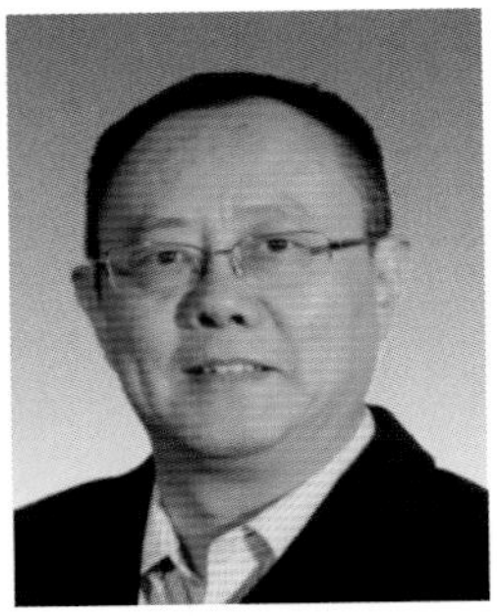

杜　新

医学博士，留美博士后，主任医师，博士研究生导师。深圳市第二人民医院血液内科主任及大内科主任，深圳市血液病研究所所长。深圳市临床重点学科带头人。中国医院协会血液学机构分会常务委员，广东省医师协会血液科医师分会副主任委员，广东省医学会血液学分会副主任委员，深圳市医学会血液病专业委员会主任委员，中国抗癌协会血液肿瘤委员会委员，中华医学会血液学分会感染学组成员。擅长造血系统恶性肿瘤如白血病、淋巴瘤、多发性骨髓瘤及疑难出血与凝血疾病的诊治。曾获省级科技进步一等奖 1 项，近 5 年主持国家自然科学基金面上项目 1 项和省自然科学基金 1 项，其他省市级科研项目 10 项，参与出版专著 2 部，在 *Blood* 等 SCI 期刊发表论文 25 篇，在中文期刊发表论文 51 篇。

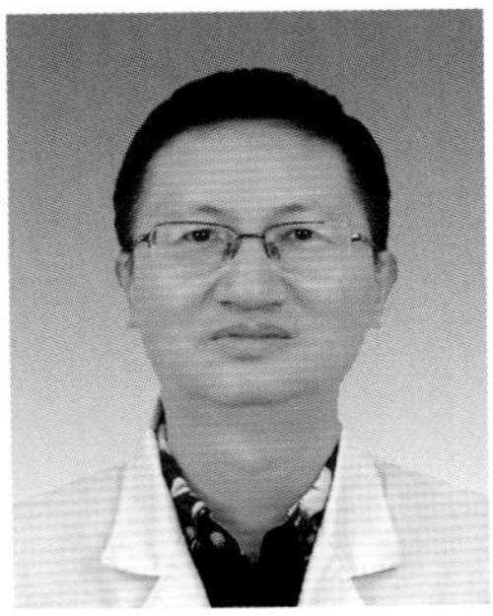

丁芳林

深圳市第二人民医院检验科党支部书记、教学主任、主任技师。广东省肝病学会检验学会委员，广东省医药质量管理协会检验分会常务委员，深圳市医学会检验学会委员，深圳市医院协会检验分会常务理事，深圳市检验医师协会常务理事。擅长实验室质量管理和细胞形态学、出血凝血及自身免疫学检验。主持和参与省级市级科研课题 10 余项，发表论文 30 余篇。

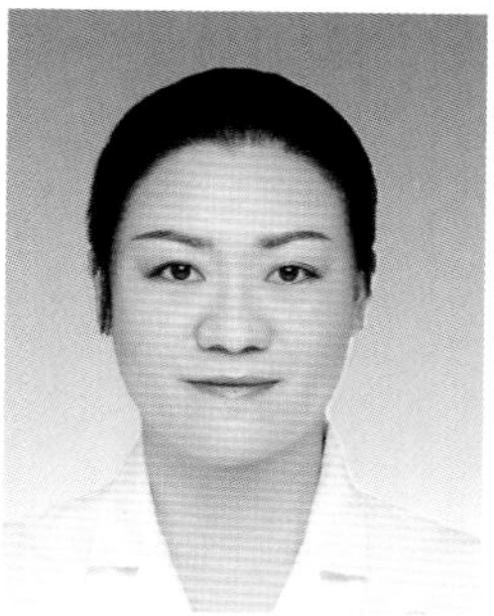

王　莹

副主任技师、医师，毕业于第三军医大学医学检验系，深圳市第二人民医院检验科工作 20 年，有丰富的临床经验。任深圳大学实验诊断学讲师，执教 11 年。广东省医学会检验医学分会临检学组委员会委员，深圳市视光学会神经眼科学专业委员会委员，广东省保健协会检验分会委员。热爱形态学事业，曾多次进修学习形态学，2011 年于北京大学深圳医院进修遗传学，2016 年于中国医学科学院血液病医院进修血液病形态、组化、凝血及溶血，2021 年于浙江省人民医院进修体液细胞形态学。曾 6 次在全国及省、市级形态学比赛中获奖，参与课题多项，申请发明专利 21 项，主编、参编著作 3 部，发表文章多篇。

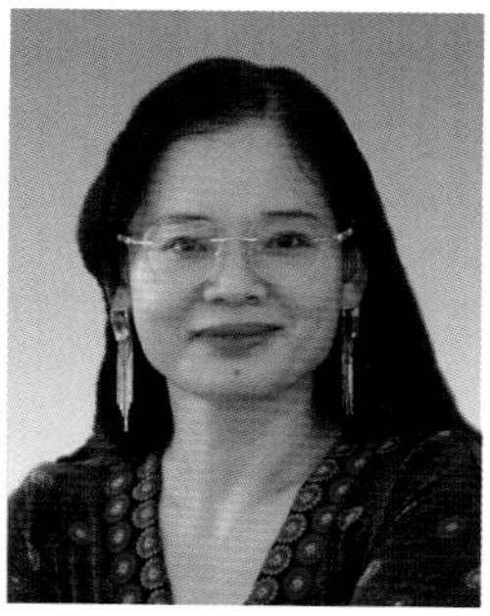

万中艳

博士，中国药科大学外国语学院副教授。长期从事英语教学与研究，研究方向包括高等教育国际化、教师信念及语言政策等。近 5 年来主持并参与三项江苏省高校人文及英语教学改革课题。在国内外核心期刊发表实证科研论文 5 篇，2016 年出版学术专著《计算机辅助教学条件下高校教师的信念与实践研究》（上海交通大学出版社）。曾参与学术书籍翻译 1 部（2018 年）及大学英语教材编写 2 部（2006 年、2022 年）。

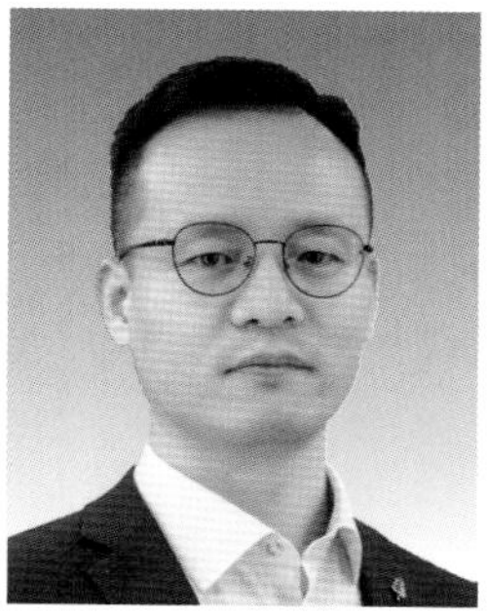

祁　欢

高级工程师，深圳迈瑞体外诊断上游市场部、临床部总监。深圳迈瑞临床专业委员会主任，广东省检验医学会人工智能与大数据学组委员。主要研究方向为细胞显微数字成像技术，以及人工智能在显微图像、体外诊断大数据中的应用与评价。作为主要负责人或骨干参与高端血液细胞分析系统、显微成像技术系统的核心技术研发与临床研究工作，参与国家、省部级课题多项，获广东省科学技术一等奖 1 项、广东省专利银奖 1 项，获中国发明专利 15 项、美国发明专利 9 项。

原著者名单

Rebecca Lewellyn Beckmann, MLS(ASCP)cm
Instructor/Clinical Coordinator
Medical Laboratory Technician
Minnesota State College Southeast
Winona, Minnesota

Jimmy L. Boyd, MLS (ASCP), MS/MHS
Program Director/Department Head
Medical Laboratory Sciences
Arkansas State University-Beebe
Beebe, Arkansas

Susan L. Conforti, EdD, MLS(ASCP)SBB
Chairperson/Program Director
Medical Laboratory Science
Farmingdale State College
Farmingdale, New York

Rose Ann Crawford, MSMT, MLS(ASCP)CM
Education Coordinator retired
Cooperative Medical Technology Program of Akron
Cleveland Clinic Akron General Medical Center
Akron, Ohio

Angelique Decatur, BS, CPhT
Certified Pharmacy Technician
Denver, Colorado

Lisa DeCeuninck, MT(ASCP)
Special Instructor Clinical and Diagnostic Science
MLS
Oakland University
Rochester, Michigan

Meghan S. East, MSPAS, PA-C, MLS (ASCP)CM
Instructor
Health Sciences
Salisbury University
Salisbury, Maryland

David Falleur, MEd, MT(ASCP)
Associate Professor
Clinical Laboratory Science
Texas State University
San Marcos, Texas

Michele G. Harms, MS, MLS(ASCP)
Program Director
Medical Laboratory Science Program
UPMC Chautauqua
Jamestown, New York

Virginia C. Hughes, PhD, MLS(ASCP)CMSBB
Associate Professor
Medical and Molecular Sciences
University of Delaware
Newark, Delaware

Jeanne M Isabel, EdD, MLS (ASCP)cm SH (ASCP)cm
Chair and Associate Professor
School of Health Studies
Northern Illinois University
DeKalb, Illinois

Marisa K. James, MA, MLS(ASCP)CM
Program Director
School of Medical Laboratory Science
North Kansas City Hospital
North Kansas City, Missouri

Stephen M. Johnson, MS, MT (ASCP)
Program Director
School of Medical Technology
Saint Vincent Hospital
Erie, Pennsylvania

Jennifer Jones, BS, MLS(ASCP) CM
Clinical Instructor
Clinical Laboratory Sciences
University of Kansas Medical Center
Kansas City, Kansas

Dwane A. Klostermann, MSTM, MT(ASCP)SBB
Medical Laboratory Technician Instructor
Health Sciences
Moraine Park Technical College
Fond du Lac, WI

Bernardino D. Madsen, MS, MLS (ASCP)
MLT Program Director
Health Science
Casper College
City and State (Location of Affiliation)
Casper, Wyoming

Margaret Mayo, MEd, MLT (ASCP)
Faculty
Allied Health
Columbus State Community College
Columbus, Ohio

Susan McQuiston, JD, MS, MT(ASCP)
Faculty
Biomedical Laboratory Diagnostics
Michigan State University
East Lansing, Michigan

Pamela D. Meadows, EdD, MT(ASCP)
Associate Professor
Clinical Laboratory Sciences
Marshall University
Huntington, West Virginia

Rita Miller, EdD, MS(CLS), MLS(ASCP), CHRM
Program Director/Instructor
Medical Laboratory Technician Program
Minnesota West Community & Technical College

Luverne, Minnesota

Cory J Neill, MS, CMD, RT(R)(T)
Certified Medical Dosimetrist
Advanced Medical Imaging
Carson-Tahoe Cancer Center
Carson City, Nevada

Kathleen Park, PhD, MT(ASCP)
Assistant Department Chair/
Professor
Medical Laboratory Technology
Austin Community College
Round Rock, Texas

Samantha Peterson, MS, MLS(ASCP)CM
North Dakota State License
Assistant Professor
Medical Laboratory Science
University of North Dakota
Grand Forks, North Dakota

Alisa Jean Petree, MHSM, MLS(ASCP)cm
Program Director/Professor
Medical Laboratory Technician/
Phlebotomy Programs
McLennan Community College
Waco, Texas

Pamela B Primrose, PhD, MLS, ASCPcm
Professor
Health Sciences
Ivy Tech Community College
South Bend, Indiana

Bentley Reid, MBA, MT (ASCP)
Instructor & Clinical Coordinator
Department of Clinical Laboratory
Science
College of Nursing and Allied Health
Science Howard University
Washington, District of Columbia

Erin C. Rumpke, MS, MLScm
Assistant Professor Medical
Laboratory Scientist
Clinical and Health Information
Sciences
University of Cincinnati
Cincinnati, Ohio

Brooke Solberg, PhD, MLS(ASCP) CM
Associate Professor & Chair
Medical Laboratory Science
University of North Dakota
School of Medicine & Health
Sciences
Grand Forks, North Dakota

Harvey D. Suski, MLT CAE
Instructor
Allied Health Sciences
Red River College
Winnipeg, Manitoba Canada

Dick Y. Teshima, MPH, MT(ASCP)
Associate Professor & Chair
Medical Technology
University of Hawaii at Manoa,
John A. Burns School of Medicine
Honolulu, Hawaii

M. Lorraine Torres, EdD, MT(ASCP)
CLS Program Director
Clinical Laboratory Science Program
The University of Texas at El Paso
El Paso, Texas

Ronald Walker, PhD, MBA, CNMT, PET
Professor
College of Health Professions
University of Findlay
Findlay, Ohio

Janet Whitney, MEd, MLS(ASCP) cm SBB(ASCP)cm
Assistant Professor
Medical Laboratory Science Program
Mercy College of Health Sciences
Des Moines, Iowa

中文版序

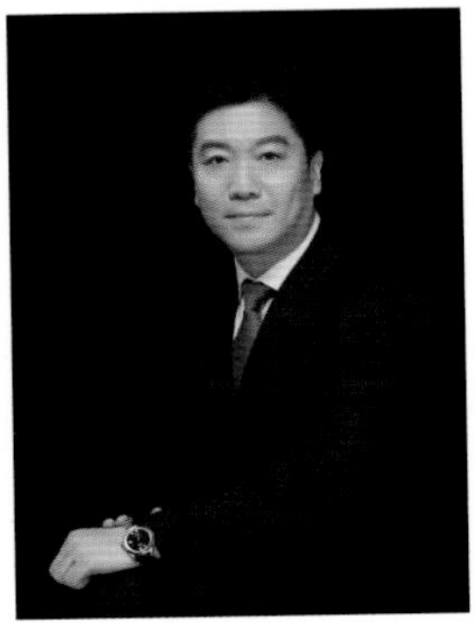

1590 年，荷兰的 Jannsen 父子发明了光学显微镜，这使得观察细胞结构及血液细胞构成变为可能。1665 年，Hook 用自制显微镜发现并命名了细胞，即“cell”。此后，随着染液的发现和使用，细胞形态学逐步有了雏形。随着科学技术的不断发展，细胞形态学逐步成长为众多学科的一个分支，不仅有了细胞形态学，还有了病理组织学、免疫组织化学、细胞免疫化学、分子细胞遗传学和细胞生物学等相关学科。现如今，尽管各式高精密仪器设备在临床的应用范围越来越广，但其依然不能完全替代人工审核，其中，细胞形态学检测仍是人工智能不能完全替代的方面。细胞的多形性、多态性及环境等影响因素的多变性，导致了细胞形态千差万别。在临床诊断过程中，细胞形态学始终站在最前线，是临床医生的“眼睛”，也是疾病综合诊断的前哨。细胞形态学检测的及时、快速与经济性，能够有力地支撑和辅助疾病的诊断。

目前，人们越来越重视细胞形态学的发展，国内每年都会举办不同规模和级别的细胞形态学大赛，究其原因，就是人们意识到细胞形态学的普及非常重要，而基层医院这一环节非常薄弱，由于对细胞形态学的认识不足，容易导致漏诊、误诊等问题。因此，大力推广细胞形态学技术、提高检验医生的素质，成为医疗质量提升的重要保障。

我们从众多图谱中精挑细选了这部 *Clinical Hematology Atlas, 6E*，深入浅出地描述了血细胞发生及发展的规律、疾病与血细胞形态变化的关系。让人惊喜的是，本书的血细胞基础知识部分，光镜图片都配有电镜图片及示意图，这对初学者而言帮助极大，更容易理解光镜下血细胞形态和结构变化的本质改变、超微结构中细胞器对应的血细胞形态特征等。此外，本书不但介绍了血液细胞形态学，还描述了体液细胞形态学，而目前国内的大多数形态学图谱类著作中这两者基本都是分开的。作为形态学从业者，既要了解血细胞形态学，也要了解体液细胞形态学，这也是我们选择翻译本书的初衷。希望本书能够方便大家学习和使用，成为临床检验医生的案头参考书。

本书的翻译团队非常专业和敬业，尽管有新冠肺炎疫情的干扰，但译者们竭尽全力，进行了多次修改和校对，终得以与读者见面，非常值得期待。

深圳市第二人民医院

译者前言

我在临床上经常听到实习医生们反映：阅读某些血液病学专著或图谱时非常吃力、难以理解。作为过来人，对于他们的迷茫，我感同身受，一部好的专业著作对于一名优秀的医生来说非常重要，这也包括阅读一部思路清晰、阐释简洁的图谱。所以在挑选翻译书目时，虽然有很多优秀的细胞形态学图谱可供选择，但我们却一眼就选中了 *Clinical Hematology Atlas, 6E*，本书图片丰富，光镜、电镜和示意图对比形式引人入胜，内容描述深入浅出，让人更容易理解与记忆。

在翻译过程中，我们遇到了一些困难。由于本书图片较多，不同译者在各章样式和表达上各不相同，统一风格方面花费了我们大量精力。同时，一些专业名词的描述和表达，国内外存在一定差异，翻译过程中我们查询了大量的血液病专业图书；针对一些疑难问题，还特别请教了中国医学科学院血液病医院肖继刚教授、浙江省人民医院吴茅教授，得到了他们专业上的帮助，以及宝贵的意见和建议，在此致以衷心感谢！

血液细胞形态学已经非常成熟和完善，整个诊断流程很明确。WHO 每年都会给出新的诊断标准，总体变化不是很大，但 2008 版与 2017 版的诊断标准及分类规则变化很明显。因此，本书在第 5 版的基础上，及时跟进了学科的发展，修改了部分分类规则及诊断标准，不但收录了血液细胞学图片，还有一些体液细胞学图片。体液细胞形态学是最近几年新崛起的亚专科，在各种肿瘤诊断中意义非凡，让我们可以在非常早的时期，通过细胞离心涂片机浓缩体液样本，发现极少量的异常细胞，有助于疾病的早发现、早诊断、早治疗，改善疾病预后，节约医疗费用。但由于目前体液细胞形态学较血液细胞形态学认知程度低，尚未普遍推广，希望 *Clinical Hematology Atlas, 6E* 中文版的出版能让更多人看到并了解形态学的多样及魅力。

本着对形态学的热爱，我们希望引领更多爱好者加入到我们的队伍中，并矢志不渝地推广形态学的应用，让更多的患者能从学科的发展中受益。在此，由衷感谢在本书编译过程中给予我们帮助的专家、朋友和同行，感谢他们的支持和理解，感谢他们的付出！

深圳市第二人民医院

原书前言

本书内容侧重于形态学，推荐与血液学教材（如 *Rodak's Hematology, 6E*，涉及生理学、诊断学和形态学知识）一同使用，适用于住院医师、医学检验专业学生、临床医学学生等从业人员和各类医学培训人员，对血液学初学者或相关专业临床检验从业者也非常有价值。

本书图文并茂，简洁明了。书中图片均为精挑细选，文字亦经反复斟酌推敲，保留了临床诊断相关的镜下形态和相关知识，去除了其他多余内容。本书应用范围广泛，无论是检验学专家还是未受过形态学培训的临床检验初学者均可使用。

致　谢

在本版图谱编撰过程中，我们依旧得到了印第安纳大学医学院病理和检验医学系教职员工的鼎力支持。特此鸣谢 George Girgis，感谢他慷慨无私地分享了他在血液细胞和体液形态学方面的专业知识，他的帮助和支持促成了本版图谱的出版。特别感谢 Linda Marler 和 Jean Siders 允许我们再次引用他们的微生物学图像。

在过去一年里，Elsevier 出版集团的专业团队对我们进行了非常耐心的指导，帮助我们完成了本图谱的制作。感谢内容策略分析员 Heather Bays-Petrovic、高级项目经理 Abigail Bradberry、高级内容开发专员 Maria Broeker 给予的友好帮助和中肯建议。

献　词

谨以本书缅怀我亲爱的朋友和同事 Bernadette Rodak，她于 2016 年 3 月 22 日结束了与癌症的斗争。

感谢我的丈夫 Charles Carr 和我们的女儿 Kimberly Mayrose 及 Alexis Carr 在此次编写工作中一直支持我。

本书概览

众所周知，制片和染色的质量是外周血涂片细胞形态分析的关键因素。本书第 1 章讲述了血涂片的制备、染色，以及细胞分布情况的评估和细胞形态观察区域的选择。表 1-1 总结了正常白细胞形态分类，适合血细胞形态学初级阶段者学习。

第 2 章则简要介绍了造血细胞发育的特征，用标注细胞器的电镜图片将细胞的基本结构与光学显微镜下的细胞形态联系起来。观察正常细胞的发育，对于理解疾病进程至关重要，因此电镜图和瑞特染色后镜下形态的相关性将贯穿整章。图 2-1 反映了血细胞生成发育的大体过程，可以帮助读者正确认识各个阶段的细胞正常出现的部位。

第 3～9 章对第 2 章中介绍的整个血液系统的不同系列进行了分别描述，介绍了各细胞系的发育过程，帮助读者了解各细胞系与整体之间的联系。每章中，各细胞系成熟过程的每个阶段都同时提供有光镜彩色图片、示意图和电镜图。每种细胞的描述都包括细胞的大小、核质比、形态学特征和在外周血及骨髓中的参考值范围，最后还用一张相应造血阶段的彩图概述了该系的发育过程，便于读者理解。红细胞发育的各阶段命名方式也适用于其他细胞系别。

第 10～12 章介绍了红细胞的异常形态，即大小、颜色、形状和分布的变化，以及红细胞中发现的内含物等。每一种异常形态均配有相应的形态学、内含物及相关疾病的描述。

疾病的发生往往伴随着细胞形态的改变，所以第 13 章将细胞形态学纳入了红细胞疾病的主要诊断标准。

第 14 章展示了白细胞的胞核和胞质变化，以及相关白细胞形态的异常。

第 15～19 章讲述了细胞过度增殖或异常改变所致的疾病，可能是单系细胞的成熟障碍、发育不平衡或增殖异常引起的，可用细胞化学染色区分这些疾病。

用重组人粒 / 粒 - 单核细胞集落刺激因子（G/GM-CSF）治疗，会导致形态学上产生类似严重感染或恶性改变的表现。第 20 章介绍了 G-CSF 或 GM-CSF 治疗后的外周血细胞形态。通过白细胞疾病与正常造血过程细胞形态的比较，帮助读者更彻底地理解正常和异常的不同。建议读者同时参考正常造血功能图（图 2-1），比较正常细胞、异常细胞及疾病状态形态的不同。

外周血涂片里可以看到包括寄生虫在内的多种微生物。第 21 章做了一个简单的图片概述。读者可以查阅微生物学参考资料（如 Mahon CM、Lehman DC 和 Manuselis G 编写的 *Textbook of Diagnostic Microbiology, 5e*），以获得更详细的介绍。

第 22 章归纳了一些没有归类到任何类别的显微镜图片，如脂肪细胞、核分裂象、转移性肿瘤细胞和人造细胞的图片。

第 23 章描述了新生儿外周血中的情况，在形态学和分布上的变化，以及新生儿正常造血细胞与急性白血病原始细胞的比较。

第 24 章概述了体液中最常见的细胞形态。本章对体液细胞学的描述没有展开，仅为形态工作者及资深专家提供简要参考。

与以往版本一样，全新第 6 版依旧采用精装全彩印刷，方便读者在工作台上查阅参考。

我们认为本书所有的内容对任何临床实验室来说都是一份全面且颇具价值的资料。本书所采用的示意图、电镜照片和彩图的质量都是一流的，我们希望本图谱能丰富读者的学习过程，并作为本领域从业者的重要参考工具。

（张彦鹏　陶志远　宋建宁　李晓清　译）

目　录

第一篇　总论

第二篇　造血

第三篇　红细胞

第四篇　白细胞

第五篇　其他

第一篇
总　论
Introduction

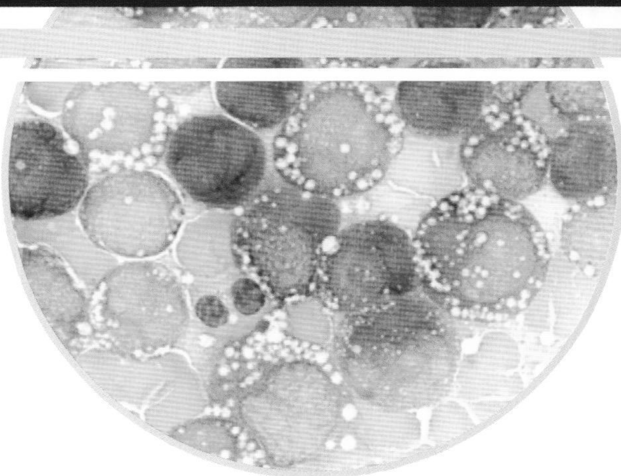

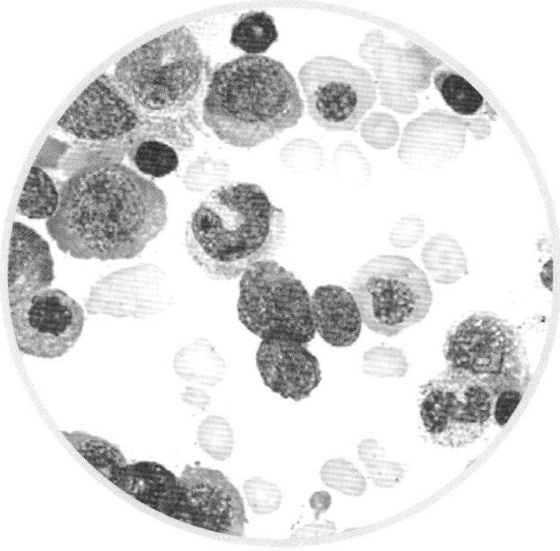

第 1 章　外周血涂片检查介绍
Introduction to Peripheral Blood Film Examination

正确制备血涂片对于细胞形态学鉴定至关重要。现有多种方法可用于血涂片的制备及染色，本书将讨论最常用的几种方法。其他制备及染色的具体方法不再赘述，可参考血液学相关教材，如 *Rodak's Hematology: Clinical Principles and Applications, 6e*。

一、血涂片制备

（一）制作外周血涂片

尽管一些自动分析仪能够根据设定标准进行血涂片的制备及染色，但手工制备血涂片在许多地方仍在使用。推片法是一种方便且常用的外周血涂片制备技术。该法至少需要两块 75mm × 25mm（3 英寸 ×1 英寸）的洁净玻片，建议使用高质量的斜边显微镜载玻片。一块玻片用于制作血涂片，另一块则用于推片，反之则可制备第二块血涂片。将一滴直径约 3mm 的乙二胺四乙酸（ethylene diamine tetraacetic acid，EDTA）置于载玻片的一端抗凝血，也可直接使用一小滴指尖或足跟穿刺采得的血滴。血滴的大小很重要，血滴太大会使制得的血膜过长或过厚，血滴太小会使制得的血膜过短或过薄。制备血涂片时，操作者手持推片紧贴血滴的前端并形成 30°～45° 的夹角（图 1-1A）。将推片拉至血滴所在位置并保持，使血液扩展至载玻片宽度（图 1-1B），然后快速平稳地推至载玻片的另一端，制成血膜（图 1-1C）。推片时玻片与血液充分接触并展开非常重要。如果推片太慢将导致白细胞的分布不佳，使较大的细胞（如单核细胞和粒细胞）被推至载玻片的末端和两侧。推片时必须保持一致的角度并维持平稳、轻柔的推力，而且为了制片效果良好，需要时常调整玻片间夹角。当血液的红细胞比容较高时，采用小角度，避免血膜过短过厚，而当红细胞比容较低时则必须增大玻片的夹角。良好的外周血涂片（图 1-2）应具备以下几个特征。

1. 血膜长度为载玻片长度的 2/3～3/4。
2. 血膜的尾部应略微呈现圆形而非子弹头形。
3. 血膜的侧边清晰可见，用有斜角的推玻片更好。
4. 整体平滑，避免不规整、空泡或条痕。
5. 当血涂片放在光线下时，血膜的尾部应具有“彩虹”样外观。
6. 血滴与推玻片充分接触并展开。

图 1-3 展示了一些不合格的血涂片。

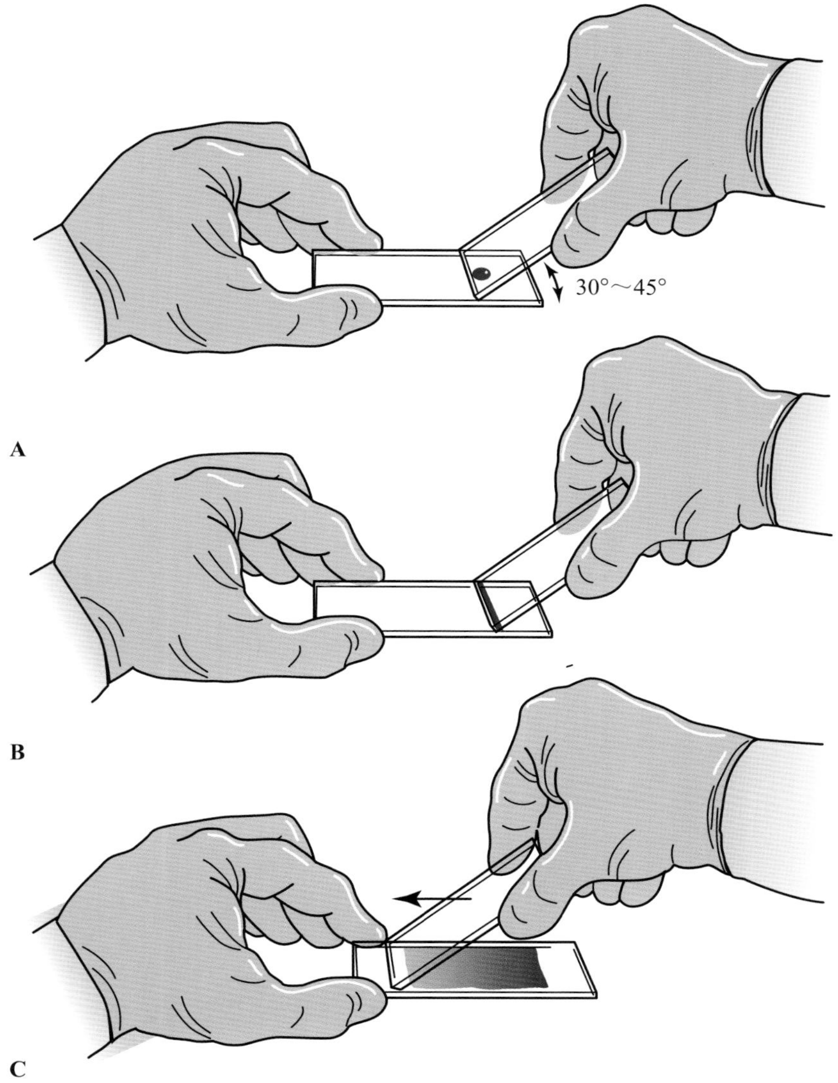

▲ 图 1-1 推片法制备外周血涂片

A. 握持推片呈正确夹角；B. 血液扩展至载玻片宽度；C. 推制完成血涂片［引自 Keohane E.A., Smith L., Walenga J. (Eds.) (2016). *Rodak's hematology: clinical principles and applications*. (5th ed.). St. Louis: Saunders Elsevier.］

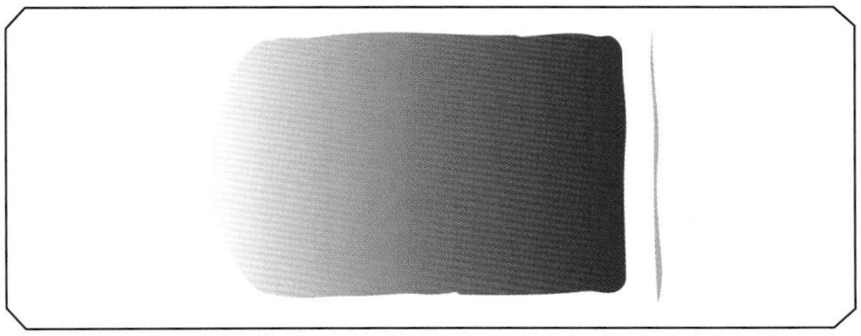

▲ 图 1-2 制作优良的外周血涂片

引自 Keohane E.A., Smith L., Walenga J. (Eds.) (2016). *Rodak's hematology: clinical principles and applications*. (5th ed.). St. Louis: Saunders Elsevier.

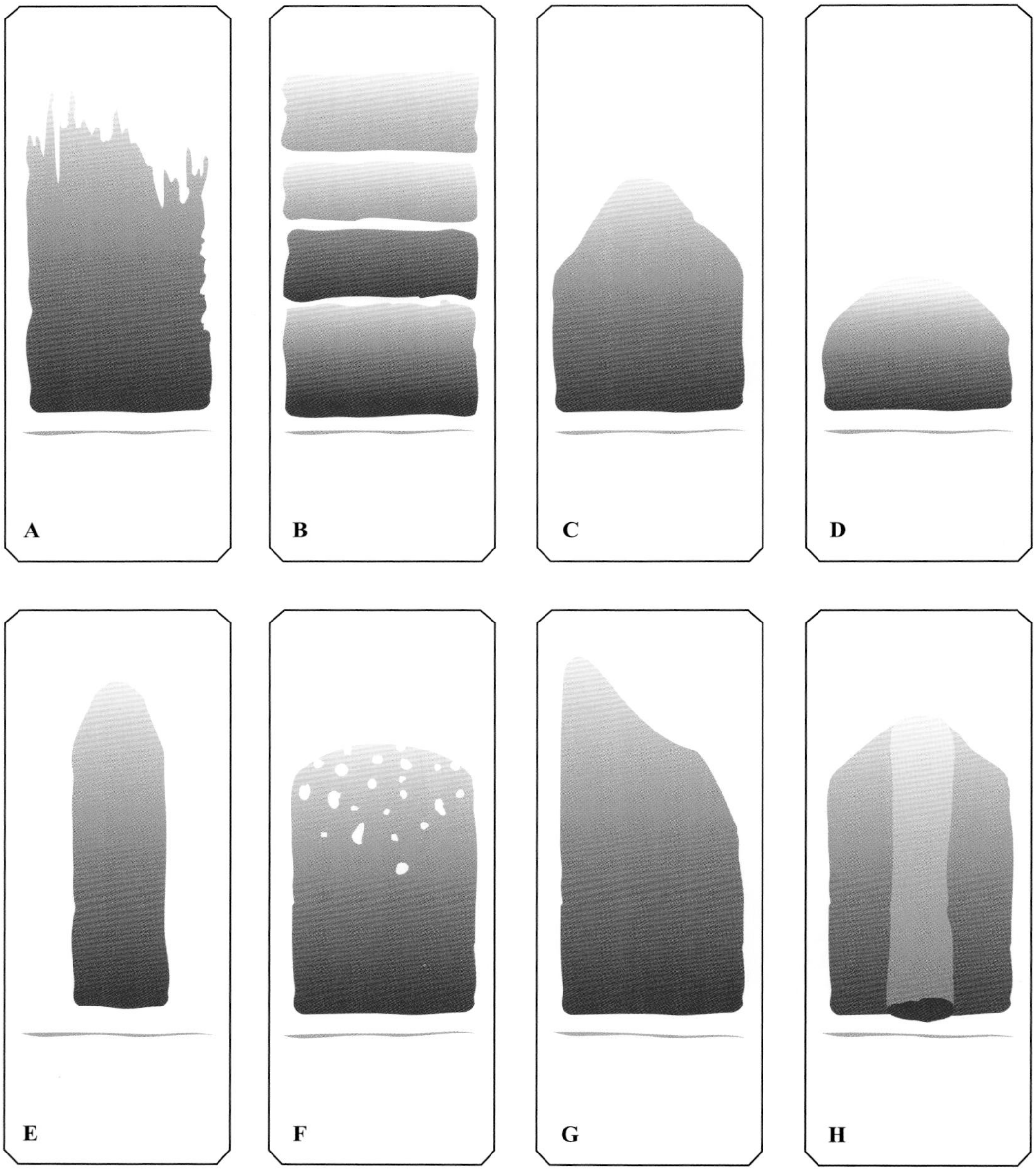

▲ **图 1–3　不合格的外周血涂片**

图中展示了一些最常见的涂片错误，但要注意不合格的涂片可由多种错误共同导致。A. 推片的尾部有缺口或不平整；B. 推片间断不连续；C. 推片过快；D. 血滴过小；E. 血滴未扩展至载玻片宽度；F. 载玻片上有污渍或油脂；G. 推片时用力不平衡；H. 推片时间过迟，血滴开始凝固［引自 Keohane E.A., Smith L., Walenga J. (Eds.) (2016). *Rodak's hematology: clinical principles and applications.* (5th ed.). St. Louis: Saunders Elsevier.］

（二）外周血涂片染色

血涂片染色的目的是在显微镜下更好地进行细胞鉴别及形态学检查。瑞特染色及瑞特－吉姆萨染色是最常用的血涂片及骨髓涂片染色方法，使用的染料同时包含伊红及亚甲蓝，因此也被称为多色染剂。根据染色方法的不同，不同实验室间的涂片颜色会有些许差异。

血涂片在染色之前必须完全干燥。细胞被染液中的甲醛固定在玻片上。染色反应需要合适的 pH，当 pH 6.4 的缓冲液加入染剂时，细胞成分才开始被染色。碱性的游离亚甲蓝将 RNA 等酸性的细胞成分染成蓝色，而酸性的游离伊红将血红蛋白、嗜酸性颗粒等碱性成分染成红色。中性粒细胞内的颗粒处于中性 pH，因此两种染料可同时染色。外周血及骨髓涂片的具体染色方法（包括全自动染色法），可参考标准的血液学教材。

理想的染色涂片（图 1–4）具有以下特征。

1. 红细胞（red blood cell，RBC）呈现粉红色至橙红色。
2. 细胞核呈现深蓝色至紫色。
3. 中性粒细胞颗粒呈现紫红色至淡紫色。
4. 嗜碱性粒细胞颗粒呈现深蓝色至黑色。
5. 嗜酸性粒细胞颗粒呈现红色至橘色。
6. 细胞之间无色洁净，没有染料沉淀。

准确的细胞形态学检查离不开优质的染色涂片。采血后 2～3h 内的新鲜涂片染色效果最佳。框 1–1 列出了一些涂片染色不佳的常见原因，有助于分析染片过程中遇到的问题。

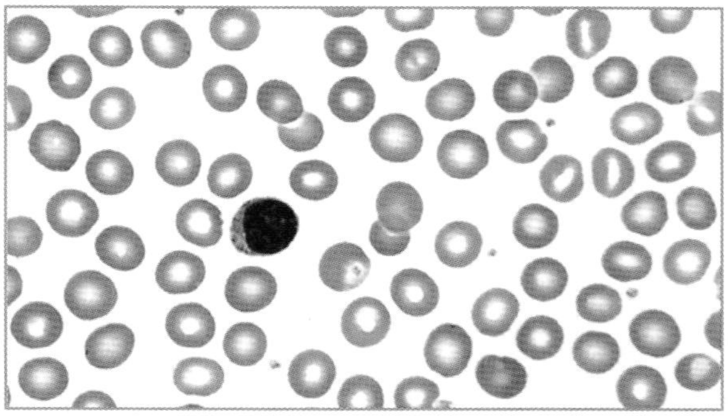

▲ **图 1–4　理想的外周血染色涂片**

图示区域可观察白细胞的分类和形态学变化，并可用于估算血小板数量。该图仅为视野的中心区域，完整的视野可包含 200～250 个红细胞（原图放大倍数为 1000×）

框 1–1　血涂片染色不佳的原因

情况一

- 问题
  - 红细胞呈现灰色
  - 白细胞过暗
  - 嗜酸性粒细胞颗粒呈现灰色而非橘色
- 原因
  - 染液或缓冲液碱性过高（最常见）
  - 冲洗不够充分
  - 染色时间过长
  - 使用肝素抗凝的血液

情况二

- 问题
  - 红细胞过于苍白或呈红色
  - 白细胞着色浅
- 原因
  - 染液或缓冲液酸性过高（最常见）
  - 缓冲不足（缓冲时间过短）
  - 冲洗过度

引自 Keohane E.A., Smith L., Walenga J. (Eds.) (2016). *Rodak's hematology: clinical principles and applications.* (5th ed.). St. Louis: Saunders Elsevier.

二、外周血涂片检查

（一）10 倍镜检查

血涂片的检查分为多个步骤。首先使用 10 倍物镜或更低倍物镜（总放大倍数为 100×）扫视全片。这一步对于判断血涂片的整体质量，如红细胞异常分布非常重要，可提示是否存在缗钱状排列的红细胞及凝集反应，以及涂片边缘是否存在异常比例的单核细胞、中性粒细胞等有核细胞。若存在第二种情况，则应再制备一张涂片。另外，10 倍镜检查还能快速发现原始细胞、反应性淋巴细胞等一些较大的异常细胞及寄生虫。

（二）40 倍镜或 50 倍镜检查

使用 40 倍物镜或 50 倍油镜（总放大倍数分别为 400× 及 500×），找到一块红细胞均匀单个分布的区域（可有 2～3 个红细胞重叠，图 1-5），观察 8～10 个该区域的视野，并进行每个视野的平均白细胞计数。通常每微升的白细胞数可以通过将每个高倍视野的平均白细胞数乘以 2000（40 倍镜）或 2500（50 倍镜）得出，准确的因素会因显微镜的品牌和型号不同而有些许差异。这种估算方法可作为血液学分析仪进行白细胞计数时的质量控制工具。当白细胞的仪器计数与涂片估算值存在差异时，必须分析造成该问题的原因。出现差异的原因包括出现白细胞或血小板聚集、纤维蛋白丝、严重的红细胞凝集、冷球蛋白及巨大血小板，此外还有涂片贴错标签、患者血液标本错误及仪器故障。

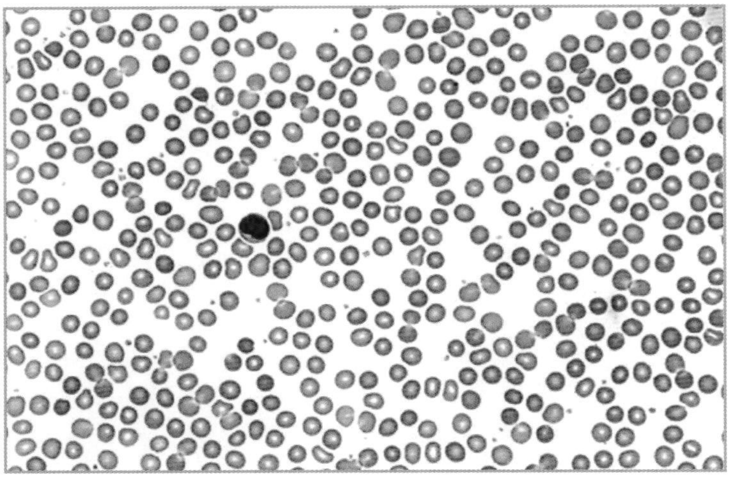

◀ **图 1-5** 用于评估细胞分布并估算白细胞数量的正确血涂片区域（**400×**）

（三）100 倍镜检查

血涂片检查的下一步是进行白细胞的形态鉴定。在进行白细胞数量估算的相同区域切换为 100 倍油镜（总放大倍数为 1000×）。如果一张血涂片来自红细胞计数正常的患者，在正确的区域观察时，每个油镜视野可见到 200～250 个红细胞（图 1-4）。基于细胞的特征，连续分类计数 100 个白细胞并报告其百分数。使用“城垛”式检查（图 1-6）能够系统地进行白细胞分类计数，并将白细胞分布的误差降到最低。计数时每种类型的白细胞按照百分数的形式报告结果，如白细胞分类计数的结果为 3% 中性杆状核粒细胞、55% 中性分叶核粒细胞、30% 淋巴细胞、6% 单核细胞、4% 嗜酸性粒细胞及 2% 嗜碱性粒细胞（表 1-1 和图 1-7）。此外，还需报告遇到的任何白细胞异常，如中毒样改变、杜勒小体、反应性淋巴细胞及奥氏小体等。如果遇到有核红细胞（nucleated red blood cell,

表 1-1　正常白细胞形态分类与鉴别

细胞类型	细胞大小（μm）	细胞核	染色质	细胞质	颗　粒	成年人参考范围	
						外周血比例（%）	数量（$\times 10^9$/L）
中性分叶核粒细胞（Seg）、中性粒细胞（Poly，PMN）	10～15	由细丝连接的 2～5 叶核，染色质固缩	粗糙，聚集	淡粉色、奶油色或无色	偶见非特异性颗粒；可见大量特异性颗粒	50～70	2.3～8.1
中性杆状核粒细胞（Band）	10～15	固缩，最薄的地方可见染色质	粗糙，聚集	淡蓝色至粉色	非特异性颗粒少见；可见大量特异性颗粒	0～5	0.0～0.6
淋巴细胞（Lymph）	7～18*	圆形至椭圆形，可有些许凹陷，偶见核仁	固缩至成团成块	少量至中等，天蓝色	偶见少量嗜天青颗粒	20～40	0.8～4.8
单核细胞（Mono）	12～20	形状多变，可为圆形、马蹄形或肾形，可常有“脑回形”折叠扭曲	中度聚集，细纱网状	蓝灰色，可有伪足，无空泡或存在多个空泡	许多细小灰蓝色颗粒，常为毛玻璃样	3～11	0.5～1.3
嗜酸性粒细胞（Eos）	12～17	由细丝连接的 2～3 叶核，染色质固缩	粗糙，聚集	奶油色至粉色，边界可能不规则	偶见非特异性颗粒；可见大量红色至橘色的圆形特异性颗粒	0～5	0.0～0.4
嗜碱性粒细胞（Baso）	10～14	常为由细丝连接的 2 叶核，染色质固缩	粗糙，聚集	淡紫色至无色	偶见非特异性颗粒；可见淡紫色至深紫色，数量不等且分布不均的特异性颗粒；染色时，颗粒可覆盖在细胞核上，可见颗粒被染料部分溶解，胞质出现留白	0～1	0.0～0.1

*. 淋巴细胞的大小差异主要来源于细胞质量的不同，关于淋巴细胞大小的更多细节请参考第 9 章

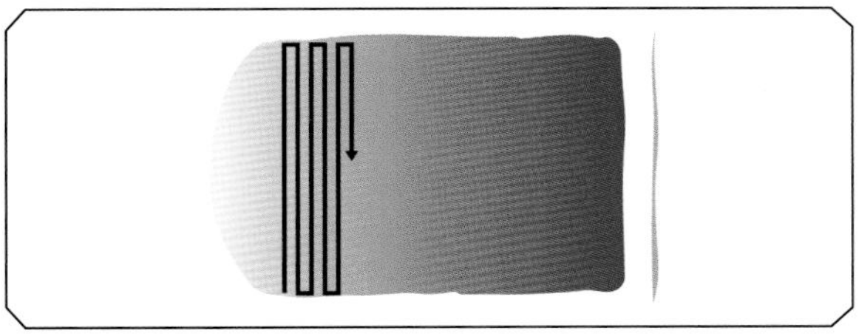

◀ 图 1-6　进行白细胞分类计数的“城垛”式检查

引自 Keohane E.A., Smith L., Walenga J. (Eds.) (2016). *Rodak's hematology: clinical principles and applications.* (5th ed.). St. Louis: Saunders Elsevier.)

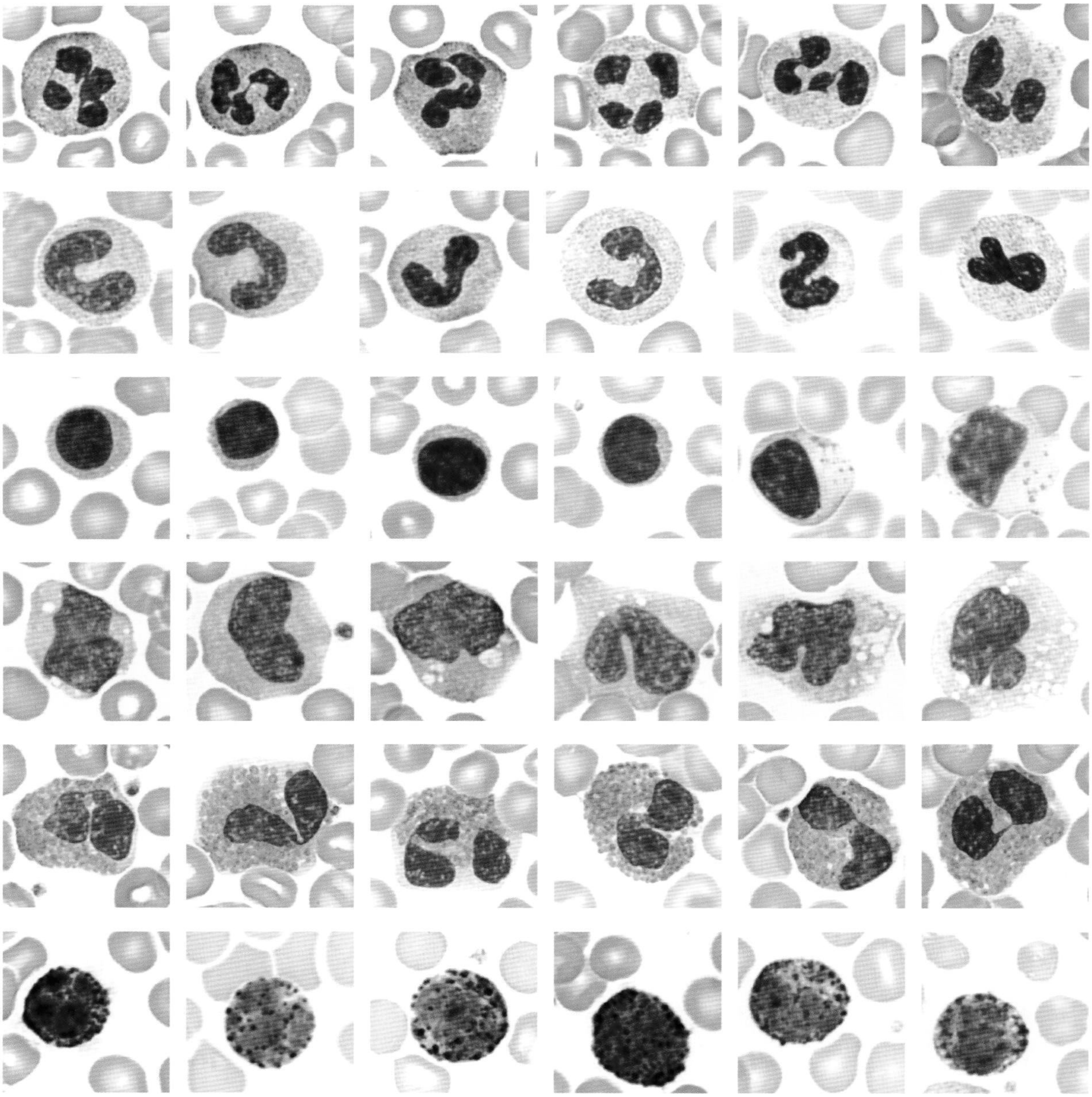

▲ 图 1-7　外周血常见白细胞

NRBC），则对其进行计数并以每 100 个白细胞出现的有核红细胞数量的形式报告。红细胞、白细胞、血小板的形态学评估及血小板数量估算也在 100 倍油镜下进行。该放大倍数下还能看见豪 - 乔小体等红细胞内含物及杜勒小体等白细胞内含物。每个实验室应建立标准的异常报告流程。

红细胞的形态学评估是血涂片检查的一个重要方面，可与红细胞指数结合应用在描述红细胞大小、形状和颜色等方面是否正常。每个实验室需建立标准的报告流程。大部分实验室使用简要的描述来概括红细胞形态，并与红细胞指数的描述保持一致。红细胞形态学的镜检结果也需要与全自动血液分析仪提供的信息相一致。否则，在报告患者的检查结果前必须分析造成差异的原因。

分类计数的最后一步是在 100 倍油镜下进行血小板数量的估算。在血涂片中红细胞单个均匀分布的区域，计数 5～10 个油镜视野的血小板。将每个视野的平均血小板数量乘以（10～20）$\times 10^9$（译者注：已修改为国内参考范围）可以估算出每升血液的血小板总数。该数值在参考范围内时报告为血小板数量正常，低于下限则报告血小板减少，高于上限则报告血小板增多。通常将参考范围设置为（125～350）$\times 10^9$/L（125 000～350 000/mm^3）（译者注：已修改为国内参考范围）。如果一位患者有严重的贫血或红细胞增多症时，则可能用到更为复杂的计算公式来估算血小板的数量。

血小板数量估算的结果可以与自动血小板计数结果相比较作为额外的质量控制手段。如果估算结果与血小板的仪器计数结果不相符，则必须分析原因。差异的原因包括存在巨大血小板、裂红细胞（红细胞碎片）及血小板卫星现象等。值得注意的是，有经验的技术人员可以使用 40 倍物镜或 50 倍油镜对血涂片进行差异分析，即便如此，发现的所有异常也必须经过 100 倍物镜的复核。

三、总结

一张经过正确制备、染色、检查的外周血涂片能够提供大量有价值的信息。大多数实验室使用推片法对 EDTA 抗凝血液进行血涂片制备，并采用瑞特染色法或瑞特 - 吉姆萨染色法进行染色。血涂片应系统地以 10 倍物镜、40 倍物镜或 50 倍油镜、100 倍油镜的顺序进行显微镜检查。血涂片检查的主要内容包括白细胞的分类及形态、红细胞的形态、血小板的数量估算值等。

（林志鹏　彭紫元　陈　曦　杨斯恬　译）

第二篇
造　血
Hematopoiesis

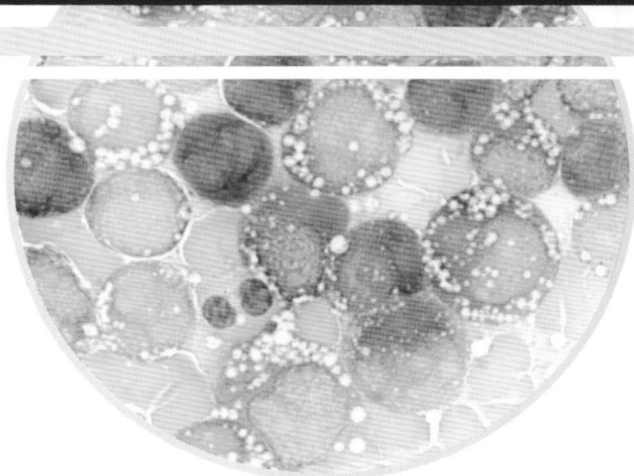

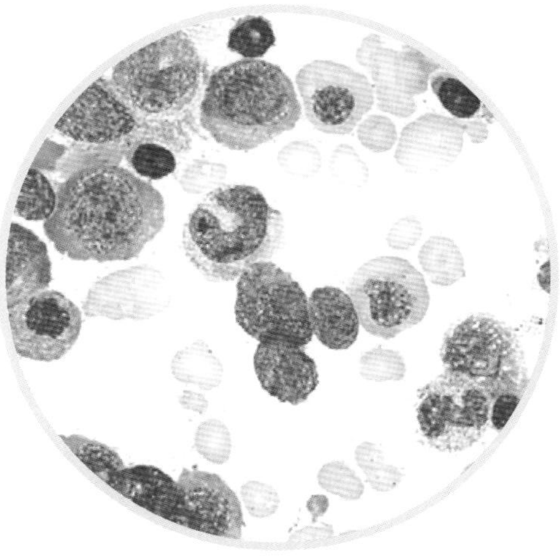

第 2 章　血细胞的生成
Hematopoiesis

成人的造血过程主要发生于骨髓内，是重要的血细胞增殖和发育过程。该过程始于具有增殖、复制和分化能力的多能造血干细胞（多能祖细胞），在细胞因子（生长因子）的作用下，多能造血干细胞分化为髓系或淋系共同祖细胞，两系祖细胞均保持其多能分化的能力。淋系共同祖细胞增殖并分化为 T 细胞、B 细胞和自然杀伤细胞，髓系共同祖细胞增殖并分化为粒细胞、单核细胞、红细胞和巨核细胞。截至目前，由于这些干细胞的形态类似于静止期的小淋巴细胞，故从形态学上很难鉴别。图 2-1 中淡蓝色阴影区域表示干细胞群。每个细胞系和发育期都将在后文中详细介绍。

造血是一个动态的连续过程。通过显微镜观察，细胞从一个阶段到下一个阶段逐渐发育成熟，也可能正好处于两个阶段之间。此时一般将其划为更成熟的细胞阶段。血细胞发育过程中形态学变化的一般趋势如图 2-2 所示。

图 2-3 展示了细胞的超微结构。对细胞器的研究将有助于了解细胞形态学发育与其功能的相关性。这一主题在血液学教科书中有深入的探讨，如 *Rodak's Hematology: Clinical Principles and Applications, 6e*。表 2-1 则描述了单个细胞器的位置、外观和功能。

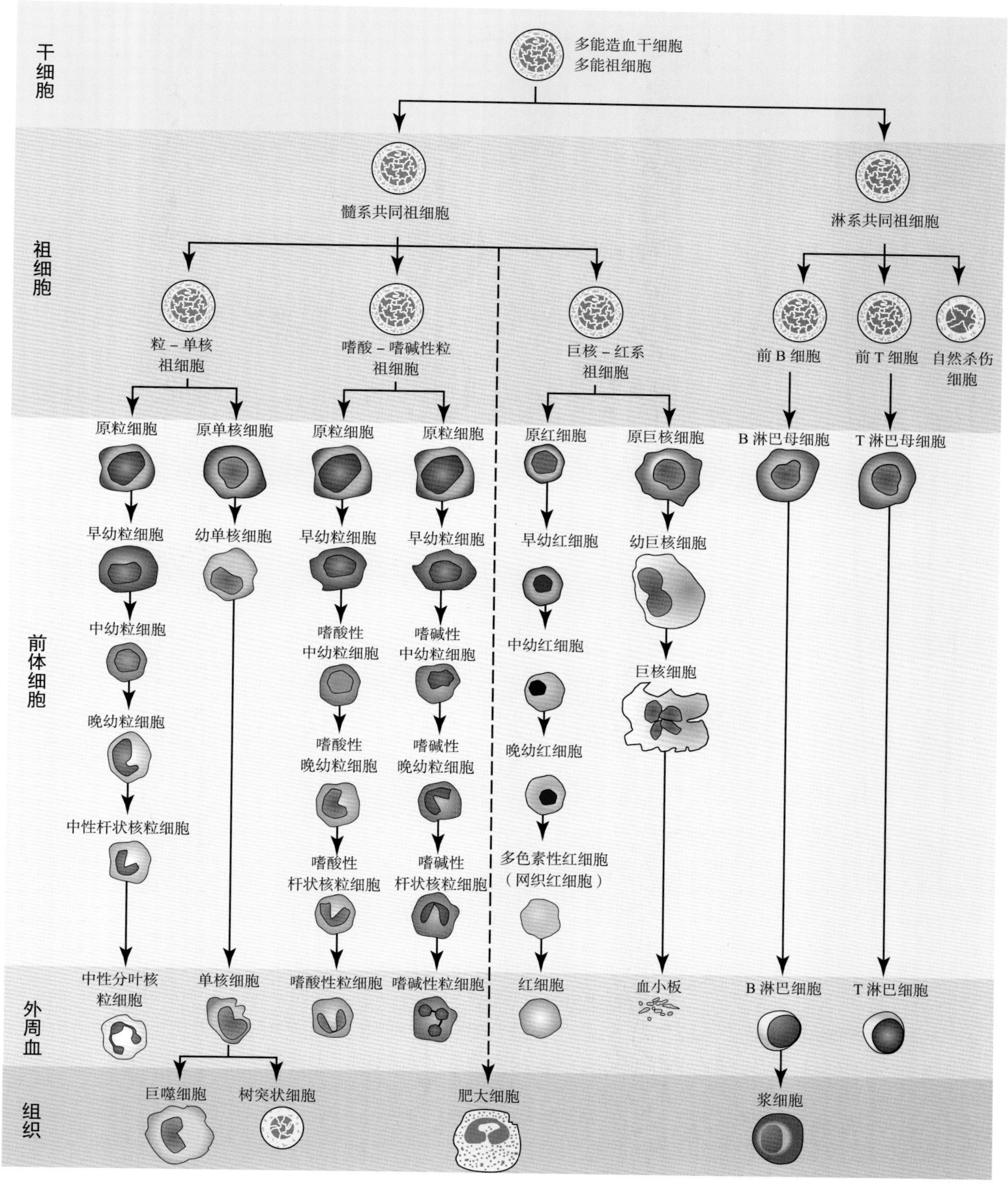
干细胞
多能造血干细胞
多能祖细胞
祖细胞
髓系共同祖细胞
淋系共同祖细胞
粒－单核
祖细胞
嗜酸－嗜碱性粒
祖细胞
巨核－红系
祖细胞
前 B 细胞
前 T 细胞
自然杀伤
细胞
前体细胞
原粒细胞
原单核细胞
原粒细胞
原粒细胞
原红细胞
原巨核细胞
B 淋巴母细胞
T 淋巴母细胞
早幼粒细胞
幼单核细胞
早幼粒细胞
早幼粒细胞
早幼红细胞
幼巨核细胞
中幼粒细胞
嗜酸性
中幼粒细胞
嗜碱性
中幼粒细胞
中幼红细胞
巨核细胞
晚幼粒细胞
嗜酸性
晚幼粒细胞
嗜碱性
晚幼粒细胞
晚幼红细胞
中性杆状核粒细胞
嗜酸性
杆状核粒细胞
嗜碱性
杆状核粒细胞
多色素性红细胞
（网织红细胞）
外周血
中性分叶核
粒细胞
单核细胞
嗜酸性粒细胞
嗜碱性粒细胞
红细胞
血小板
B 淋巴细胞
T 淋巴细胞
组织
巨噬细胞
树突状细胞
肥大细胞
浆细胞

▲ 图 2-1　造血示意图

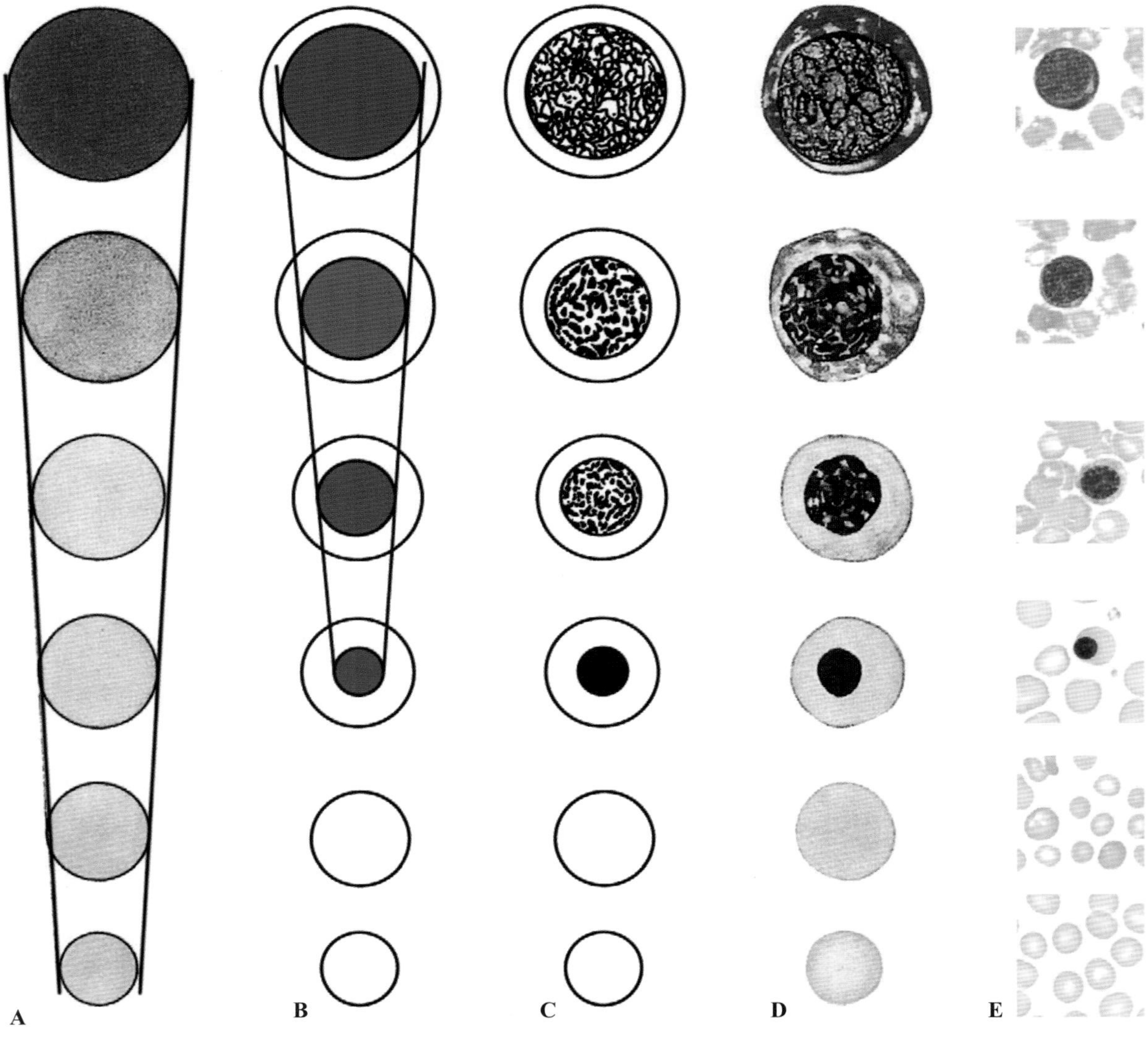

▲ 图 2–2　血细胞发育过程中形态变化的一般趋势

A. 细胞直径减小，细胞质嗜碱性减弱；①粒系中，例外情况是早幼粒细胞的直径可能比其前体（即原粒细胞）大（见第 5 章“中性粒细胞的发育与成熟”）；②红系中，随着细胞质中血红蛋白的增加而呈粉红色至橙红色。B. 核直径减小（核质比减小），核的颜色由紫红色变为深蓝色。C. 核染色质变得粗糙，聚集并固缩；①核仁消失。②粒系中，细胞核形状改变，出现分叶；细胞质中出现颗粒（见第 5 章“中性粒细胞的发育与成熟”）。③红系中，细胞核完全固缩并逸出胞外。D. 发育过程中的整体变化。E. 红系中各阶段的典型细胞，展示了发育过程中的变化［改编自 Diggs, L.W., Sturm, D., Bell, A. (1985). *The morphology of human blood cells.* (5th ed.). Abbott Park: Abbott Laboratories. 此图片经 Abbott Laboratories 许可使用，Abbott Laboratories 版权所有］

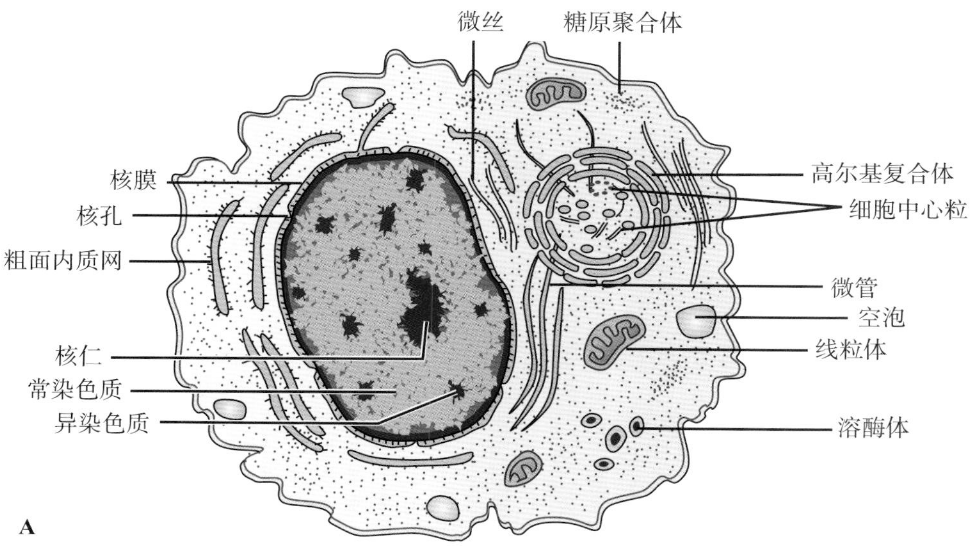

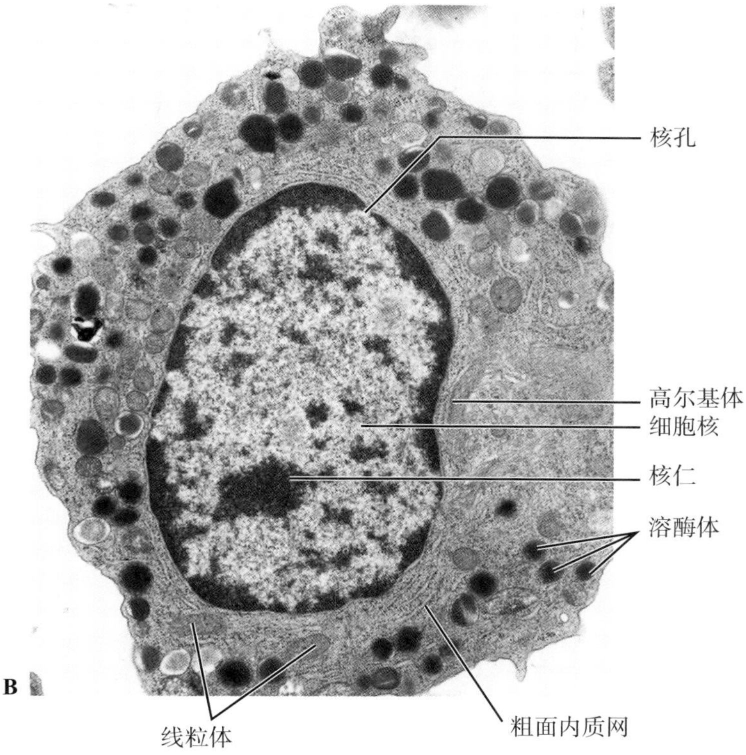

▲ **图 2-3　电镜示意图（A）和标记了细胞器的电子显微照片（B）**

图 A 引自 Keohane E.A., Smith L., Walenga J. (Eds.) (2016). *Rodak's hematology: clinical principles and applications.* (5th ed.). St. Louis: Saunders Elsevier.

表 2–1　细胞的组成和功能

细胞器	位　置	外观和尺寸	功　能	注　解
膜：浆、核、线粒体和内质网	细胞、细胞核、内质网、线粒体和其他细胞器的外缘	通常是由蛋白质、胆固醇、磷脂和多糖组成的脂质双层；膜的厚度随细胞或细胞器的不同而不同	分隔各种细胞成分；促进或限制细胞间的物质交换	膜必须具有弹性和柔韧性
细胞核	细胞内	通常为圆形至椭圆形，因细胞不同而异；大小不同；由 DNA 组成	包含基因模型的细胞控制中心	支配细胞活动和传递信息，从而进行对细胞的控制
核仁	核内	通常为圆形或不规则形；2～4μm 大小；由 RNA 组成；核内可有 1～4 个	核糖体 RNA 合成和加工的场所	外观随细胞活动而变化；当细胞蛋白质合成活跃时体积更大
高尔基体	核旁	单位膜构成的扁平囊，叠加而成的系统；马蹄形；大小不均	参与修饰和包装细胞所分泌的大分子	在具有大量分泌功能的细胞中发育良好
内质网	细胞质内随机分布	连接细胞核和细胞膜的膜管网	储存及运输液体和化学物质	两种类型：无核糖体附着的滑面内质网；有核糖体附着的粗面内质网
核糖体	细胞质内；粗糙内质网外表面	小颗粒，100～300Å；由蛋白质和核酸组成	蛋白质合成场所，合成如酶和血液中蛋白质	大量蛋白质由多聚核糖体（核糖体链）合成
线粒体	细胞质内随机分布	圆形至椭圆形；长 3～14nm；宽 2～10nm；两层膜；内层有褶皱，称为嵴	细胞能量站；产生 ATP，细胞的能量来源	代谢旺盛的细胞内的数量比不活跃细胞内的多
溶酶体	细胞质内随机分布	单层膜包被的囊状结构；大小不一	内含用于细胞消化的水解酶	如果溶酶体膜破裂，水解酶将破坏细胞
微丝	位于核膜附近；存在于有丝分裂末期	微小固体结构，直径约 5nm	支持细胞骨架及细胞运动	由肌动蛋白和肌球蛋白（收缩蛋白）组成
微管	靠近核膜的细胞骨架；高尔基体近处的中心粒的组成部分	原丝集合而成的中空管；直径 20～25nm，长度不定	参与细胞形态的维持、细胞运动和有丝分裂	由微管蛋白聚合产生；组成有丝分裂纺锤体和部分中心粒结构
细胞中心粒	在靠近细胞核的中心体内	圆柱状小体；直径 150nm，长度 300～500nm	作为有丝分裂纺锤体纤维的插入点	由九组三联微管组成

ATP. 三磷酸腺苷；DNA. 脱氧核糖核酸；RNA. 核糖核酸

引自 Keohane E.A., Smith L., Walenga J. (Eds.) (2016). *Rodak's hematology: clinical principles and applications.* (5th ed.). St. Louis: Saunders Elsevier.

（彭紫元　林志鹏　刘同功　范憬超　译）

第 3 章　红细胞的发育与成熟[1]

Erythrocyte Maturation

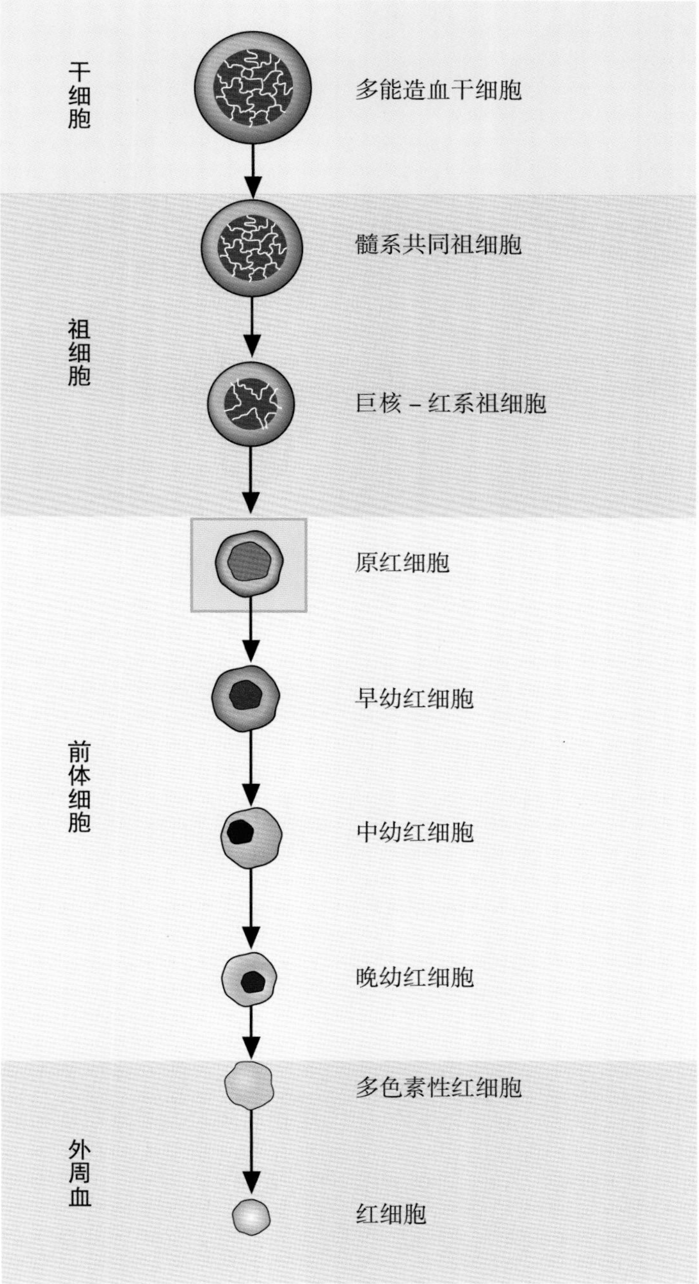

▲ 图 3–1　红细胞系：原红细胞

[1] 除特殊说明外，所有显微镜下图片（1000 ×）均为瑞特 – 吉姆萨染色。

一、原红细胞（pronormoblast, proerythroblast, rubriblast）

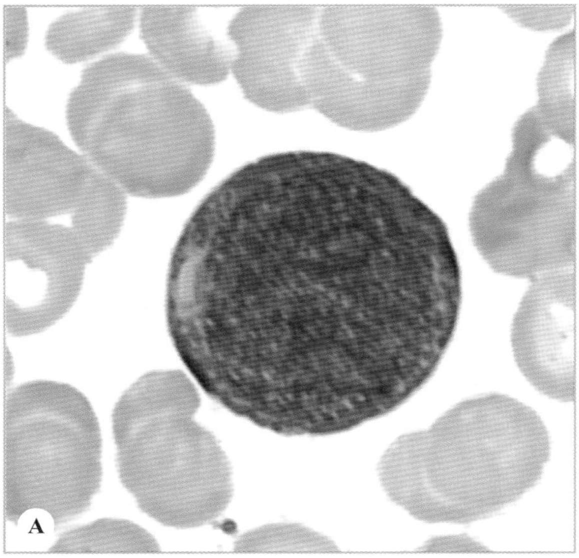

▲ 图 3-2A　原红细胞

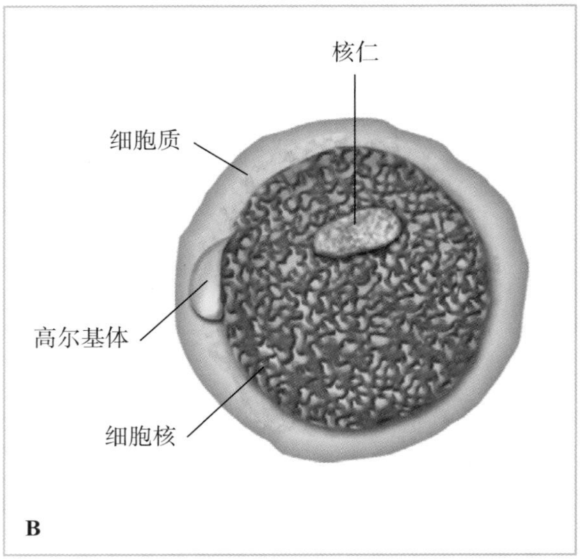

▲ 图 3-2B　原红细胞示意图

直径：12～20μm

细胞核：圆形或椭圆形
　核仁：1～2 个
　核染色质：细致

细胞质：深蓝色；可有明显的高尔基体

核质比：8∶1

参考区间
　骨髓：1%
　外周血：0%

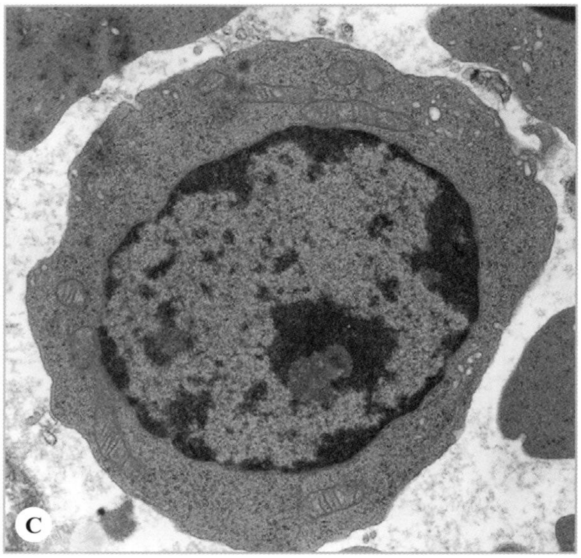

▲ 图 3-2C　原红细胞电镜图（15 575×）

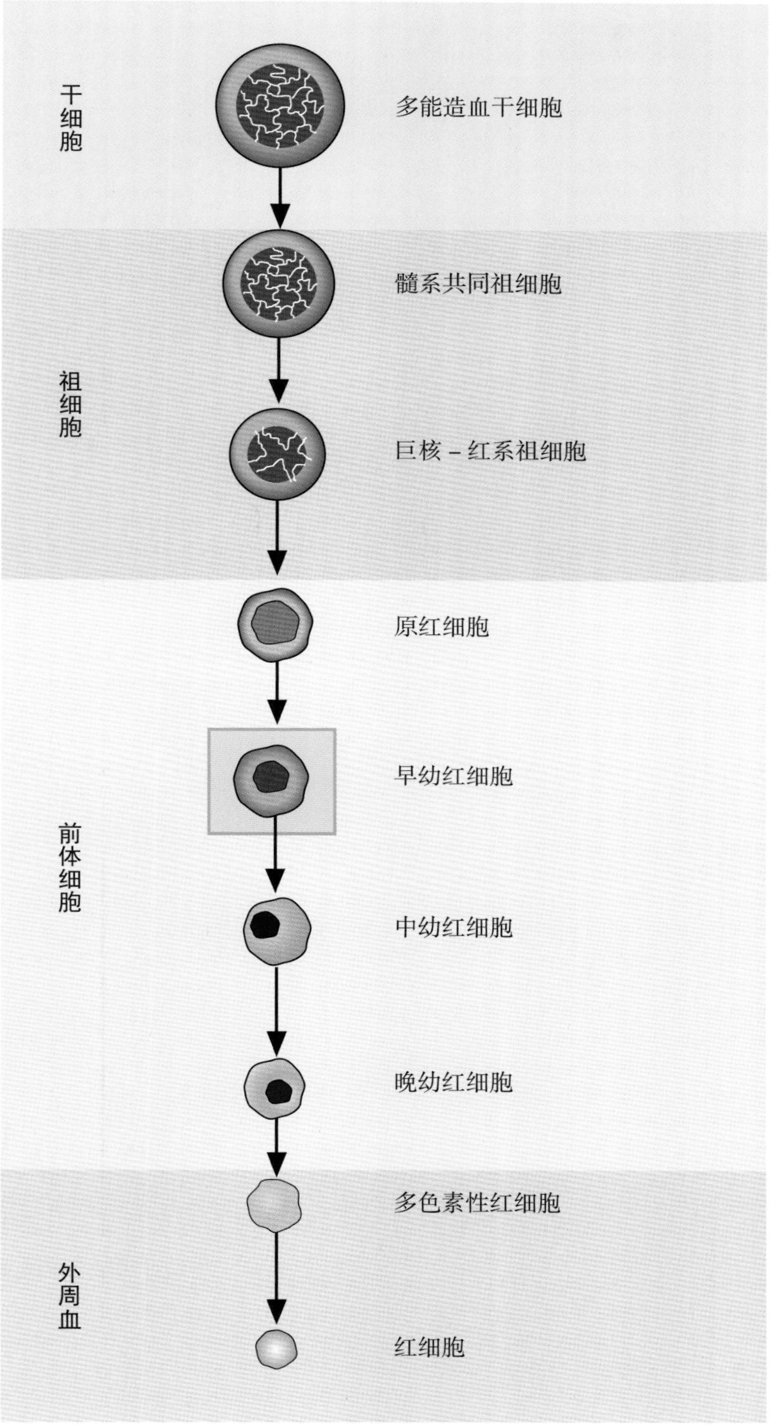

▲ 图 3–3　红细胞系：早幼红细胞

二、早幼红细胞（basophilic normoblast, basophilic erythroblast, prorubricyte）

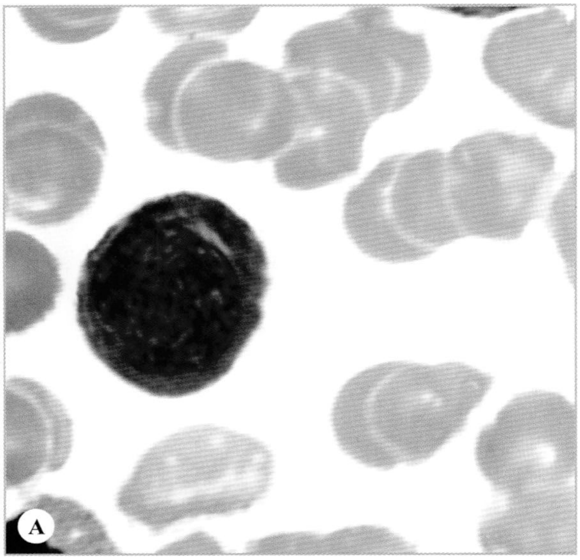

▲ 图 3-4A　早幼红细胞示意图

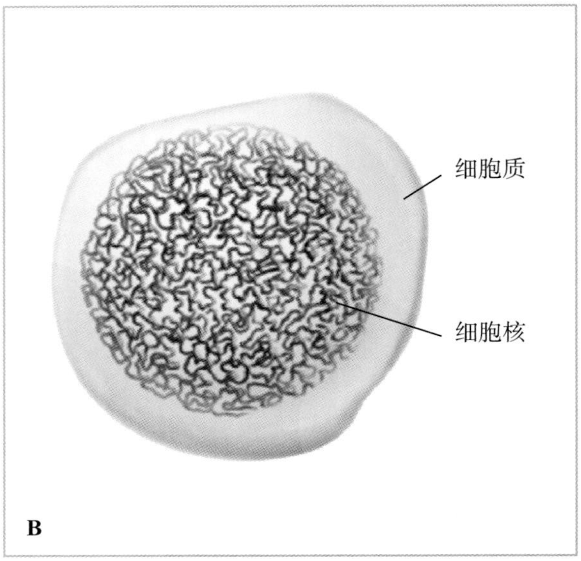

▲ 图 3-4B　早幼红细胞示意图

直径：10～15μm

细胞核：圆形或椭圆形
　核仁：0～1 个
　核染色质：轻微固缩

细胞质：深蓝色

核质比：6∶1

参考区间
　骨髓：1%～4%
　外周血：0%

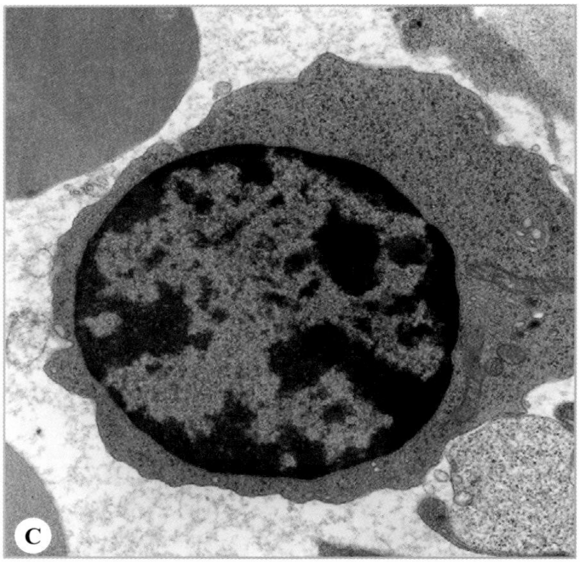

▲ 图 3-4C　早幼红细胞电镜图（15 575×）

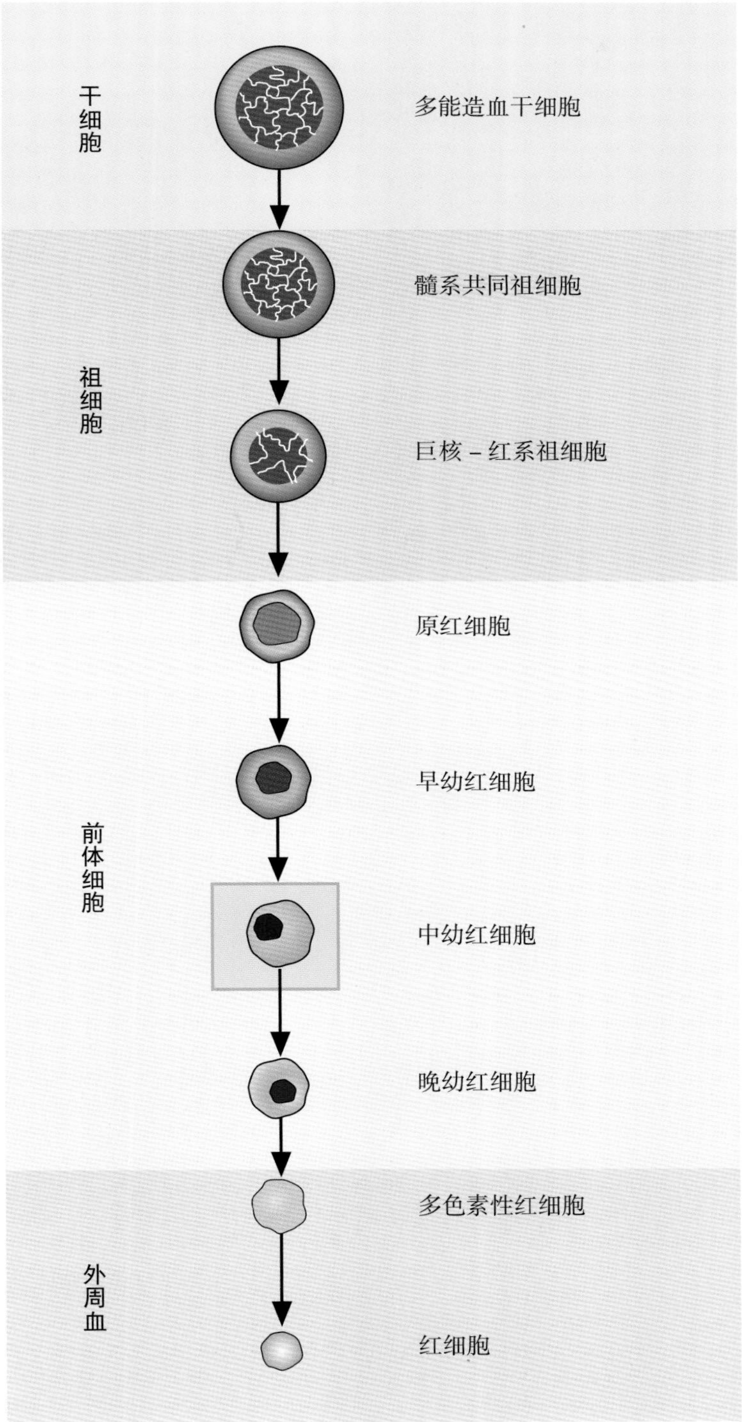

▲ 图 3–5　红细胞系：中幼红细胞

三、中幼红细胞（polychromatic normoblast, polychromatic erythroblast, rubricyte）

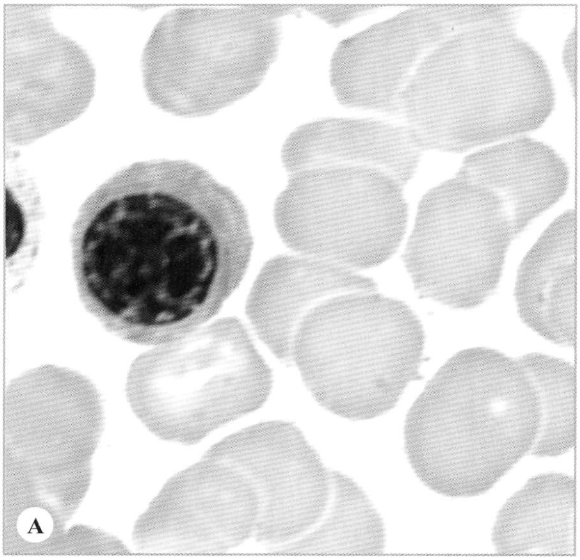

▲ 图 3-6A　中幼红细胞

随着血红蛋白的合成，细胞质逐渐由蓝色转化为灰蓝色

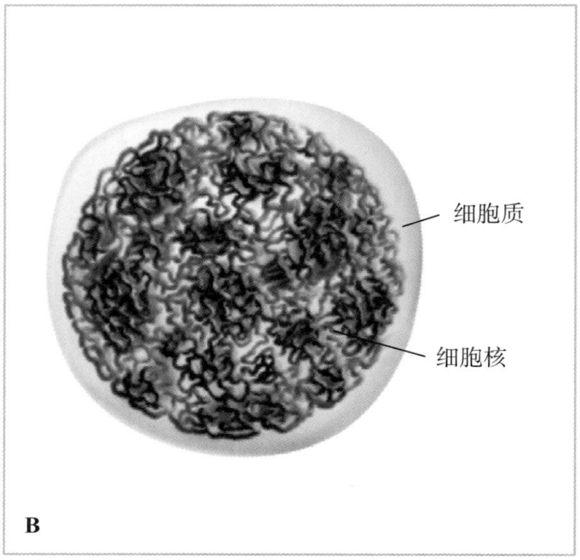

▲ 图 3-6B　中幼红细胞示意图

直径：10～12μm

细胞核：圆形

核仁：无

核染色质：非常致密

细胞质：因血红蛋白的合成而呈灰蓝色

核质比：4：1

参考区间

骨髓：10%～20%

外周血：0%

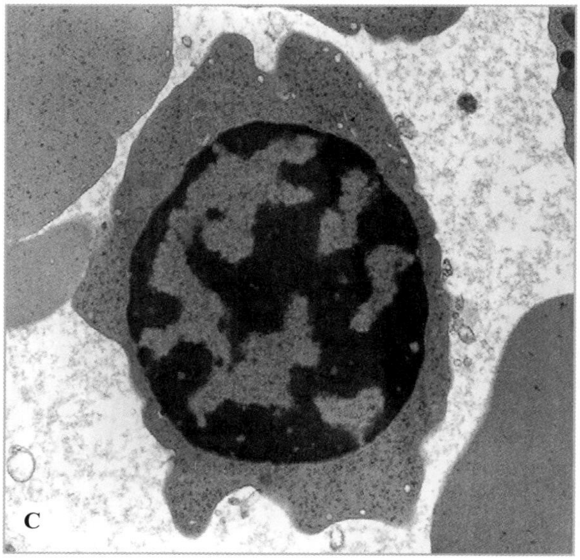

▲ 图 3-6C　中幼红细胞电镜图（15 575×）

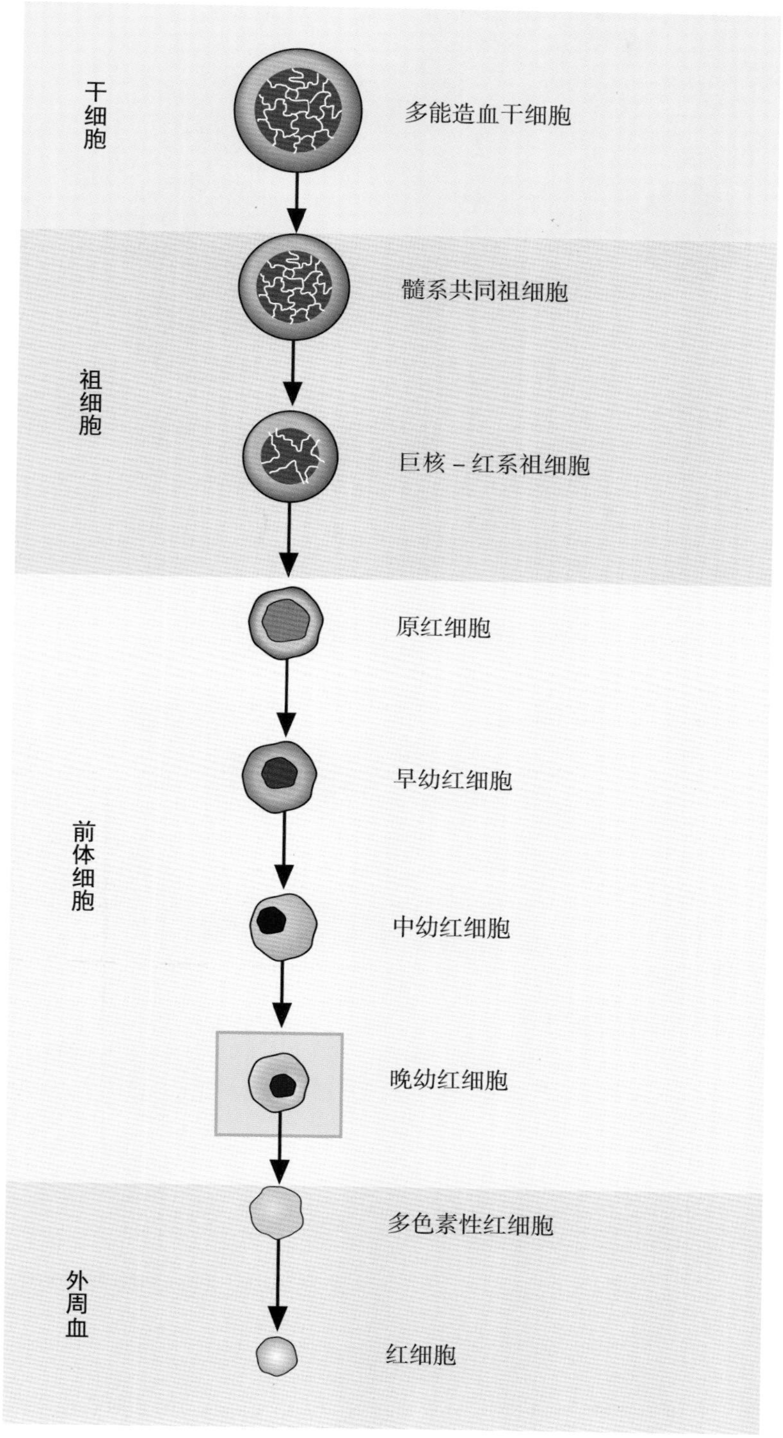

▲ 图 3–7　红细胞系：晚幼红细胞

四、晚幼红细胞（orthochromic normoblast, orthochromic erythroblast, metarubricyte）

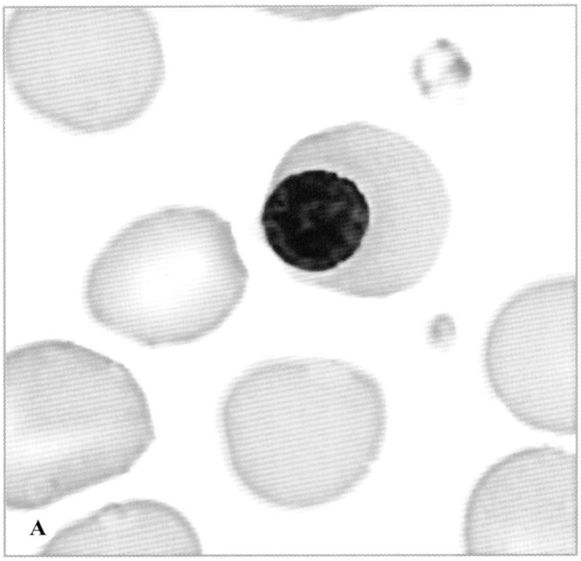

▲ 图 3-8A　晚幼红细胞

随着更多血红蛋白的合成，细胞质由灰蓝色逐渐转化为淡粉色

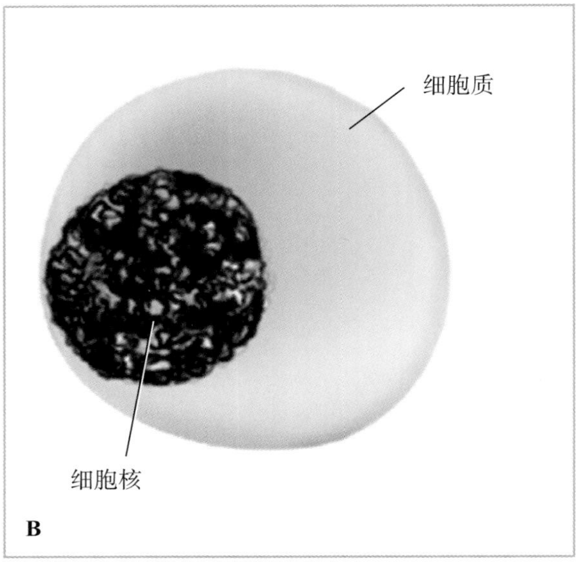

▲ 图 3-8B　晚幼红细胞示意图

直径：8～10μm

细胞核：圆形

核仁：无

核染色质：完全固缩

细胞质：逐渐由蓝色变成粉红色或橘红色

核质比：0.5 : 1

参考区间

骨髓：5%～10%

外周血：0%

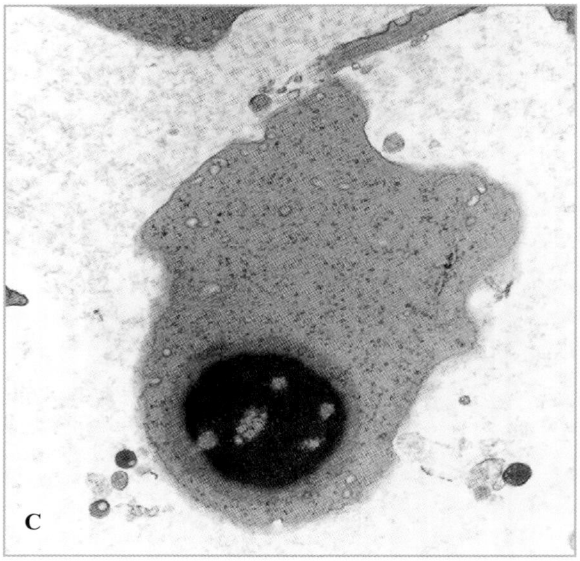

▲ 图 3-8C　晚幼红细胞电镜图（20 125×）

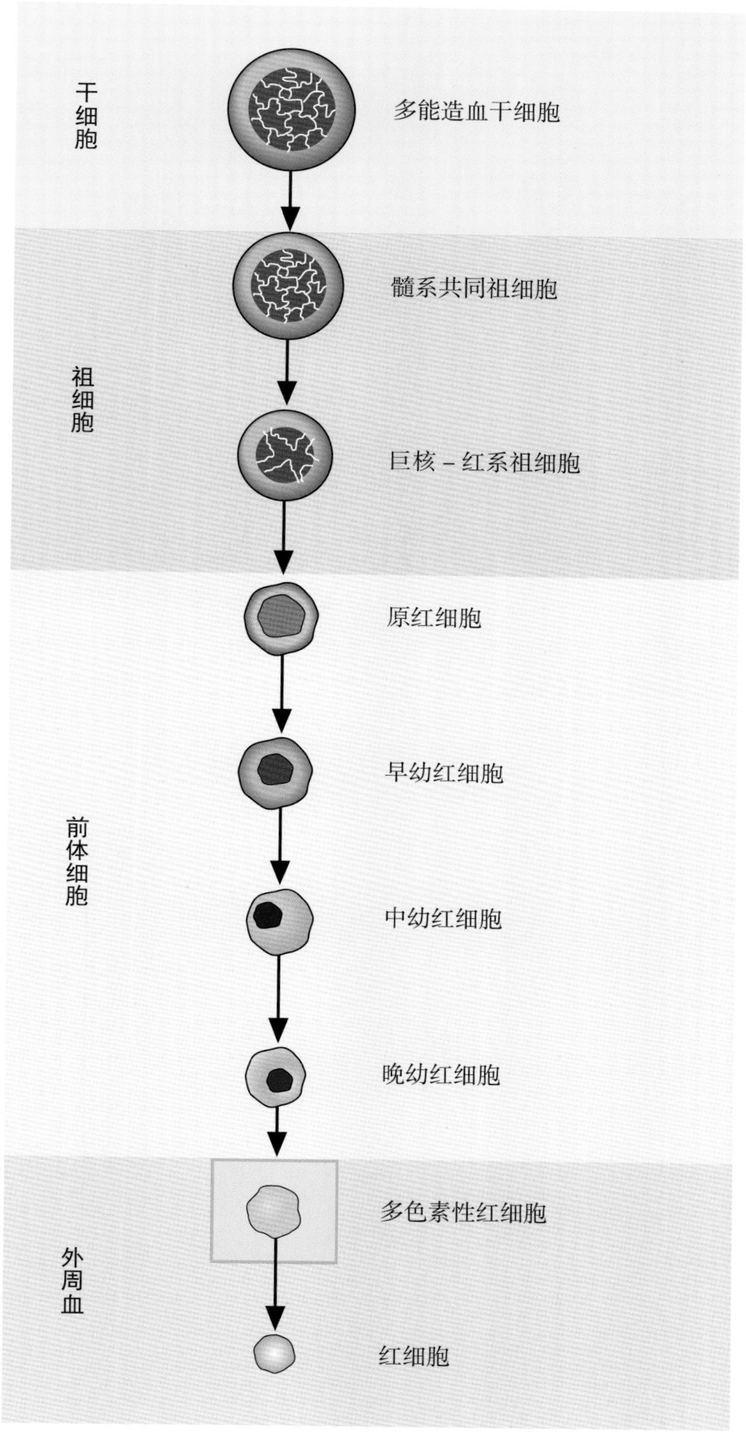

▲ 图 3–9　红细胞系：多色素性红细胞（网织红细胞）

五、多色素性红细胞 / 网织红细胞（polychromatic erythrocyte, diffusely basophilic erythrocyte, reticulocyte）

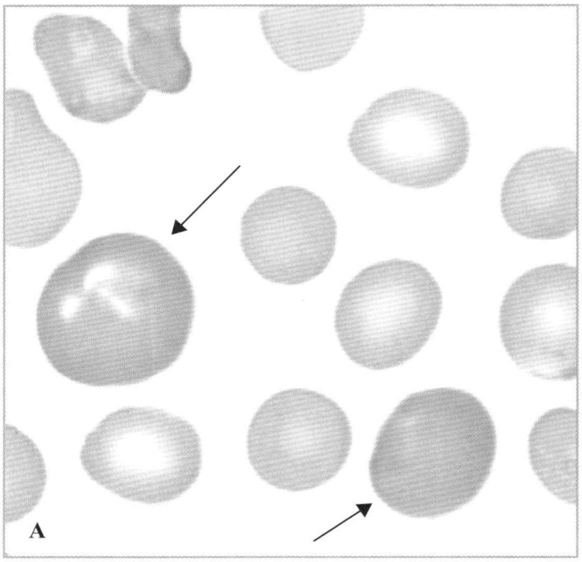

▲ 图 3-10A　多色素性红细胞

偶尔凹凸不平，比成熟红细胞稍大。血红蛋白未完全充盈时（箭）红细胞可呈浅灰蓝色

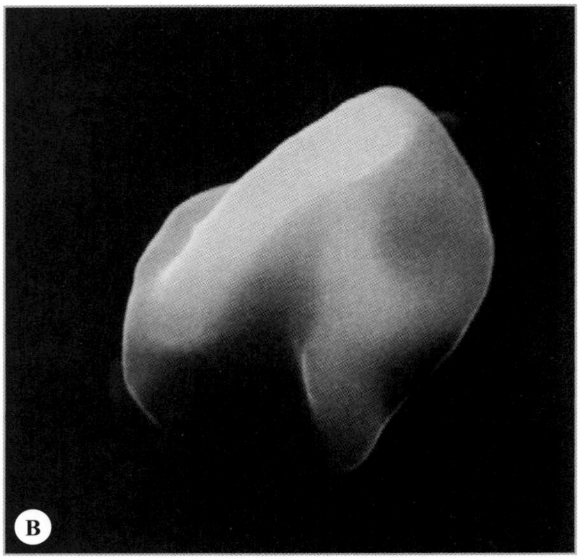

▲ 图 3-10B　多色素性红细胞电镜图（5000×）

扫描电镜显示其是一种非常易变形的细胞，因此呈凹凸不平状

直径：8～8.5μm

细胞核：无

核仁：无

核染色质：无

细胞质：颜色比成熟红细胞略蓝（紫）

核质比：无

参考区间

骨髓：1%

外周血：0.5%～2.0%

注：在体外活体染色时（如新亚甲蓝），多色素性红细胞为网织红细胞（包含残留的核糖体物质；图 12-5A）。

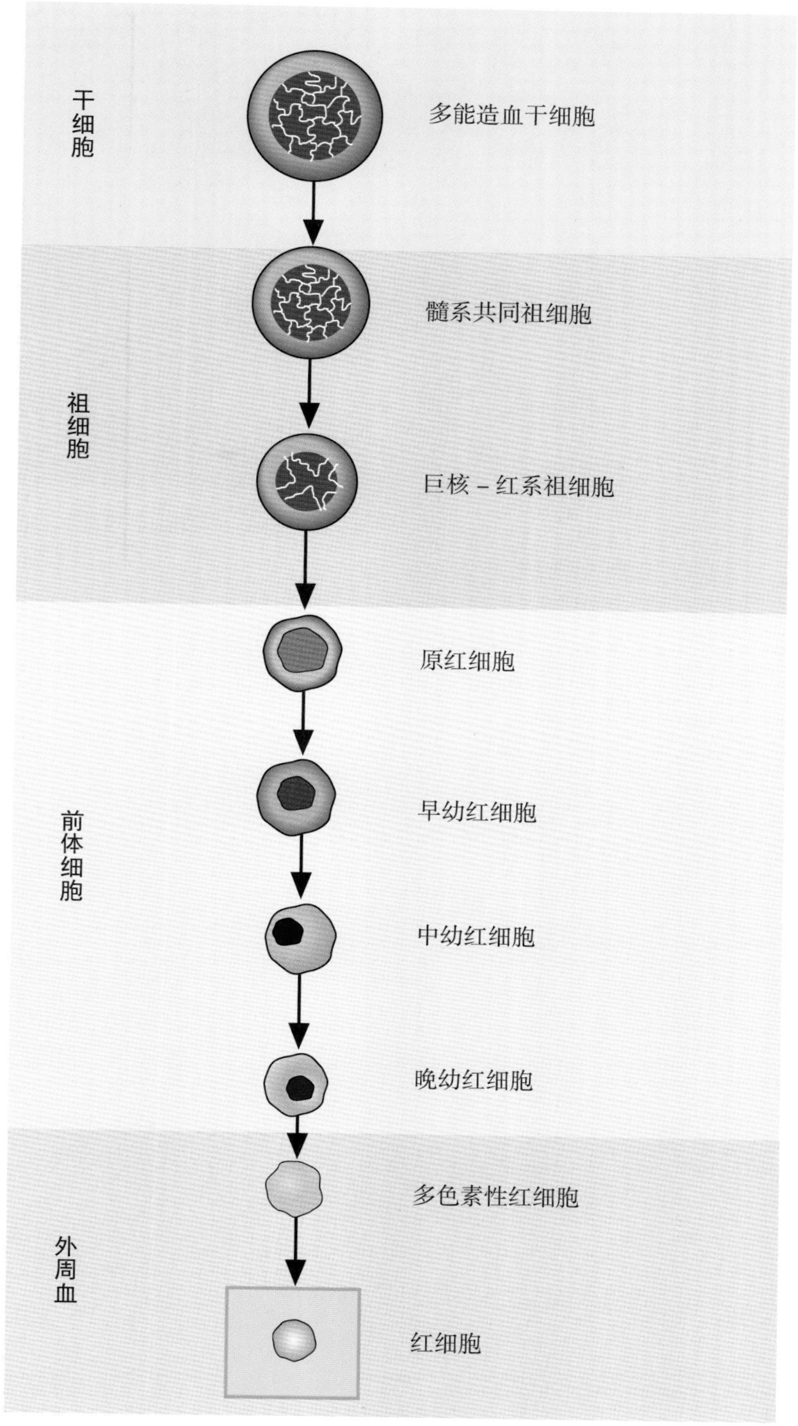

▲ 图 3–11　红细胞系：红细胞

六、红细胞（erythrocyte）

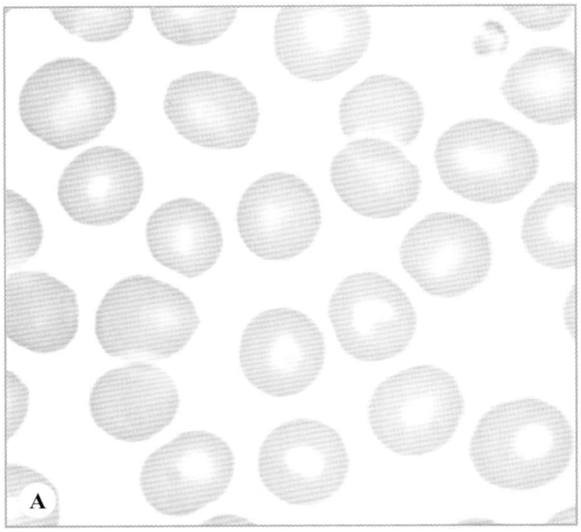

▲ 图 3-12A　红细胞

由于血红蛋白完全充盈，成熟红细胞由灰蓝色转化为淡橘红色

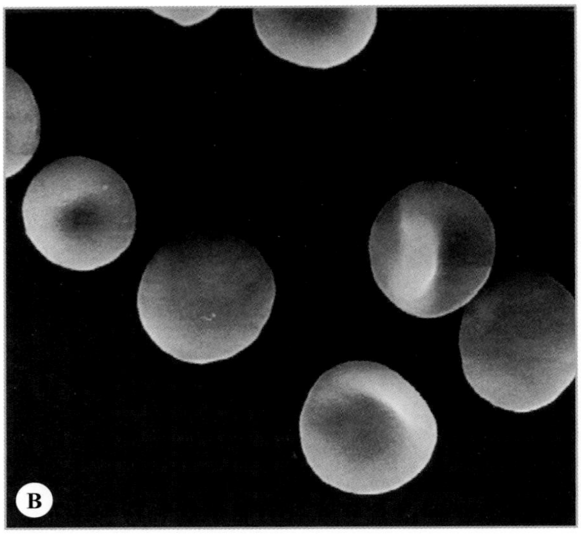

▲ 图 3-12B　红细胞电镜图（2500×）

直径：7～8μm

细胞核：无

核仁：无

核染色质：无

细胞质：淡橘红色，中央约 1/3 为淡染区

核质比：无

参考区间

骨髓：不适用

外周血：主要的细胞类型

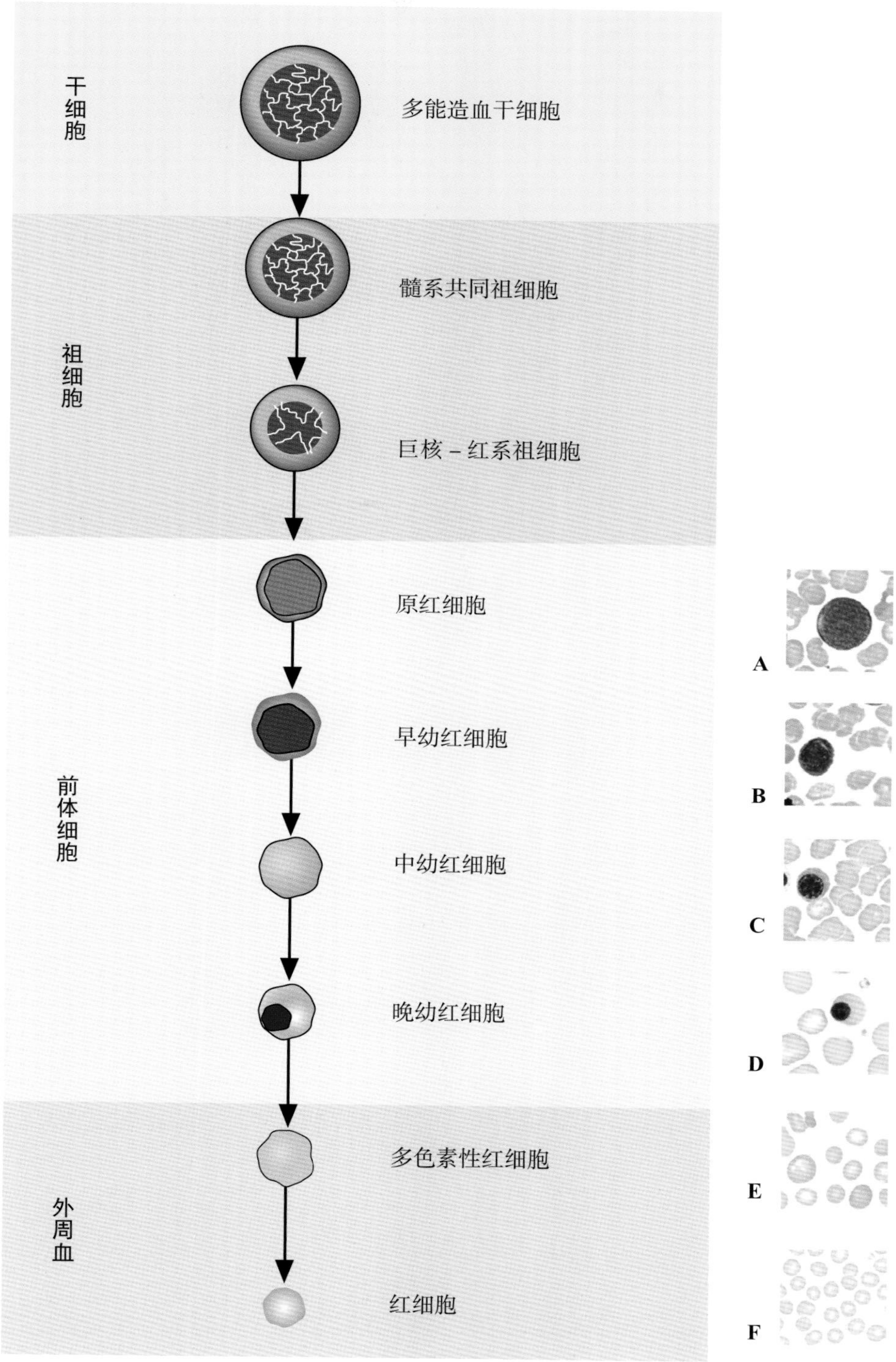

▲ 图 3-13　红细胞系：原红细胞（A）、早幼红细胞（B）、中幼红细胞（C）、晚幼红细胞（D）、多色素性红细胞（E）、红细胞（F）

（丘创华　佘吉佳　敖治群　文冰冰　译）

第 4 章　巨核细胞的发育与成熟[1]

Megakaryocyte Maturation

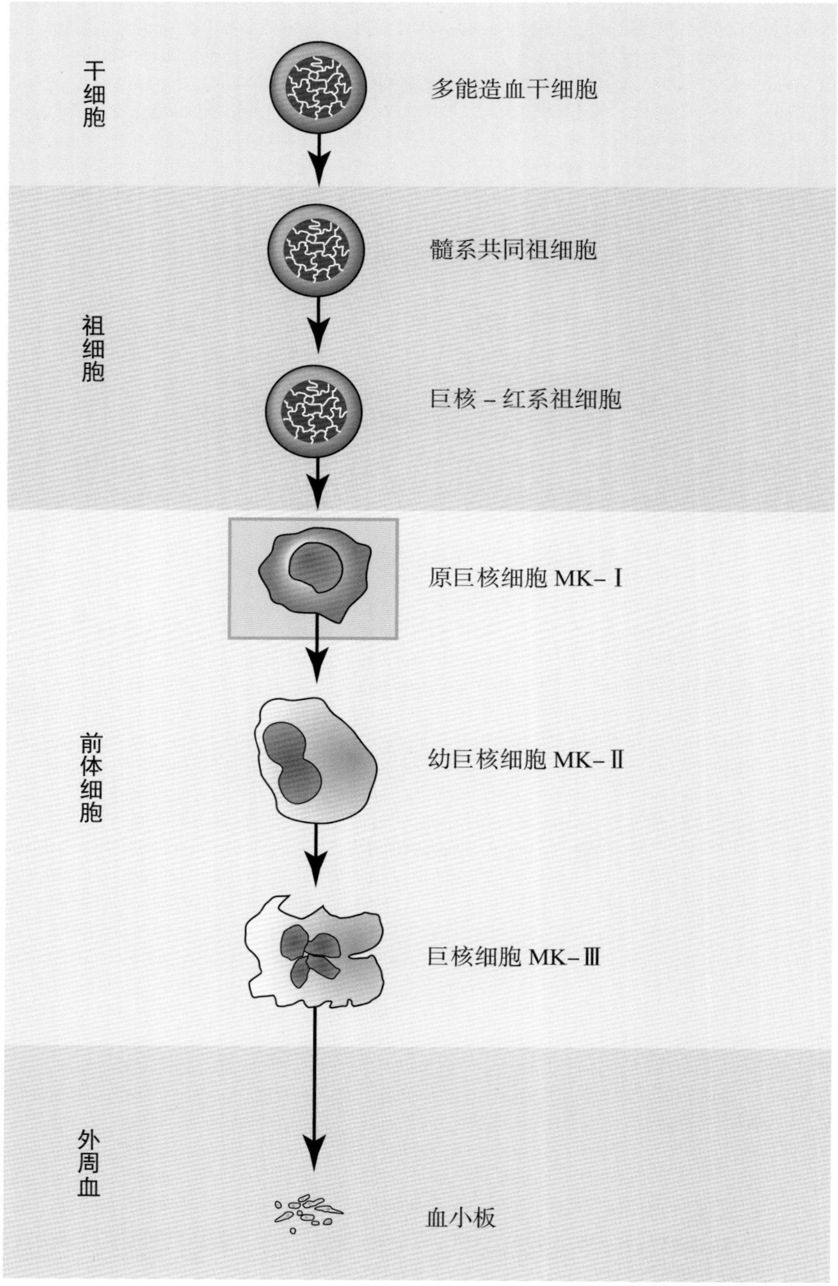

▲ 图 4–1　巨核细胞系：原巨核细胞（MK－Ⅰ）

[1] 除特殊说明外，所有显微镜下图片（1000×）均为瑞特－吉姆萨染色。

血小板来源于巨核细胞。巨核细胞是体内最大的细胞之一，通过一种独特的核内有丝分裂发育成熟。在核内有丝分裂过程中，细胞核被复制，但没有细胞分裂，从而成为多倍体细胞。巨核细胞核可有 2～32 叶，在异常情况下可能多达 64 叶。巨核细胞有丰富的细胞质，可分化为血小板。通过电镜可以观察到血小板有多种类型的颗粒，这些颗粒具有高度特异性。进一步讨论请参考血液学教科书，如 *Rodak's Hematology: Clinical Principles and Applications, 6e*。

一、原巨核细胞（megakaryoblast, MK-Ⅰ）

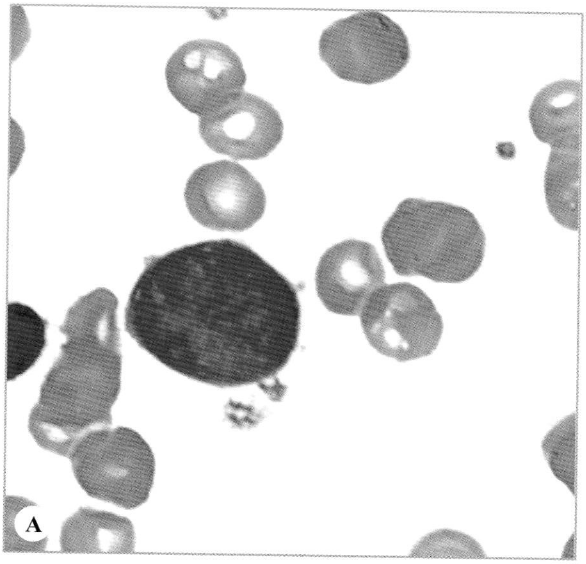

▲ 图 4-2A　原巨核细胞（MK-Ⅰ）（骨髓，1000×）

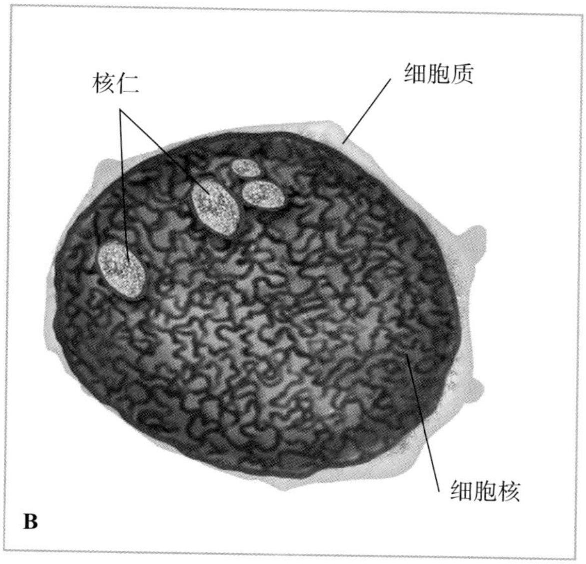

▲ 图 4-2B　原巨核细胞示意图

直径：10～24μm

细胞核：圆形
　核仁：2～6 个
　核染色质：均匀，松散

细胞质：嗜碱性
　颗粒：在瑞特染色中无颗粒

核质比：3∶1

参考区间
　骨髓：骨髓中原巨核细胞占巨核细胞的 20%
　外周血：0%

注：原巨核细胞与原粒细胞和原红细胞相似，不建议仅通过形态学进行识别。

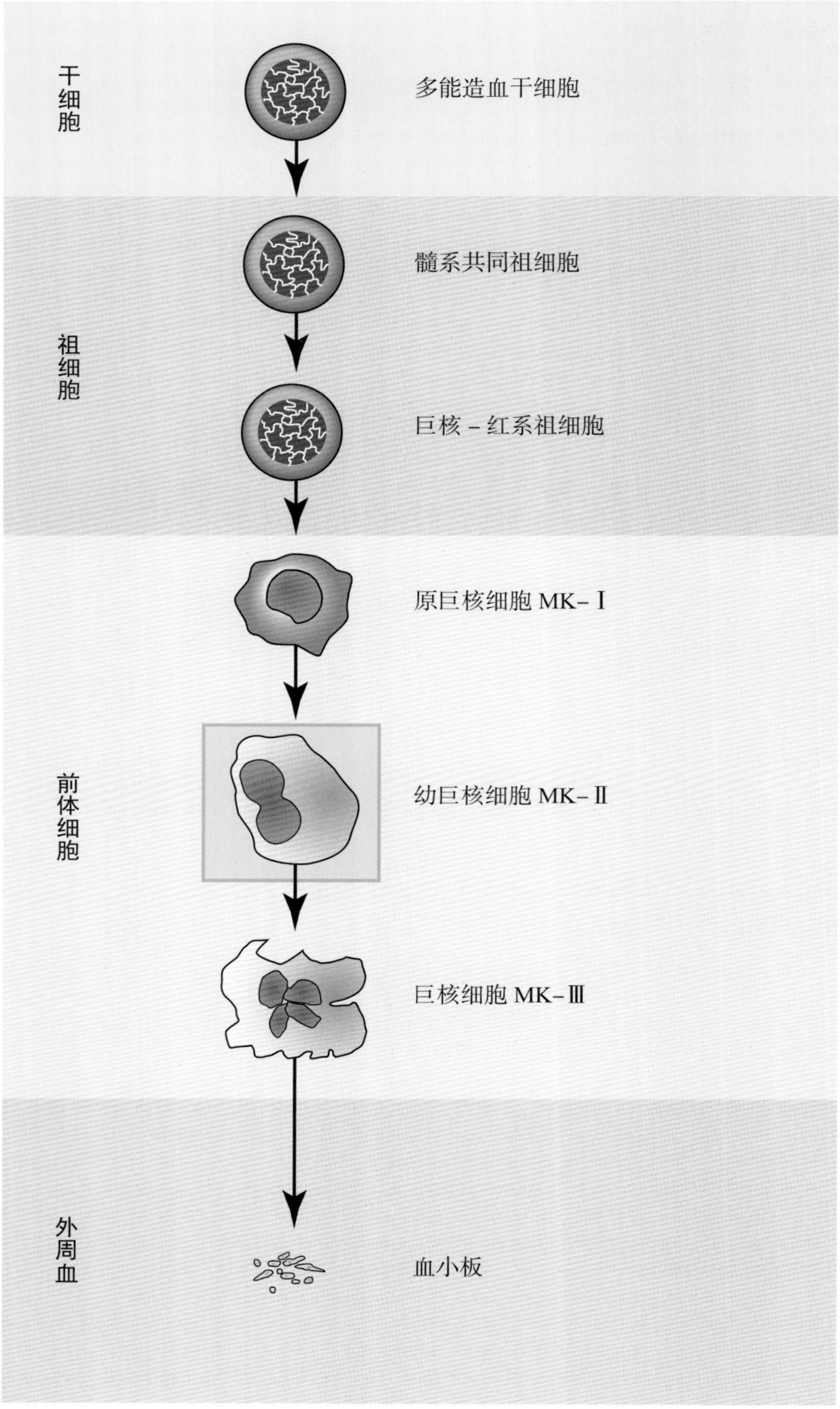

▲ 图 4-3　巨核细胞系：幼巨核细胞（**MK**－Ⅱ）

二、幼巨核细胞（promegakaryocyte, MK-Ⅱ）

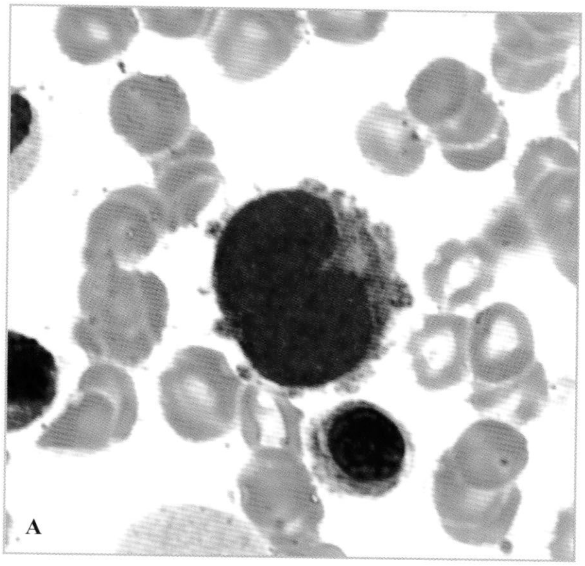

▲ 图 4-4A　幼巨核细胞（**MK-Ⅱ**）（骨髓，**1000×**）

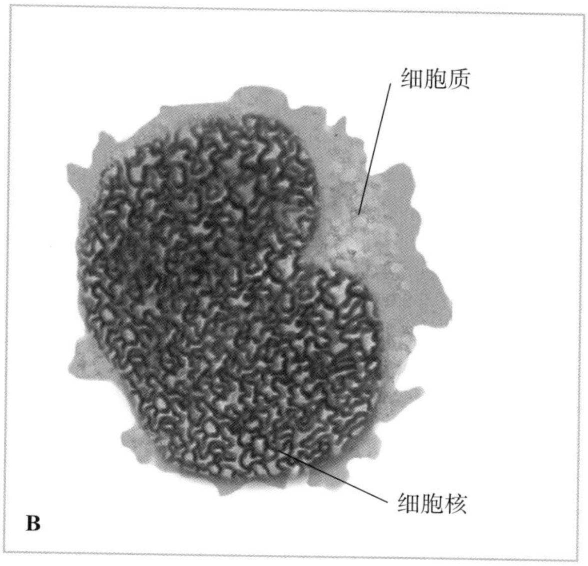

▲ 图 4-4B　幼巨核细胞示意图

直径：15～40μm

细胞核：凹陷
　核仁：多变
　核染色质：固缩

细胞质：嗜碱性
　颗粒：可见

核质比：1∶2

参考区间
　骨髓：幼巨核细胞在骨髓中占巨核细胞的 25%
　外周血：0%

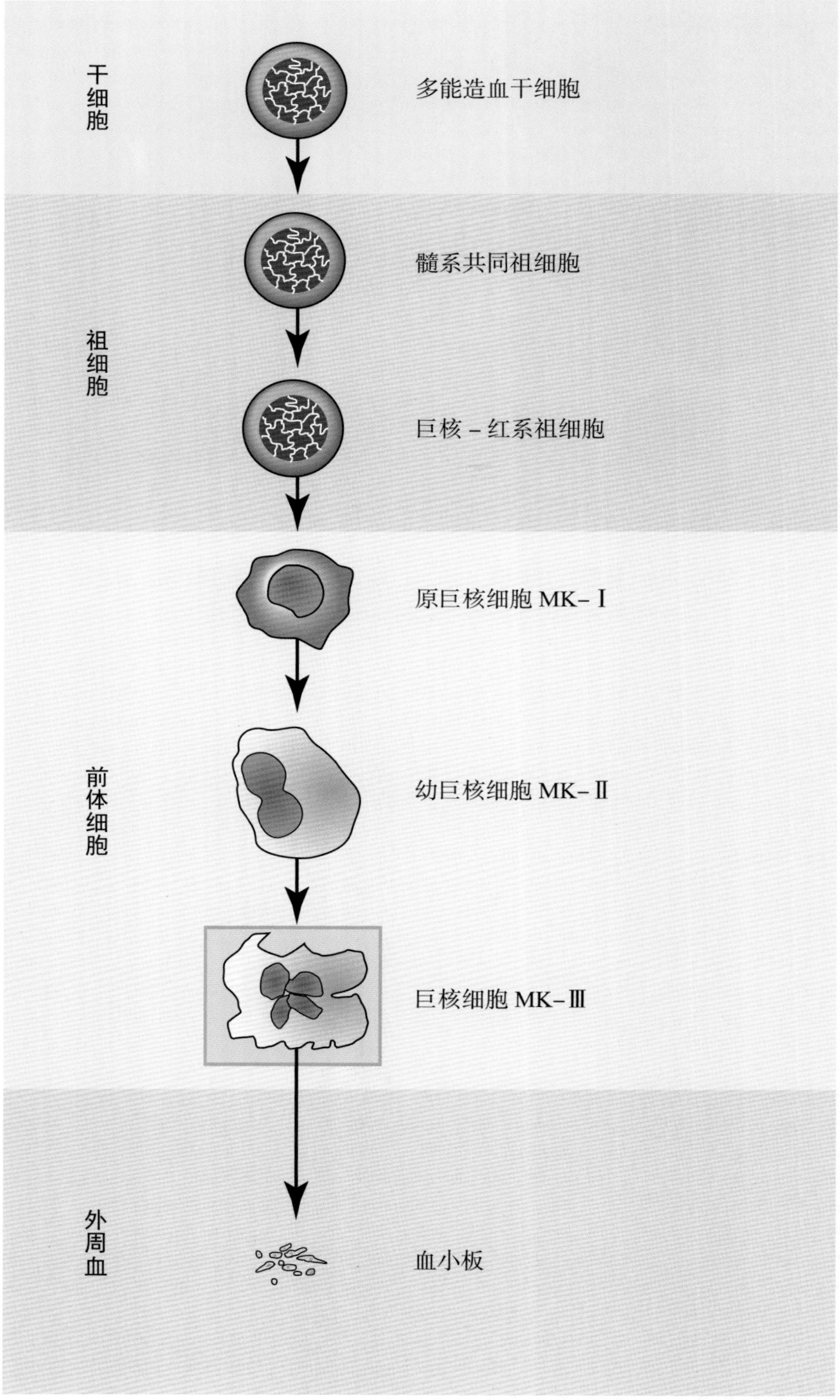

▲ 图 4–5　巨核细胞系：巨核细胞（MK– Ⅲ）

三、巨核细胞（megakaryocyte, MK-Ⅲ）

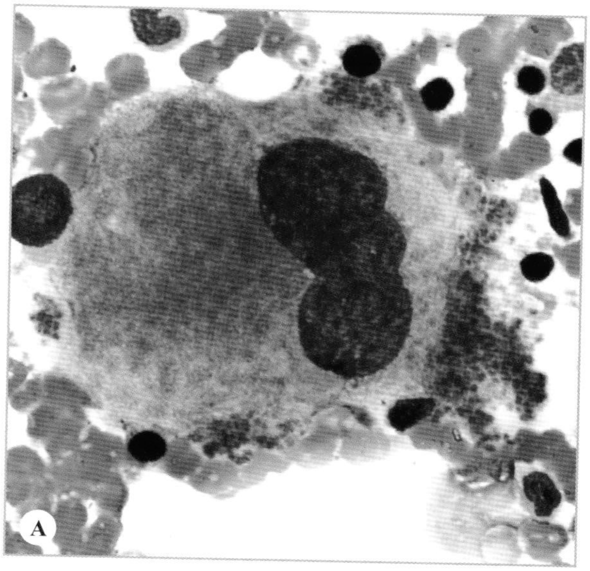

▲ 图 4-6A　巨核细胞（MK-Ⅲ）（BM，500×）

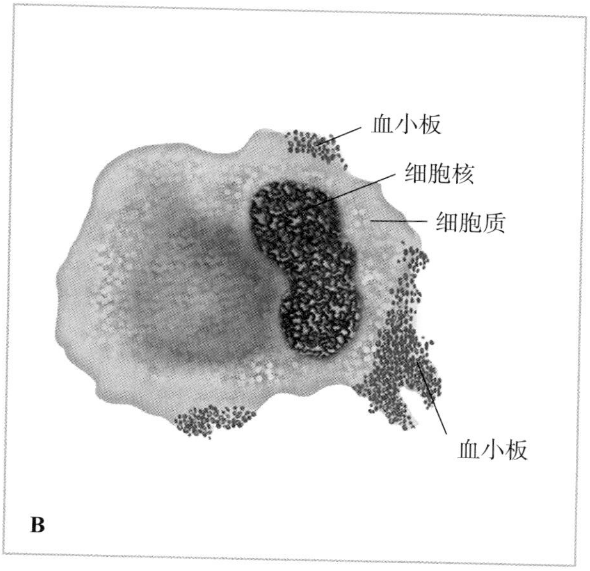

▲ 图 4-6B　巨核细胞示意图

直径：20～90μm

细胞核：2～32 叶（8 叶最常见）

注：细胞的大小根据核分叶的数量而变化。

细胞质：蓝色至粉红色，胞质丰富

颗粒：红蓝色，少量至丰富

核质比：多变

参考区间

骨髓：5～10 个 /10 倍物镜视野（100×）

1～2 个 /50 倍物镜视野（500×）

外周血：0%

注：巨核细胞数量用正常、增加或减少来描述，不会以百分比形式报告。

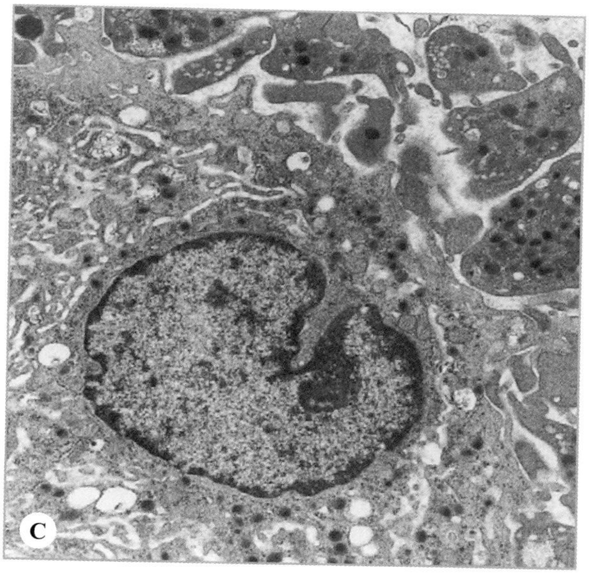

▲ 图 4-6C　巨核细胞电镜图（16 500×）

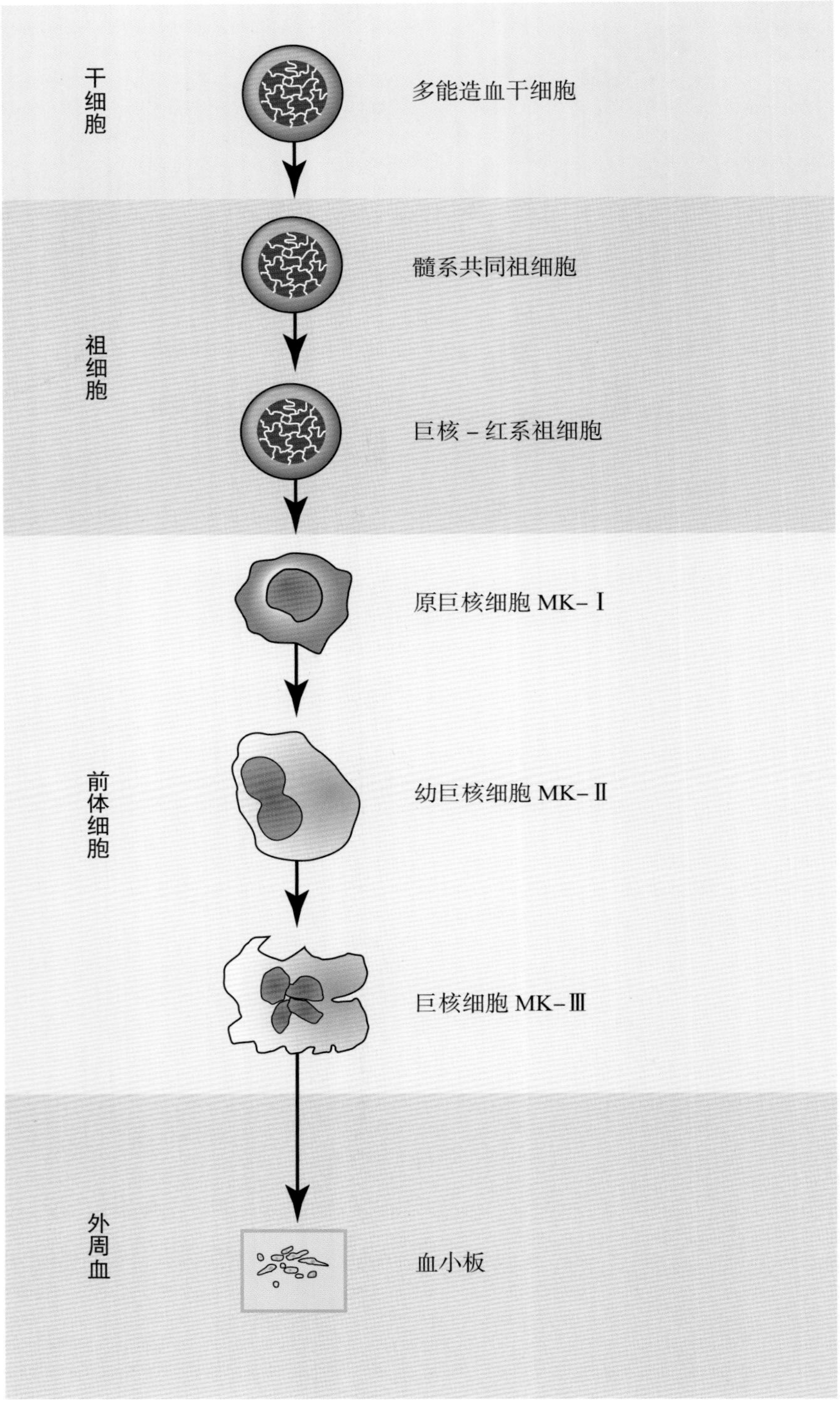

▲ 图 4–7　巨核细胞系：血小板

四、血小板（platelet）

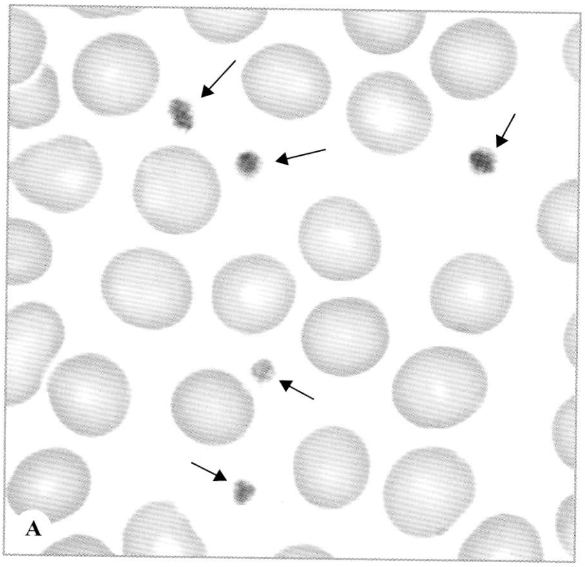

▲ 图 **4-8A**　血小板（箭）：外周血（**1000**×）

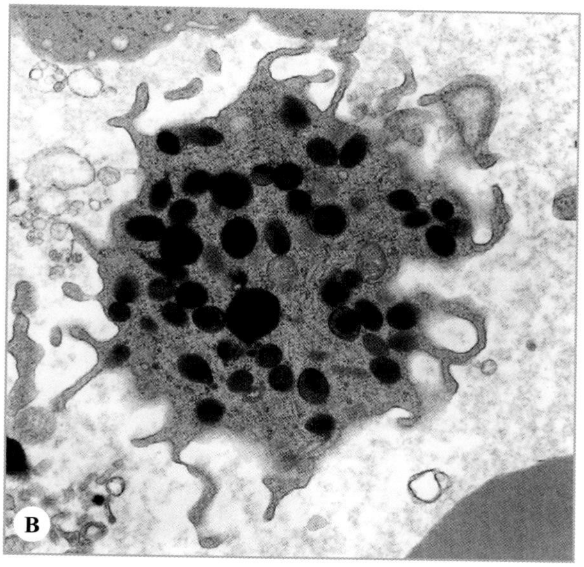

▲ 图 **4-8B**　血小板电镜图（**28 750**×）

直径：2～4μm

细胞核：无

细胞质：浅蓝色或无色

颗粒：紫红色，大量

核质比：无

参考区间

骨髓：不适用

外周血：7～25 个 /100 倍油镜视野（1000×）

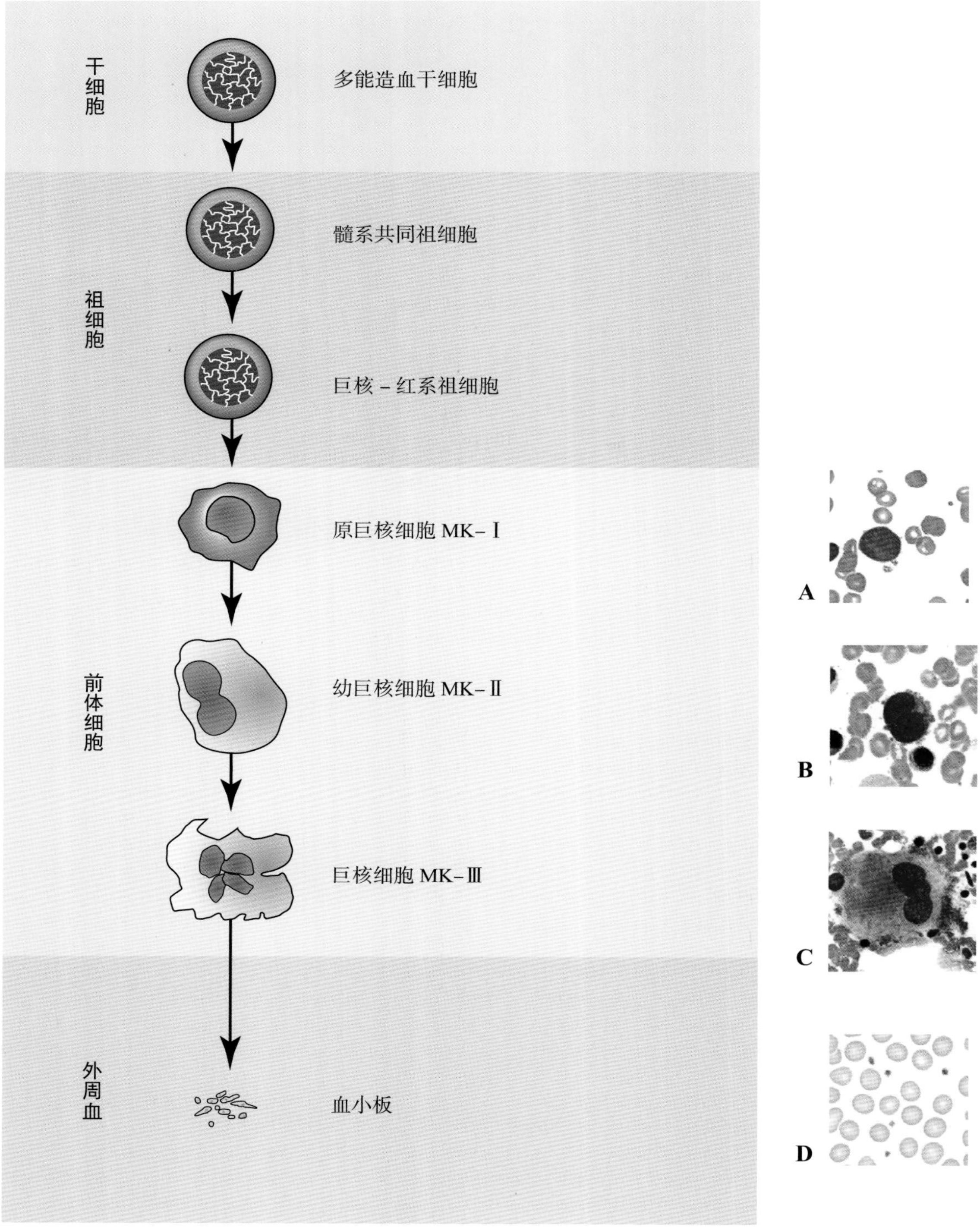

▲ 图 4–9　巨核细胞系：原巨核细胞（A）、幼巨核细胞（B）、巨核细胞（C）、血小板（D）

（佘吉佳　丘创华　宋建宁　李晓清　译）

第 5 章　中性粒细胞的发育与成熟
Neutrophil Maturation

髓系共同祖细胞通常会产生 3 种类型的祖细胞，即粒–单核祖细胞、嗜酸–嗜碱性粒祖细胞、巨核–红系祖细胞。这三类祖细胞分化、发育形成各系的原始细胞，但它们的形态在光学显微镜下无法区分。本章主要探讨中性粒细胞的分化、发育与成熟的过程（关于嗜酸性粒细胞与嗜碱性粒细胞的讨论分别详见第 6 章“嗜酸性粒细胞的发育与成熟”与第 7 章“嗜碱性粒细胞的发育与成熟”）。

与其他细胞谱系不同的是，从原粒细胞分化为早幼粒细胞的过程中细胞体积是变大的。在早幼粒细胞阶段，核染色质明显比原粒细胞粗糙，同时细胞质内出现非特异性嗜天青颗粒。早幼粒细胞进一步分化发育为中幼粒细胞，染色质变得更加固缩与粗糙，细胞质中出现特异性颗粒，高尔基体开始出现并逐渐遍布整个细胞质。尽管此阶段仍有非特异性颗粒，但由于细胞膜化学成分的改变，瑞特染色后颗粒着色不明显，中幼粒细胞常可见明显的高尔基体，表现为核周淡染。中幼粒细胞根据不同类型的特异性颗粒将粒细胞区分为中性粒细胞、嗜酸性粒细胞和嗜碱性粒细胞。至此之后，细胞核凹陷固缩，染色质变得更为粗糙，细胞进入了晚幼粒细胞阶段。晚幼粒细胞的细胞核明显凹陷且凹陷程度小于假设圆形细胞核直径的 75%[1]。细胞核继续固缩变狭长，但未形成叶间细丝时称为杆状核粒细胞，此时的杆状核粒细胞的细胞核凹陷程度就超过了假设圆形细胞核直径的 75%[2]。最终细胞核被分割成 2～5 个叶时，就形成了一个中性分叶核粒细胞，中性分叶核粒细胞的核分叶由细丝相连。

中性粒细胞发育成熟过程中具有动态特性；也就是说，细胞成熟不是一步一步简单的分化发育，而是从一个阶段逐渐过渡到另一个阶段的过程。因此一个细胞的形态学表现可能介于晚期早幼粒细胞或早期中幼粒细胞之间。当划分细胞所处的阶段存在争议时，最好将此细胞归类为更成熟的阶段。

---

❶ 译者注：原著表述为“晚幼粒细胞凹陷程度小于假设圆形细胞核直径的 50%”，依据人民卫生出版社出版的《临床血液学检验（第 5 版）》所述，修订为“小于假设圆形细胞核直径的 75%”（已征得原著同意）。

❷ 译者注：原著表述为“杆状核粒细胞凹陷程度大于假设圆形细胞核直径的 50%”，依据人民卫生出版社出版的《临床血液学检验（第 5 版）》所述，修订为“大于 75%”（已征得原著同意）。

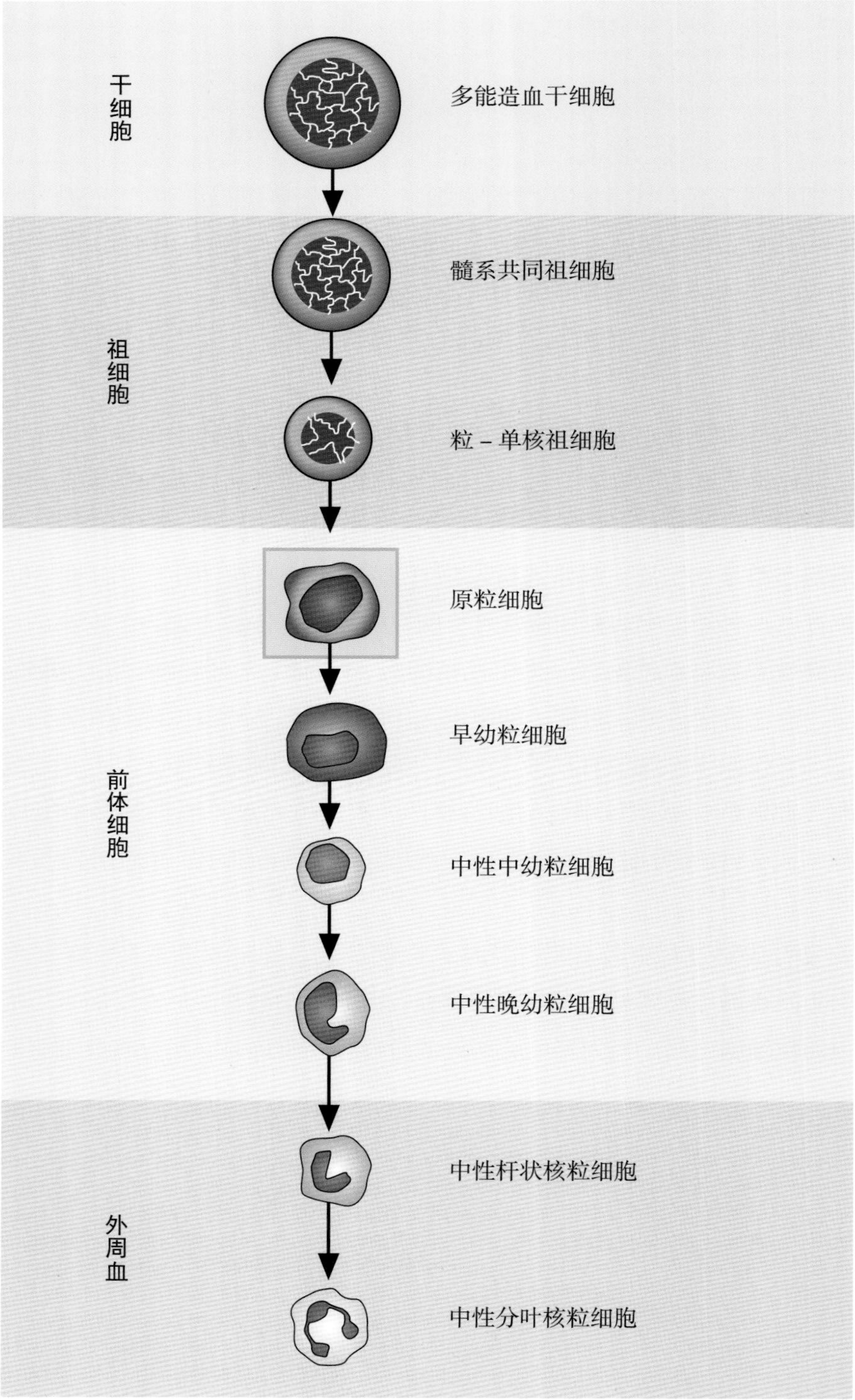

▲ 图 5–1　粒细胞系：原粒细胞

一、原粒细胞（myeloblast）

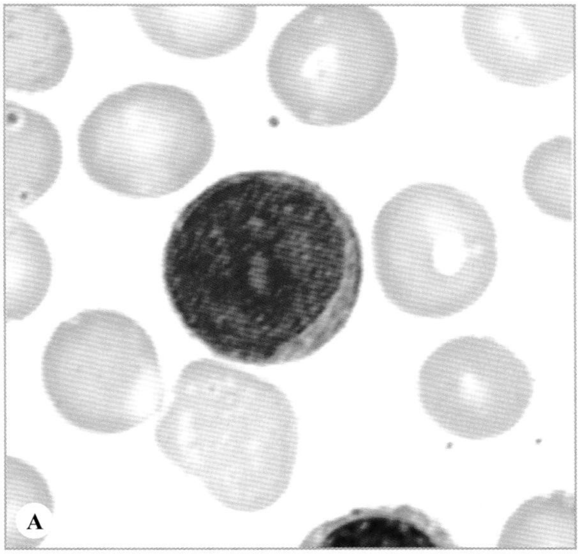

▲ 图 5–2A　无颗粒的原粒细胞

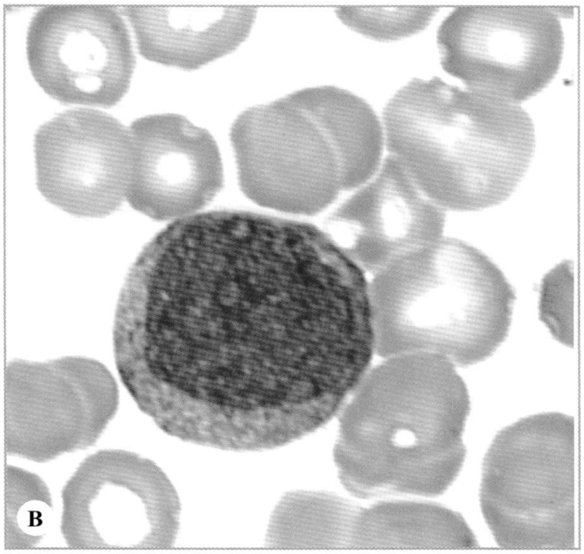

▲ 图 5–2B　有颗粒的原粒细胞（颗粒≤20 个）

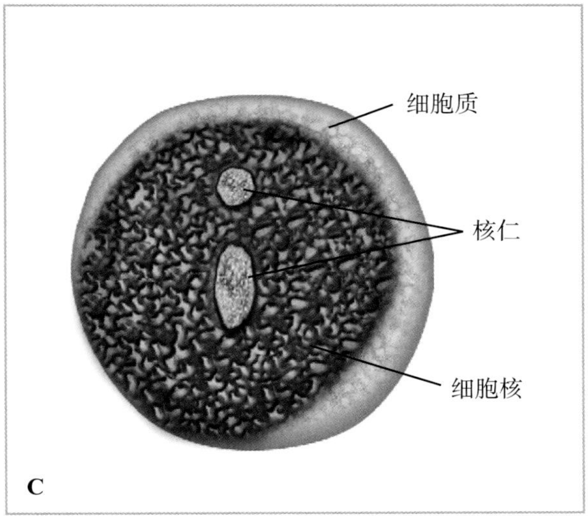

▲ 图 5–2C　原粒细胞（图 5–2A）示意图

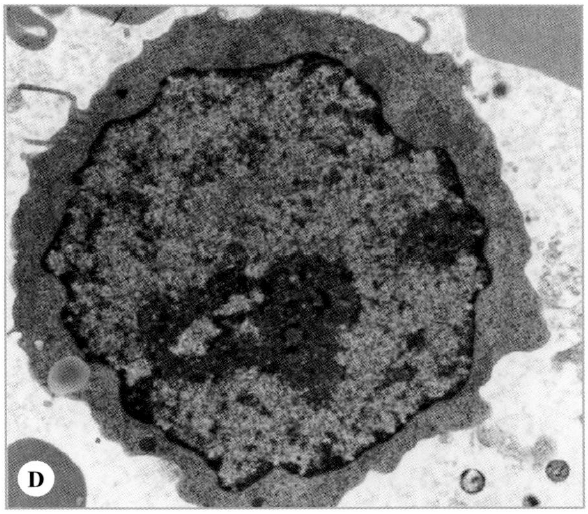

▲ 图 5–2D　原粒细胞电镜图（16 500×）

直径：15～20μm

细胞核：圆形或椭圆形

核仁：2～5 个

核染色质：细致

细胞质：中度嗜碱性

颗粒：0～20 个

核质比：4∶1

参考区间

骨髓：0%～2%

外周血：0%

注：不含颗粒的原始细胞被称为Ⅰ型原始细胞，Ⅱ型原始细胞的颗粒数最多可达 20 个，但在白细胞分类计数时不需要区分。

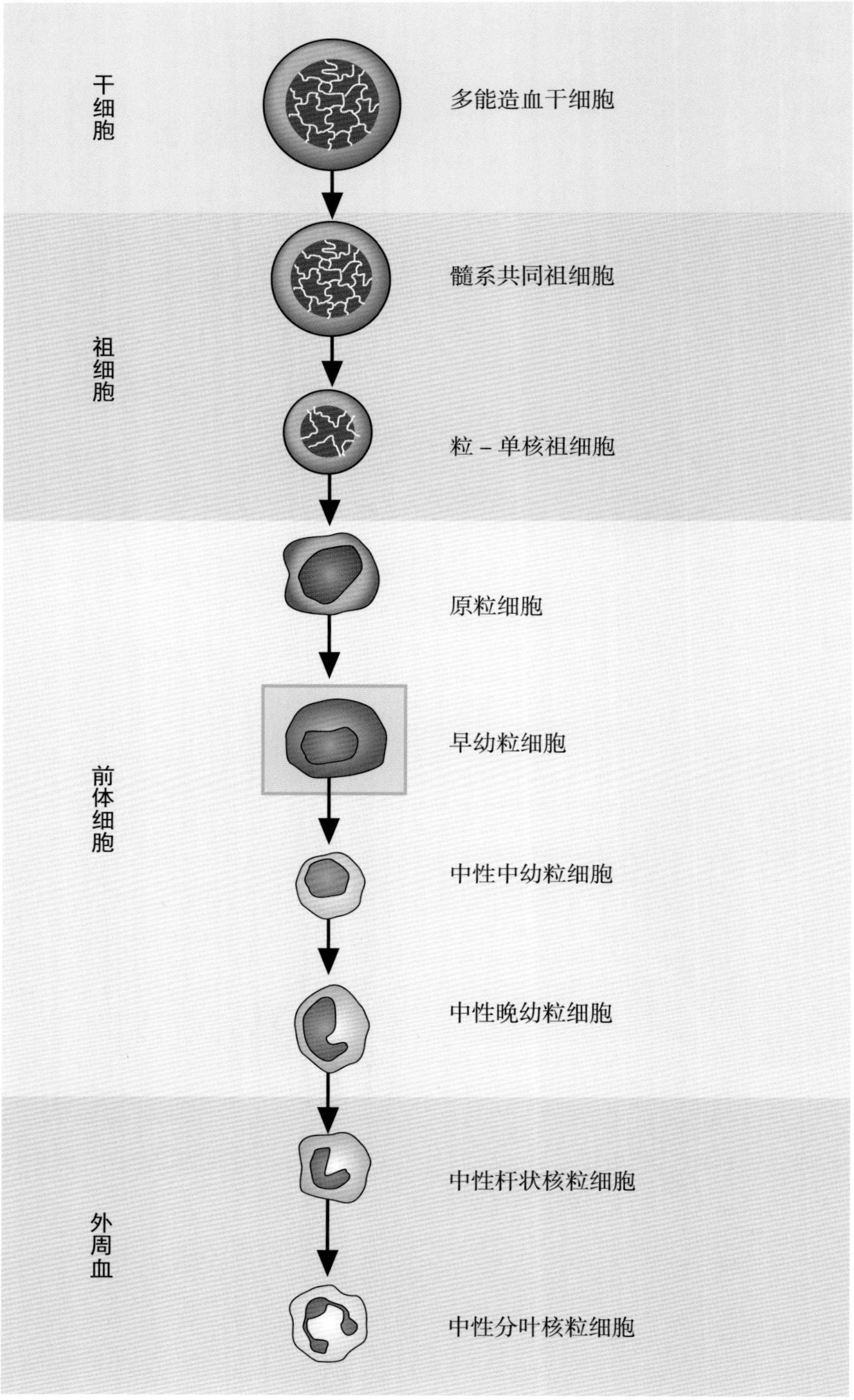

▲ 图 5–3　粒细胞系：早幼粒细胞

二、早幼粒细胞（promyelocyte, progranulocyte）

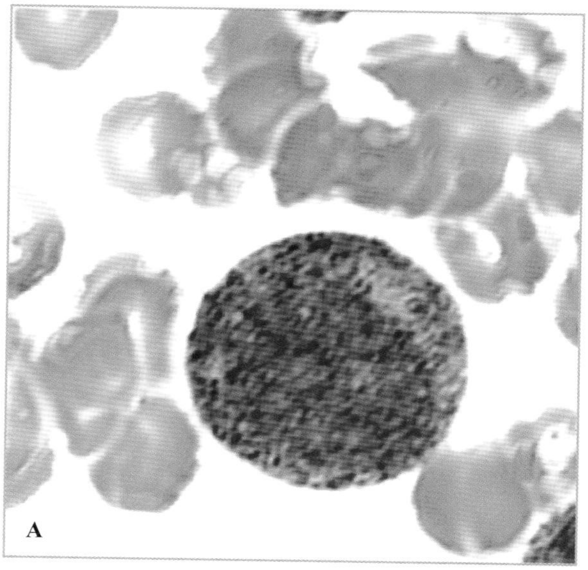

▲ 图 5–4A　早幼粒细胞

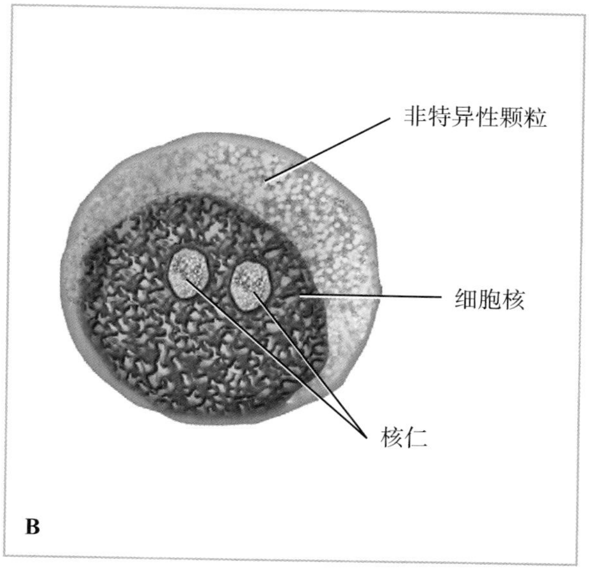

▲ 图 5–4B　早幼粒细胞示意图

直径：14～24μm（略大于原粒细胞）

细胞核：圆形或椭圆形

　核仁：1～3 个或更多

　核染色质：细致，但比原粒细胞略粗

细胞质：嗜碱性

　颗粒

- 非特异性：>20 个；可能有很多；红色、紫色，甚至深紫红色
- 特异性：无

核质比：3∶1

参考区间

　骨髓：2%～5%

　外周血：0%

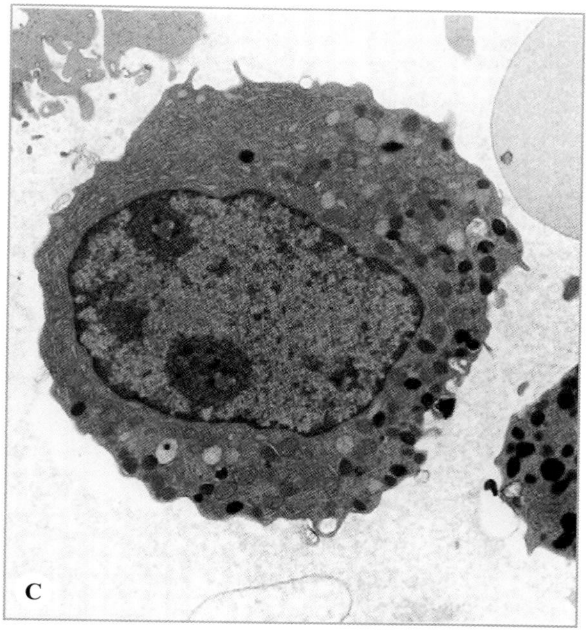

▲ 图 5–4C　早幼粒细胞电镜图（13 000×）

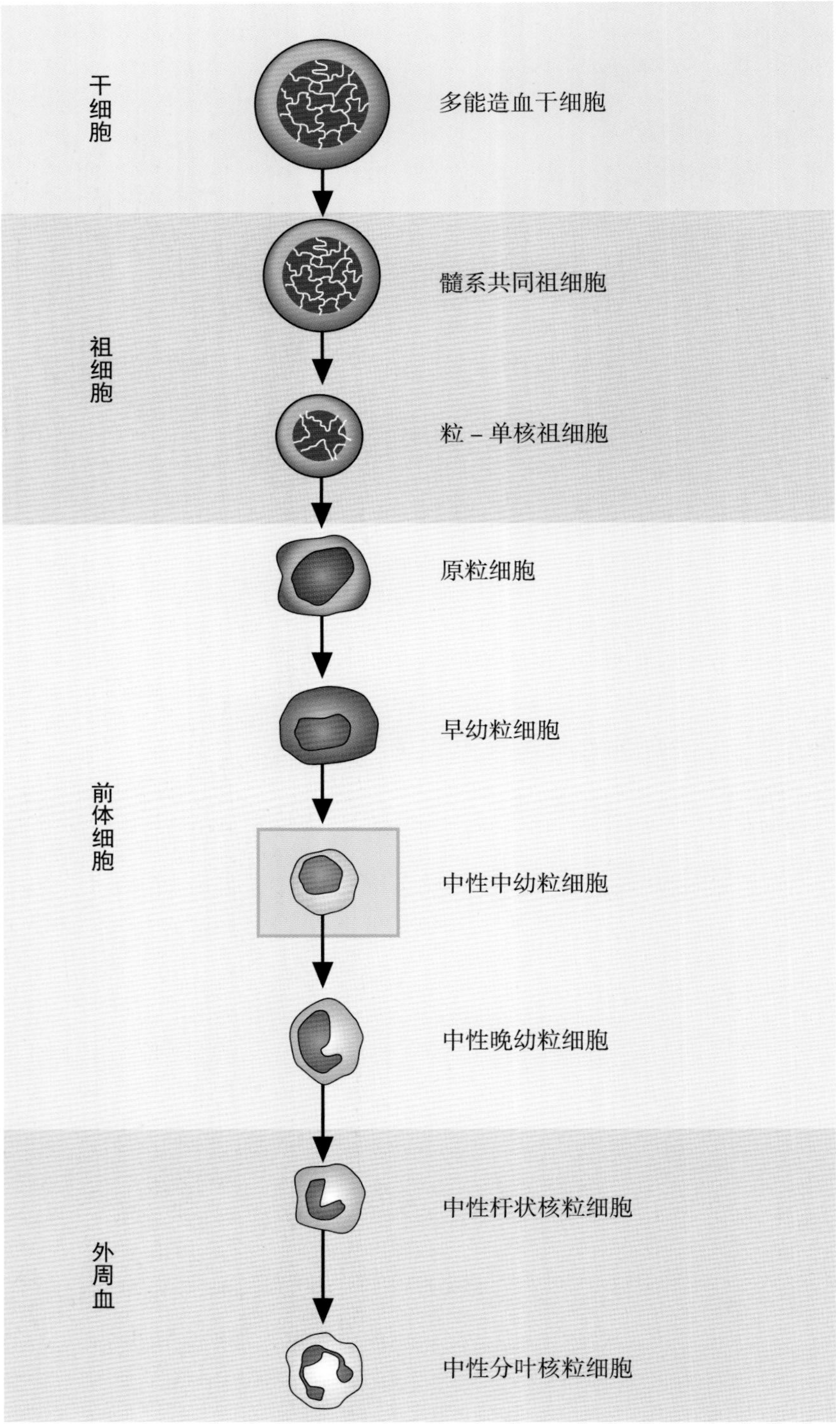

▲ 图 5-5　粒细胞系：中性中幼粒细胞

三、中性中幼粒细胞（neutrophilic myelocyte）

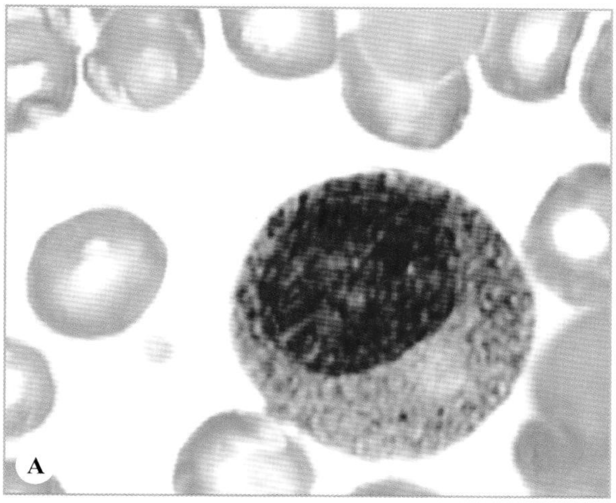

▲ 图 5-6A　早期中性中幼粒细胞

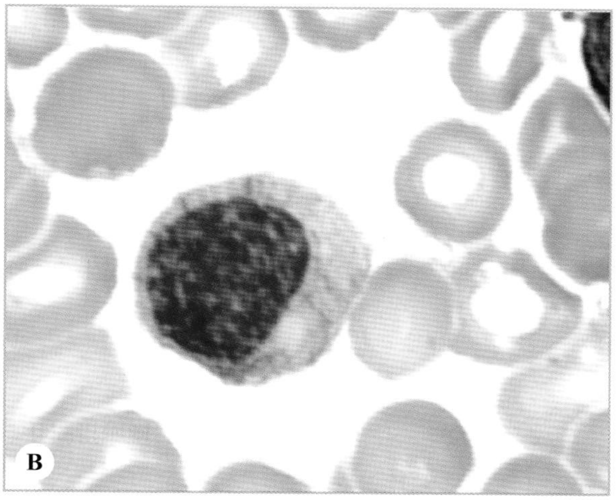

▲ 图 5-6B　中性中幼粒细胞

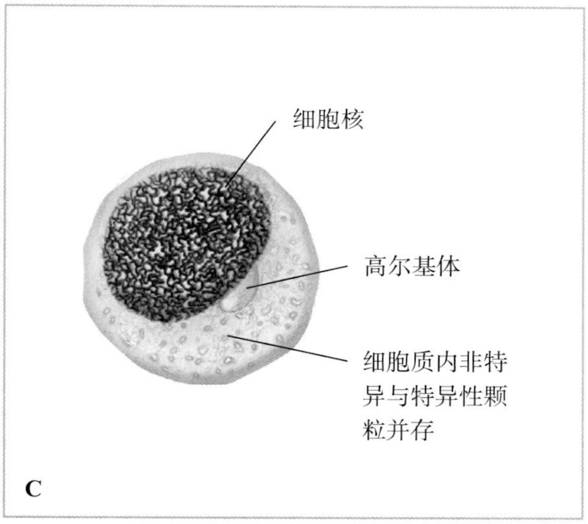

▲ 图 5-6C　中幼粒细胞示意图

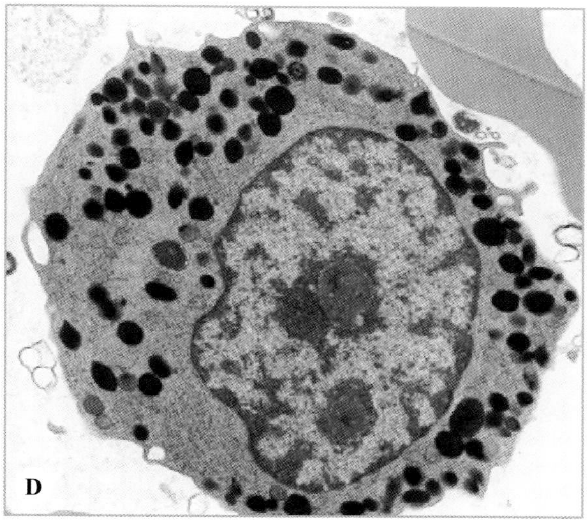

▲ 图 5-6D　中幼粒细胞电镜图（16 500×）

直径：12～18μm

细胞核：圆形或椭圆形，核偏位，可见核一侧扁平，核旁淡染区清晰可见高尔基体

核仁：少见

核染色质：染色质粗，较早幼粒细胞固缩

细胞质：轻度嗜碱性，奶油色

颗粒

- 非特异性：少量至中等数量
- 特异性：数量多变，随细胞成熟而增多

核质比：2∶1

参考区间

骨髓：5%～19%

外周血：0%

注：光学显微镜下无法看清中性粒细胞细小的特异性颗粒。这些颗粒呈细沙状，整体颜色呈淡紫色至粉红色。嗜酸性中幼粒细胞见图 6-2。

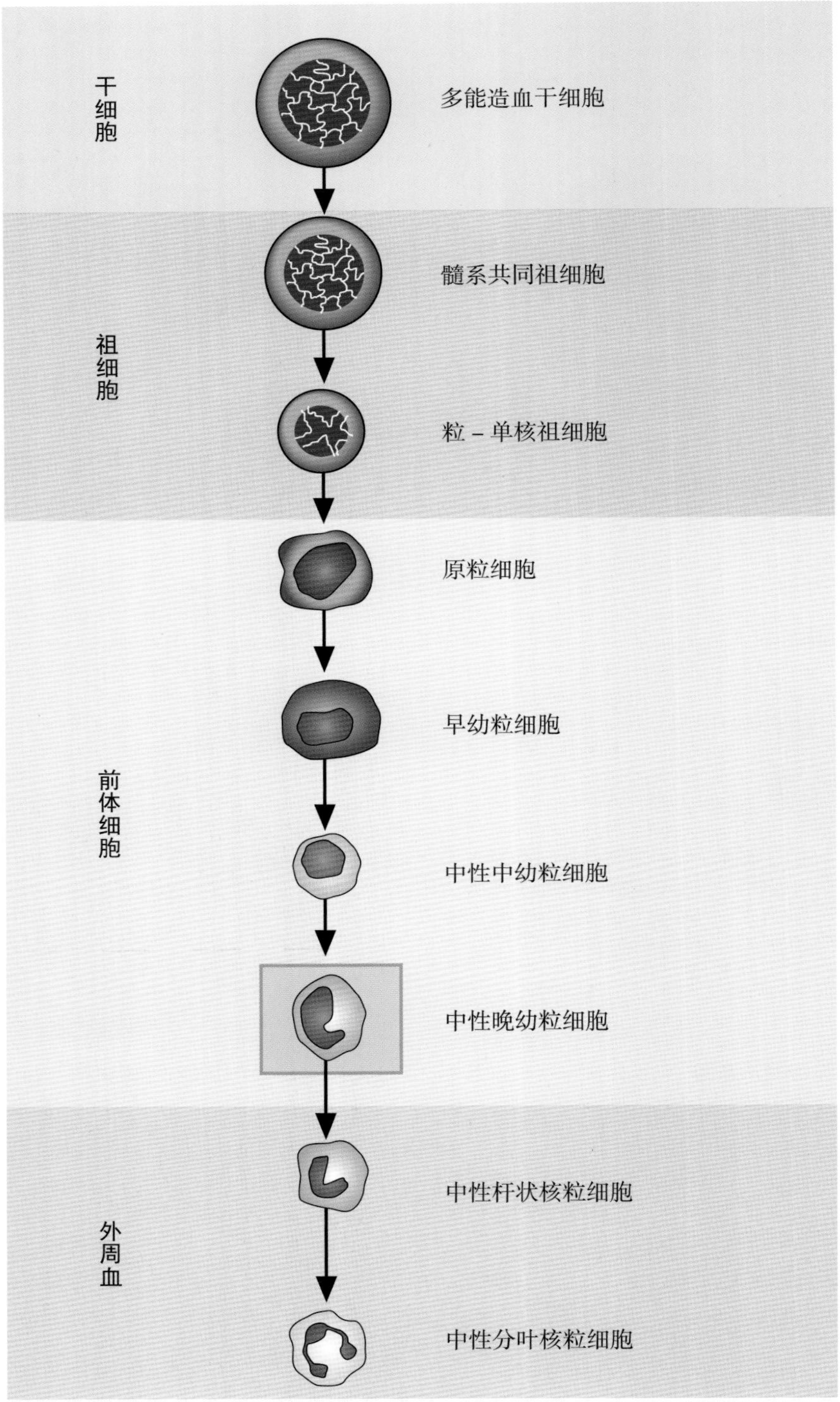

▲ 图 5–7 粒细胞系：中性晚幼粒细胞

四、中性晚幼粒细胞（neutrophilic metamyelocyte）

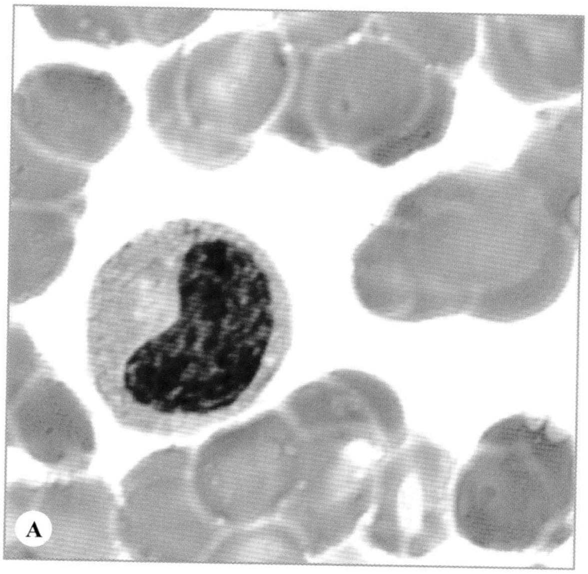

▲ 图 5-8A　中性晚幼粒细胞

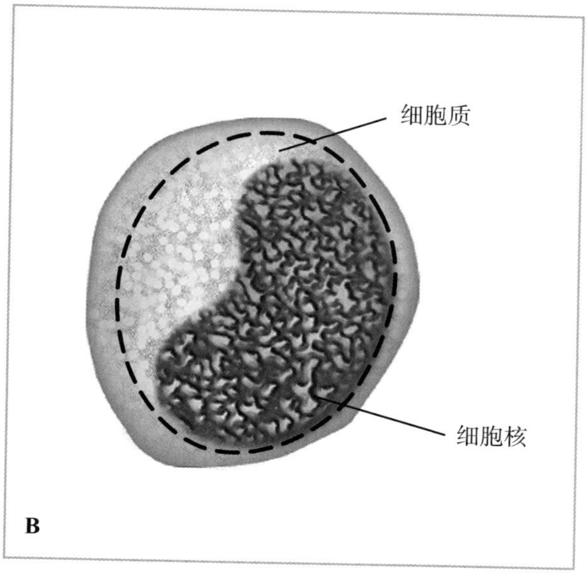

▲ 图 5-8B　晚幼粒细胞示意图
虚线表示假设的圆形细胞核

直径：10～15μm

细胞核：凹陷，豆状核，凹陷程度小于假设圆形细胞核直径的 75%❶

　核仁：不可见

　核染色质：中度聚集

细胞质：淡粉色、奶油色或无色

　颗粒

　• 非特异性：少见
　• 特异性：多

核质比：1.5∶1

参考区间

　骨髓：13%～22%

　外周血：0%

注：嗜酸性晚幼粒细胞见图 6-4。

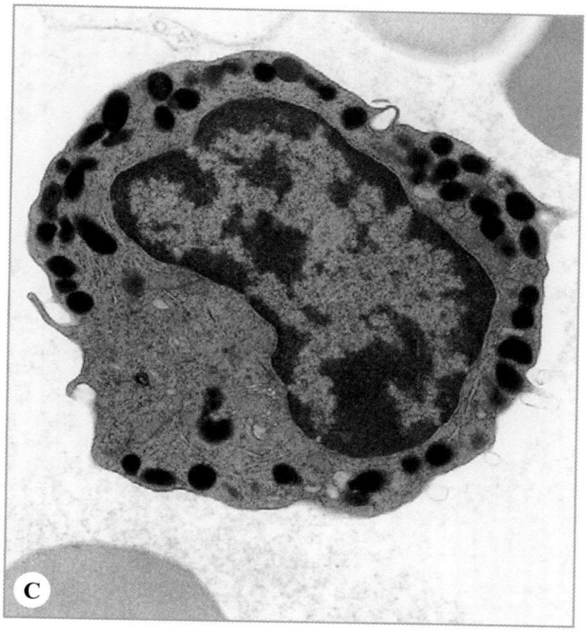

▲ 图 5-8C　晚幼粒细胞电镜图（22 250×）

❶ 译者注：原著表述为“小于假设圆形细胞核直径的 50%”，依据人民卫生出版社出版的《临床血液学检验（第 5 版）》所述，修订为“小于 75%”（已征得原著同意）。

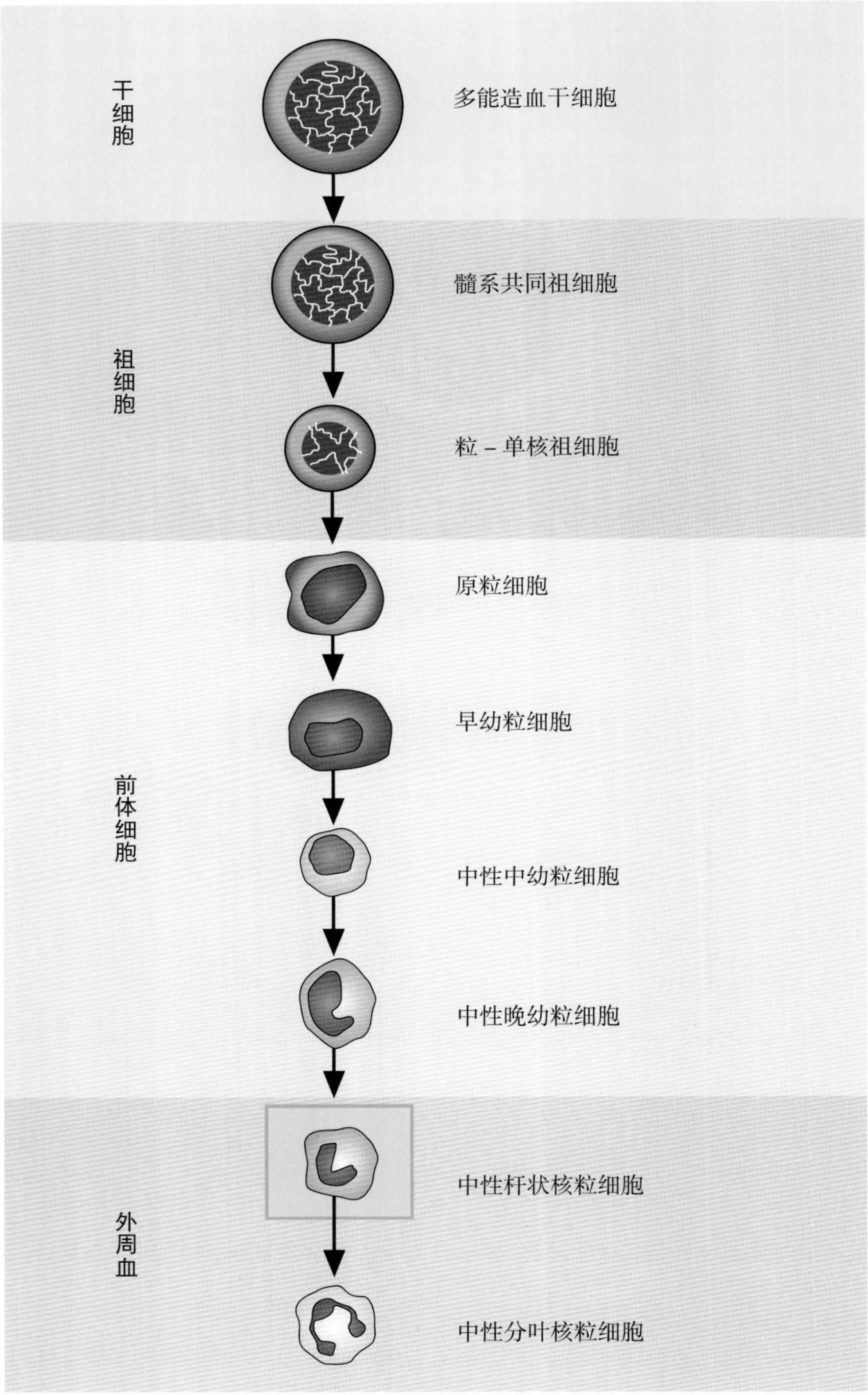

▲ 图 5–9　粒细胞系：中性杆状核粒细胞

五、中性杆状核粒细胞（neutrophilic band）

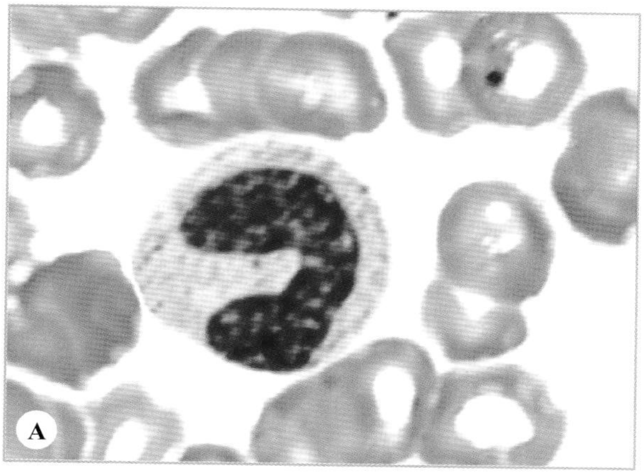

▲ 图 5–10A 中性杆状核粒细胞

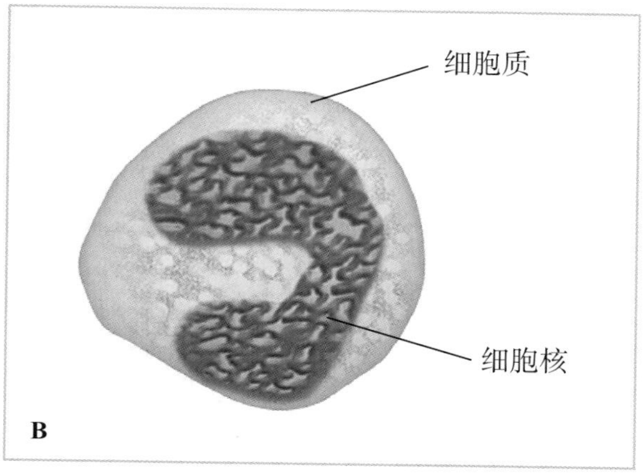

▲ 图 5–10B 中性杆状核粒细胞示意图

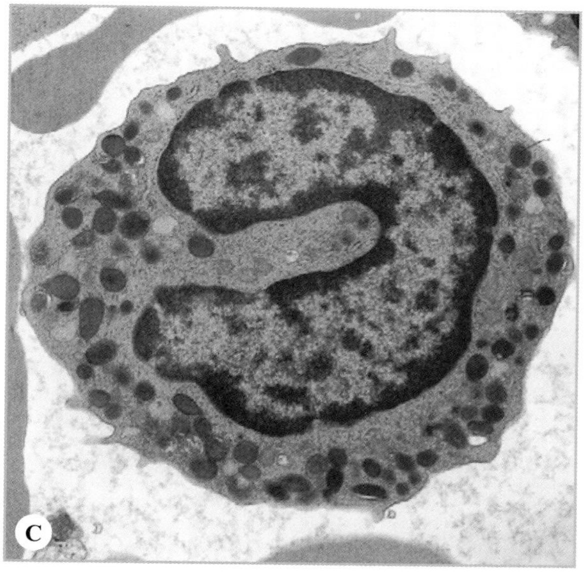

▲ 图 5–10C 中性杆状核粒细胞电镜图（22 250×）

直径：10～15μm

细胞核：固缩但无丝状，凹陷程度大于假设圆形细胞核直径的 75%[1]

注：核染色质固缩更明显，可见部分核折叠扭曲。

核仁：不可见

核染色质：粗糙，聚集

细胞质：淡粉色或无色

颗粒

- 非特异性：少见
- 特异性：大量

核质比：以细胞质为主

参考区间

骨髓：17%～33%

外周血：0%～5%

注：中性杆状核粒细胞与中性分叶核粒细胞的分化差异非常大，因此美国病理学家学会在能力对比试验时不要求进行区分[2]。更多示例请见表 1-1，嗜酸性杆状核粒细胞见图 6-6。

[1] 译者注：原著表述为“大于假设圆形细胞核直径的 50%”，依据人民卫生出版社出版的《临床血液学检验（第 5 版）》所述，修订为“大于 75%”（已征得原著同意）。

[2] 美国病理学家学会的建议参见 College of American Pathologists.Blood cell identification.In 2019 Hematology and clinical microscopy glossary.Northfield, IL, 2015, College of American Pathologists.

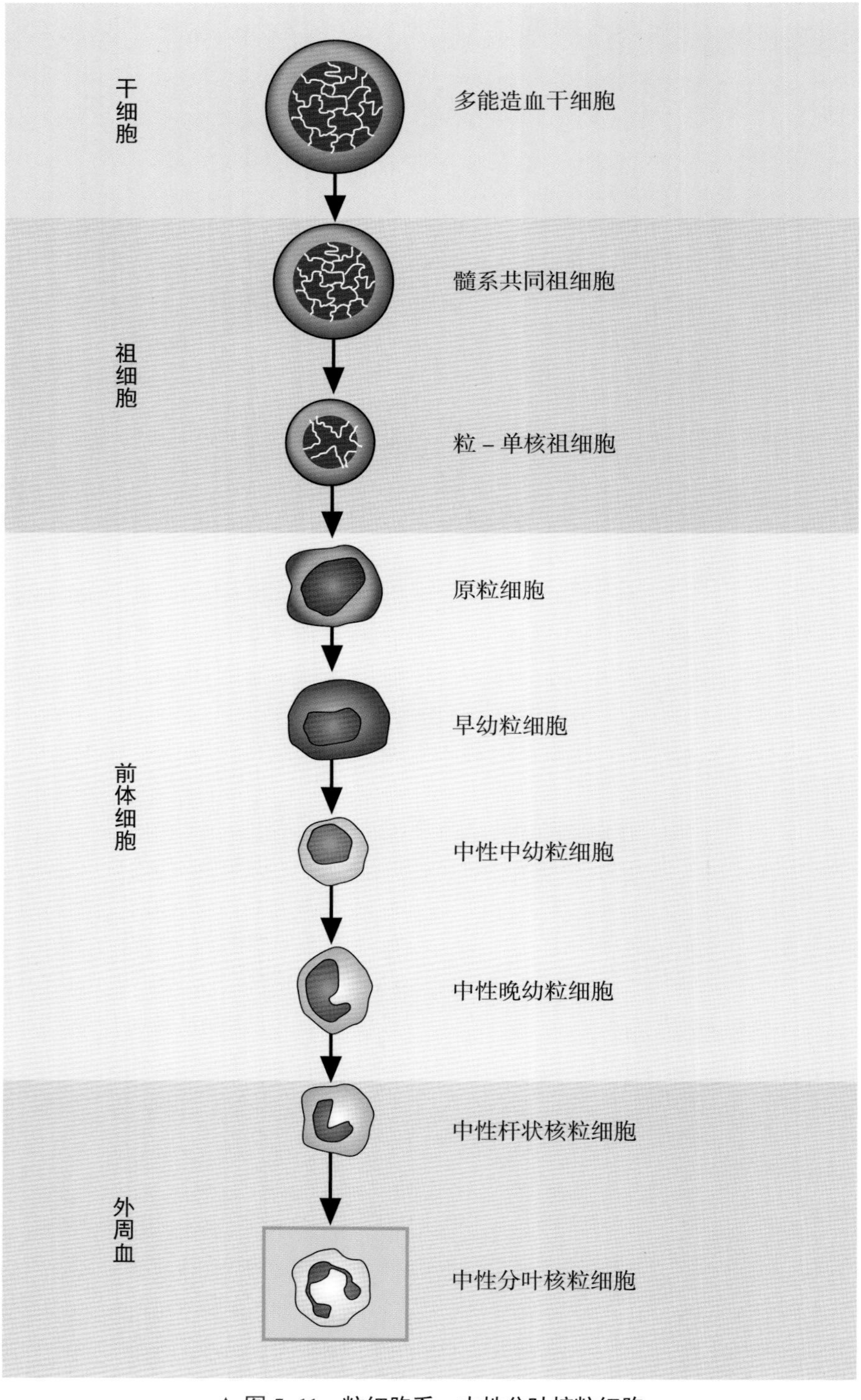

▲ 图 5–11　粒细胞系：中性分叶核粒细胞

六、中性分叶核粒细胞（segmented neutrophil, polymorphonuclear neutrophil）

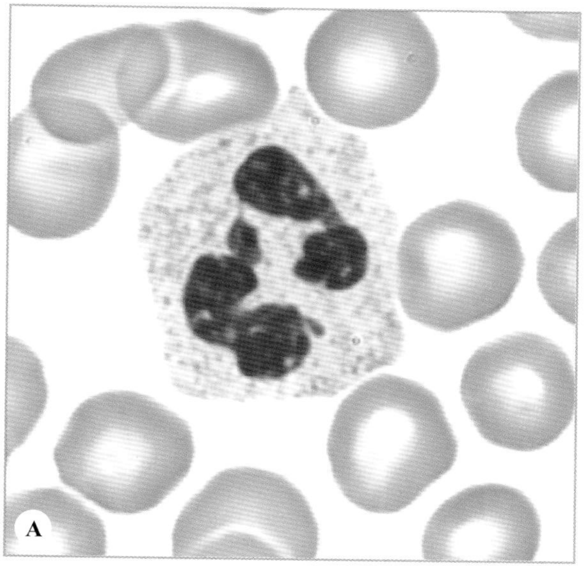

▲ 图 5–12A　中性分叶核粒细胞

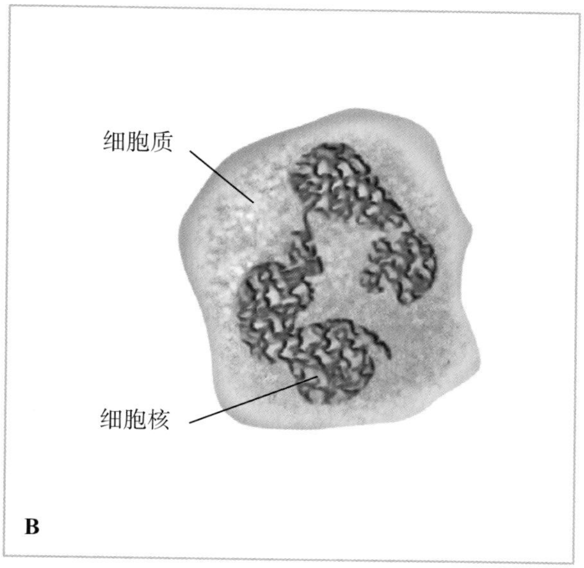

▲ 图 5–12B　中性分叶核粒细胞示意图

直径：10～15μm

核形：由细丝相连的 2～5 个分叶核，且染色质固缩成块

核仁：不可见

染色质：粗糙，固缩成块状

细胞质：粉红，米白色或近似无色

颗粒

- 非特异性：罕见
- 特异性：丰富

核质比：以细胞质为主

参考区间

骨髓：3%～11%

外周血：50%～70%

注：更多示例请见表 1-1。

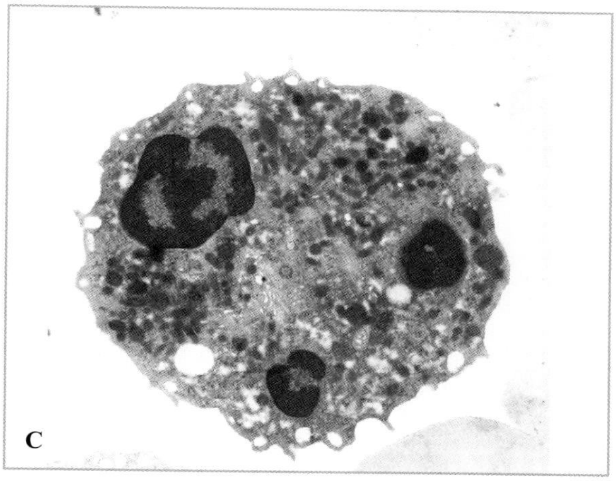

▲ 图 5–12C　中性分叶核粒细胞电镜图（22 250×）

电镜的标本是通过将组织包埋于适宜的介质（如树脂）中，再制备超薄切片得到的。因为这张图像显示的是横截面，所以细胞核的分叶看起来是分开的，但实际没有切到连接处

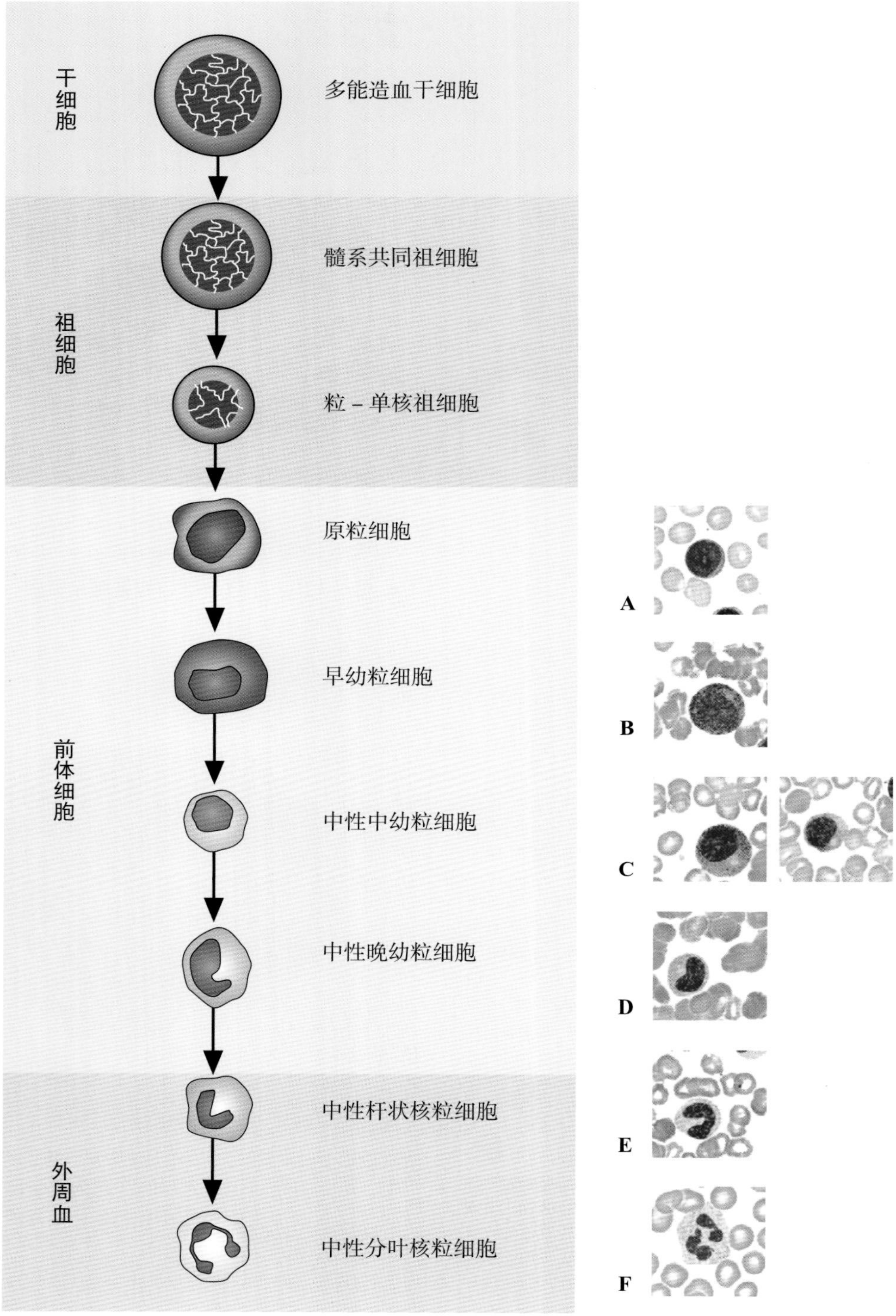

▲ 图 5–13　粒细胞系：原粒细胞（A）、早幼粒细胞（B）、中性中幼粒细胞（C）、中性晚幼粒细胞（D）、中性杆状核粒细胞（E）、中性分叶核粒细胞（F）

（李太晗　张　鑫　陈　曦　杨斯恬　译）

第 6 章　嗜酸性粒细胞的发育与成熟❶
Eosinophil Maturation

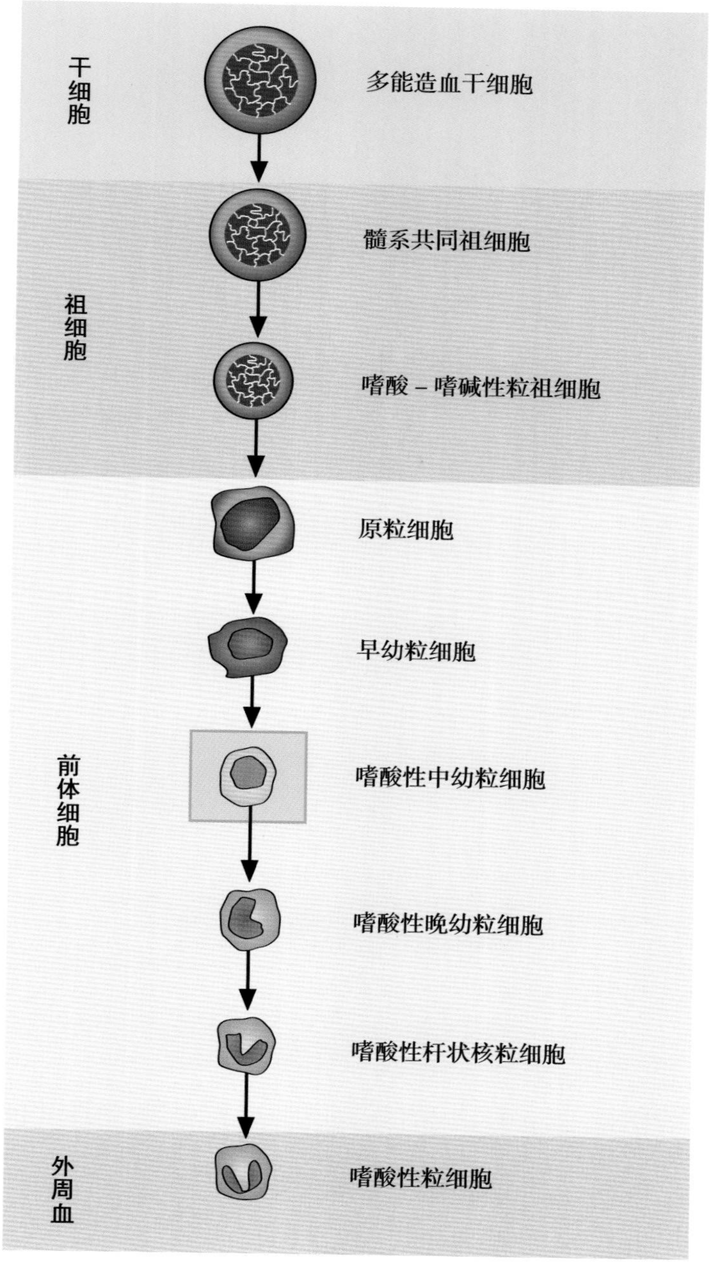

▲ 图 6-1　**嗜酸性粒细胞系：嗜酸性中幼粒细胞**

❶ 除特殊说明外，所有显微镜下图片（1000×）均为瑞特－吉姆萨染色。

一、嗜酸性中幼粒细胞（eosinophilic myelocyte）

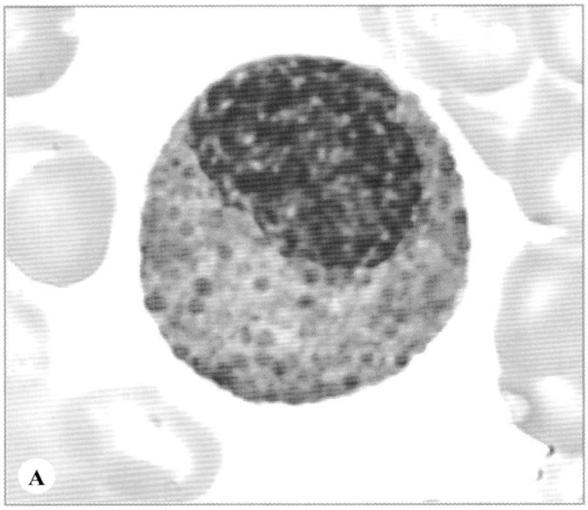

▲ 图 6-2A　嗜酸性中幼粒细胞

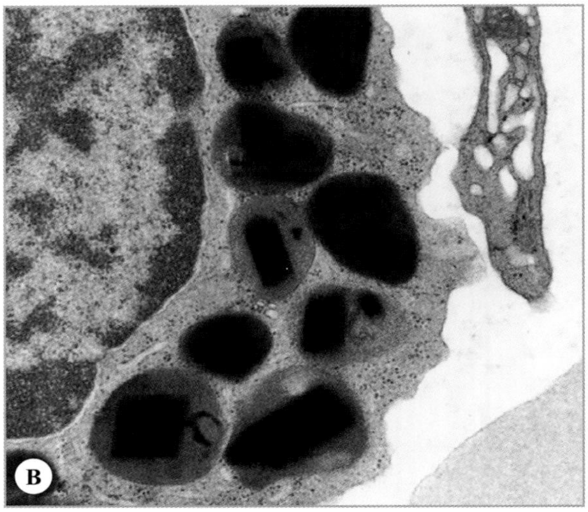

▲ 图 6-2B　嗜酸性颗粒结晶结构电镜图

直径：12～18μm

细胞核：圆形或椭圆形，可见一侧扁平

核仁：少见

染色质：粗糙且比早幼粒细胞更聚集

细胞质：无色至粉红色

颗粒

- 非特异性：少量至中等数量
- 特异性：数量不定，淡橙色到深橙色，圆形，有折光性

核质比：2∶1～1∶1

参考区间

骨髓：0%～2%

外周血：0%

注：本章的图像从中幼粒细胞开始，而不是原始细胞，因为在中幼粒细胞阶段，才会出现嗜酸性粒细胞的特异性颗粒。

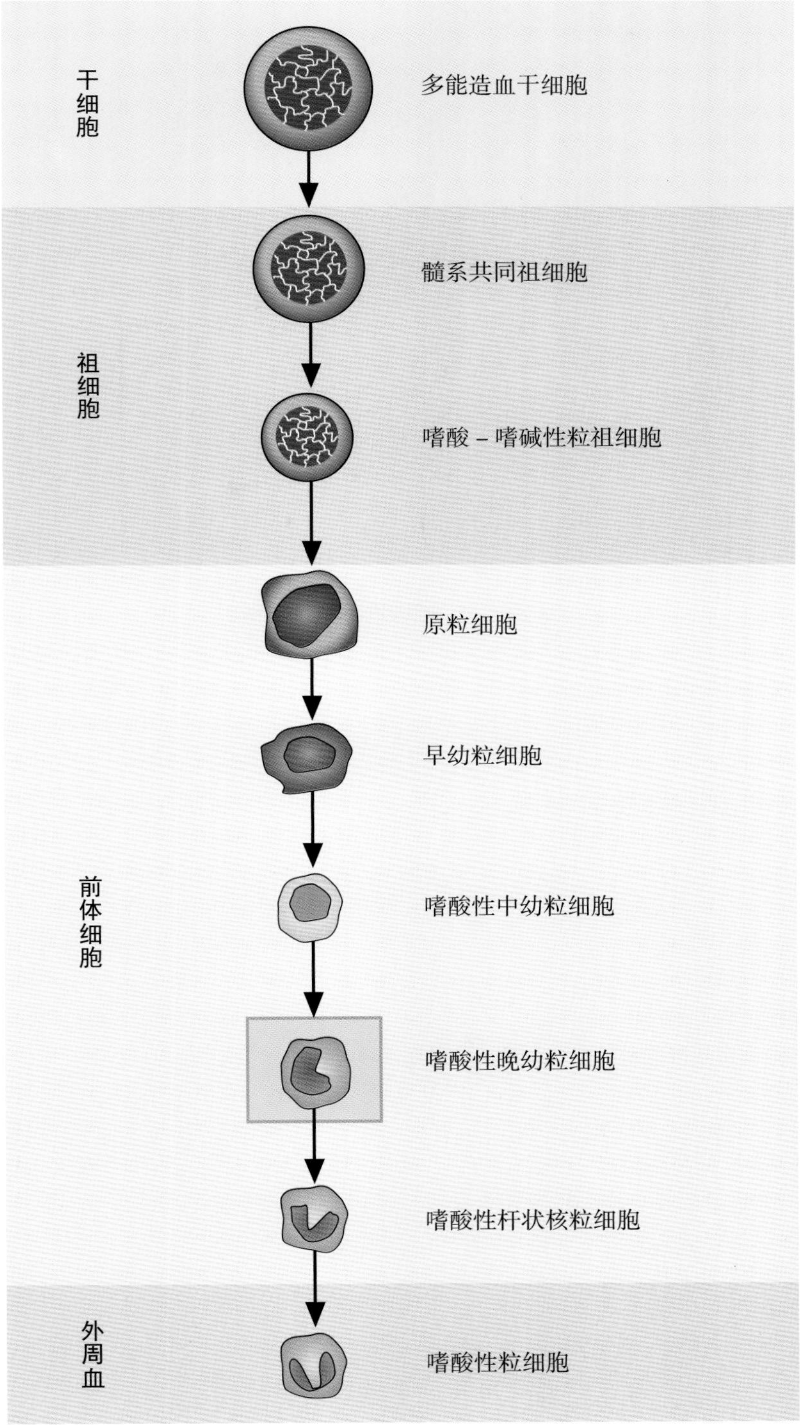

▲ 图 6-3　嗜酸性粒细胞系：嗜酸性晚幼粒细胞

二、嗜酸性晚幼粒细胞（eosinophilic metamyelocyte）

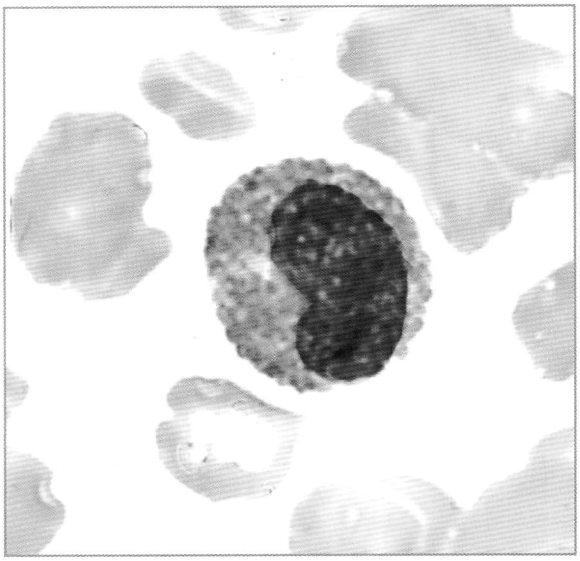

▲ 图 6–4　**嗜酸性晚幼粒细胞**

直径：10～15μm

细胞核：一侧凹陷呈肾形豆状，一侧凹陷程度小于假设圆形细胞核直径的 75%[1]

核仁：不可见

核染色质：粗糙，聚集

细胞质：无色，米白色

颗粒

- 非特异性：少见
- 特异性：许多淡橙色至暗橙色颗粒；有折光性

核质比：1.5∶1

参考区间

骨髓：0%～2%

外周血：0%

[1] 译者注：原著表述为“小于假设圆形细胞核直径的 50%”，依据人民卫生出版社出版的《临床血液学检验（第 5 版）》所述，修订为“小于 75%”（已征得原著同意）。

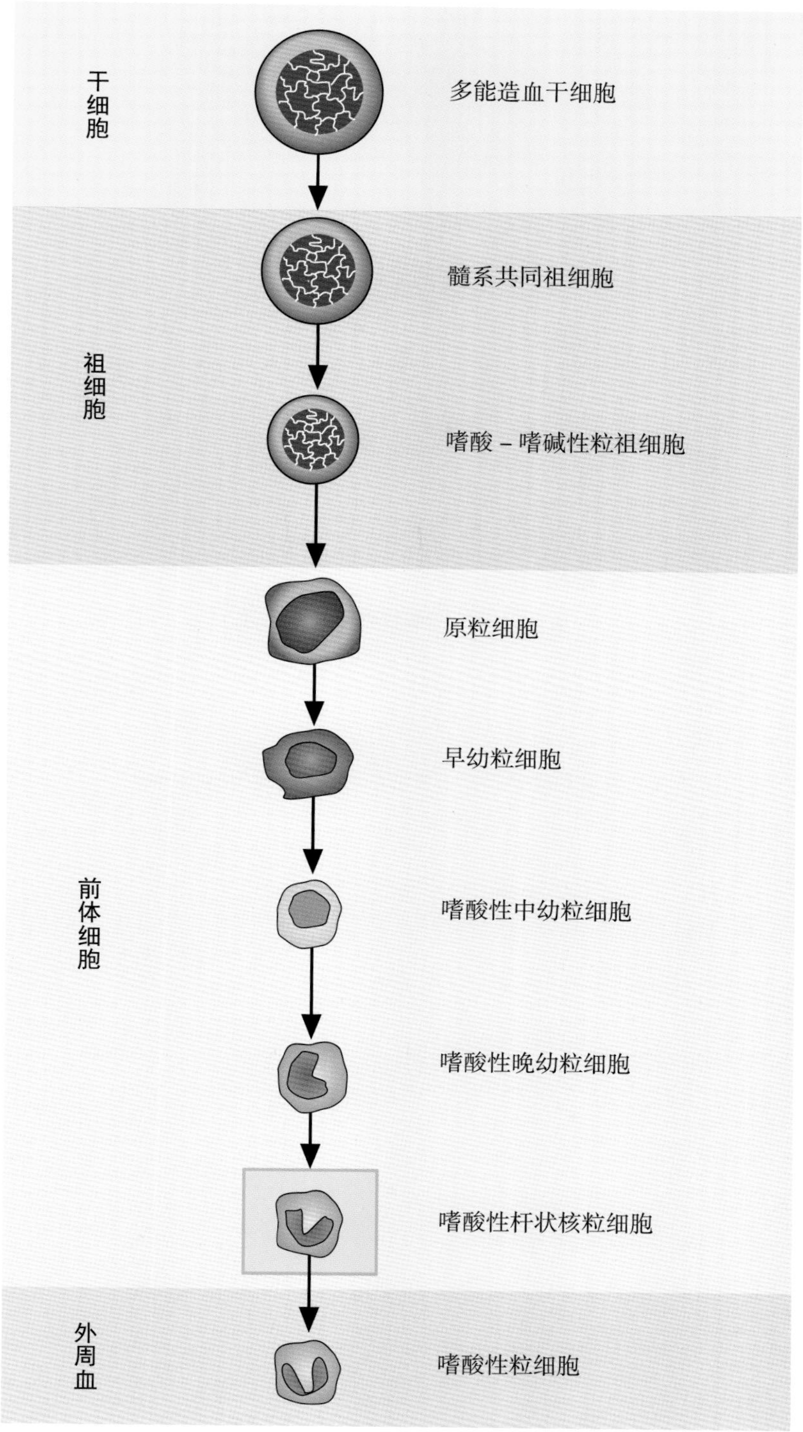

▲ 图 6–5 **嗜酸性粒细胞系：嗜酸性杆状核粒细胞**

三、嗜酸性杆状核粒细胞（eosinophilic band）

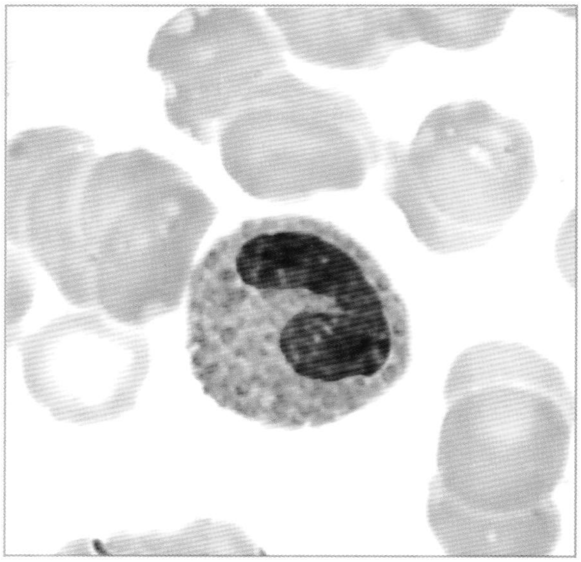

▲ 图 6–6　嗜酸性杆状核粒细胞

直径：10～15μm

细胞核：固缩呈条状，但未形成丝状，一侧凹陷程度大于假设圆形细胞核直径的 75%[1]

注：副染色质可见。

核仁：不可见

核染色质：粗糙，聚集

细胞质：无色，米白色

颗粒

- 非特异性：少见
- 特异性：大量淡橙色到暗橙色颗粒，有折光性

核质比：以细胞质为主

参考区间

骨髓：0%～2%

外周血：少见

[1] 译者注：原著表述为"大于假设圆形细胞核直径的 50%"，依据人民卫生出版社出版的《临床血液学检验（第 5 版）》所述，修订为"大于 75%"（已征得原著同意）。

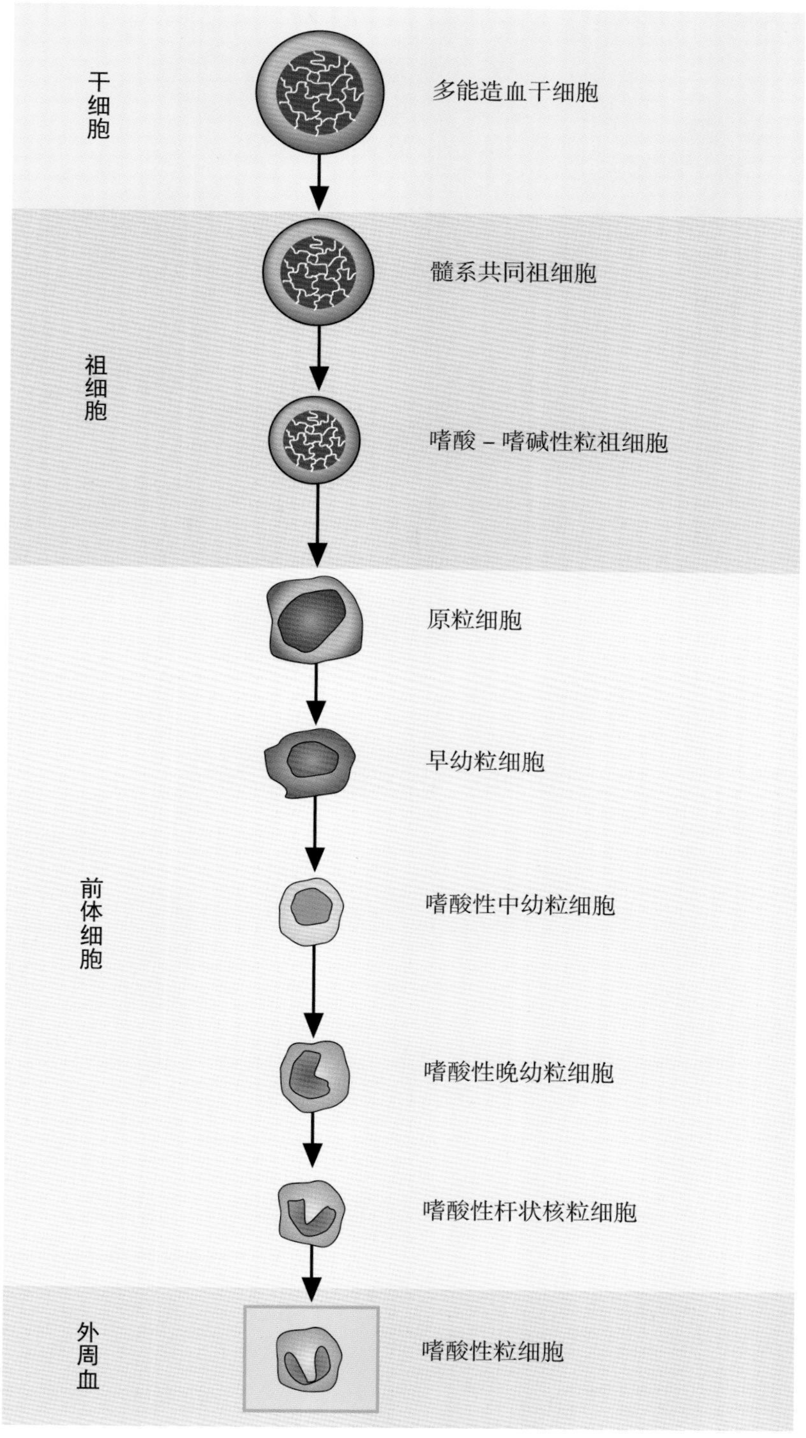

▲ 图 6–7　嗜酸性粒细胞系：嗜酸性粒细胞

四、嗜酸性粒细胞（eosinophil）

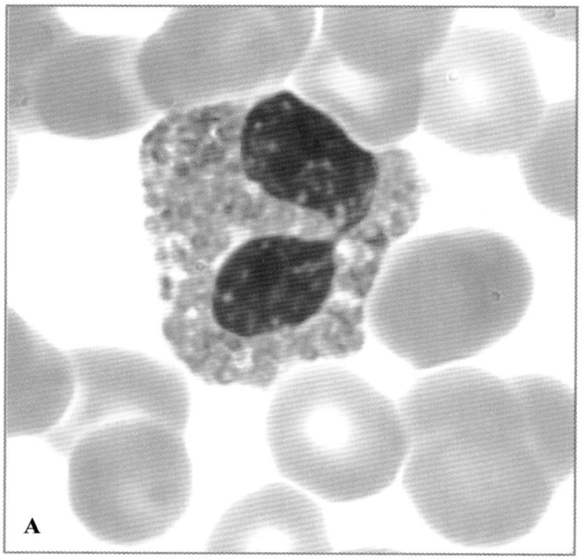

▲ 图 6-8A　嗜酸性粒细胞

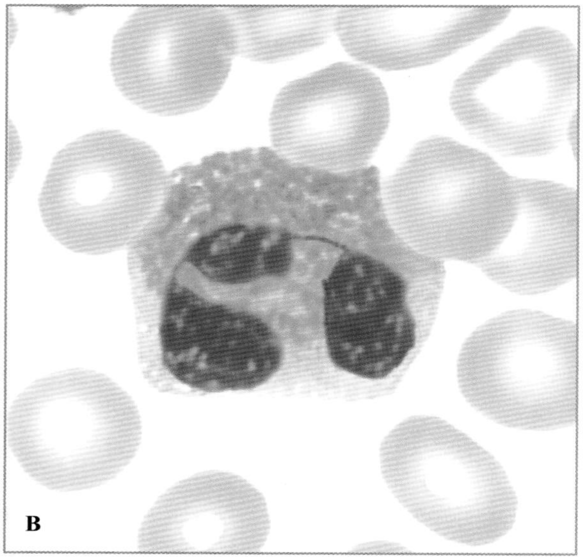

▲ 图 6-8B　三叶的嗜酸性粒细胞

直径：12～17μm

细胞核：由细丝连接的 2～3 叶核，染色质固缩，大多数成熟细胞有两叶核

核仁：不可见

核染色质：粗糙，聚集

细胞质：奶油色，边界可能不规则

颗粒

- 非特异性：偶见
- 特异性：大量淡橙色或暗橙色，有折光性

核质比：以细胞质为主

参考区间

骨髓：0%～3%

外周血：0%～5%

注：嗜酸性粒细胞易碎，在制备血涂片时容易破裂。更多示例请参见表 1-1。

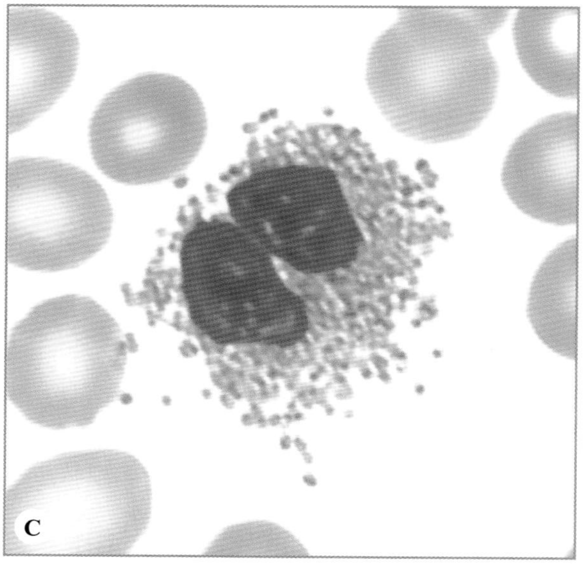

▲ 图 6-8C　破裂的嗜酸性粒细胞

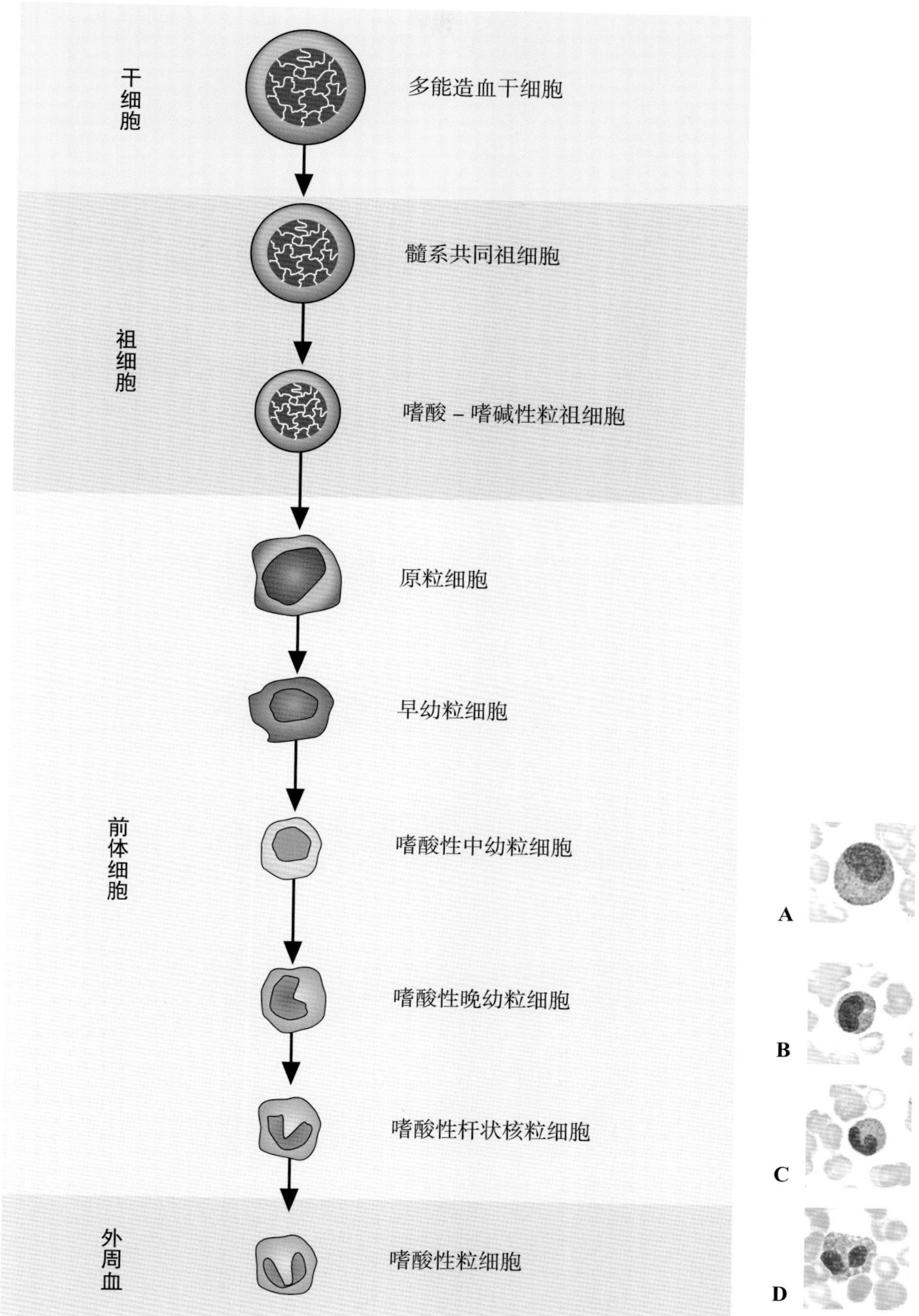

▲ 图 6–9　嗜酸性粒细胞系：嗜酸性中幼粒细胞（A）、嗜酸性晚幼粒细胞（B）、嗜酸性杆状核粒细胞（C）、嗜酸性粒细胞（D）

（邹佳臻　李延武　敖治群　文冰冰　译）

第 7 章　嗜碱性粒细胞的发育与成熟[1]
Basophil Maturation

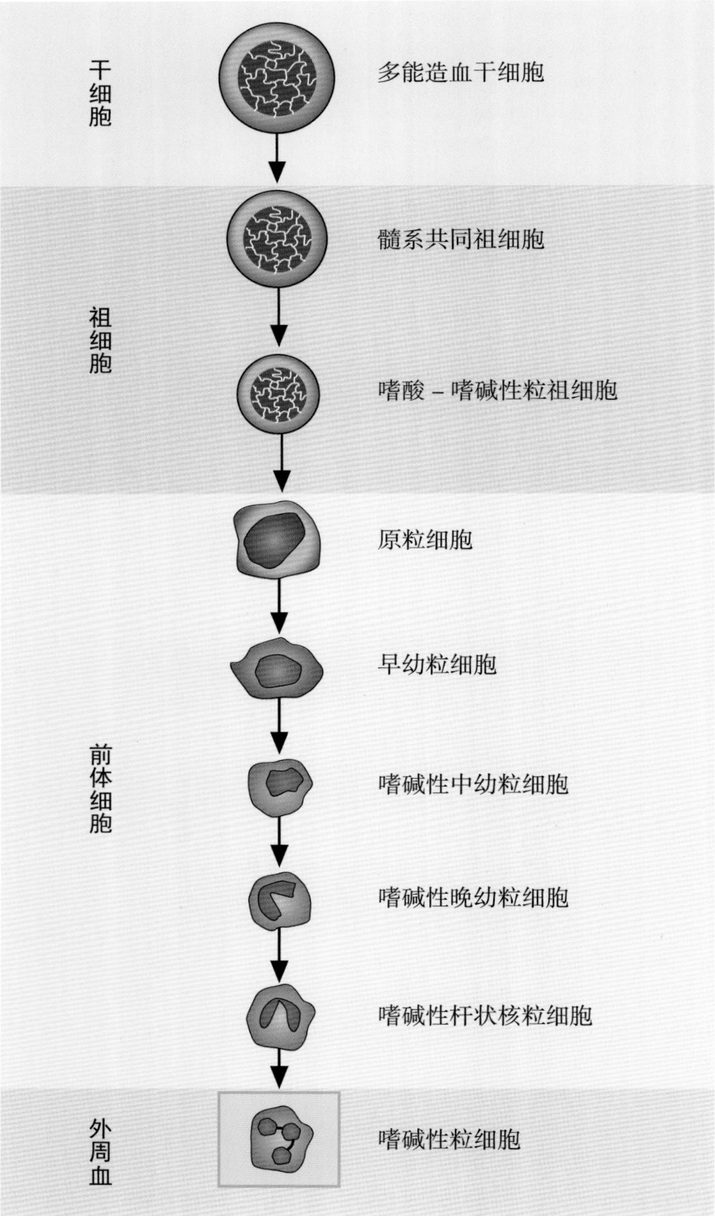

◀ **图 7–1　嗜碱性粒细胞系：嗜碱性粒细胞** 嗜碱性粒细胞的发育阶段与中性粒细胞相似。然而，未成熟的阶段是非常罕见的，通常只在嗜碱性粒细胞增殖性疾病中可见

[1] 除特殊说明外，所有显微镜下图片（1000×）均为瑞特 – 吉姆萨染色。

嗜碱性粒细胞（basophil）

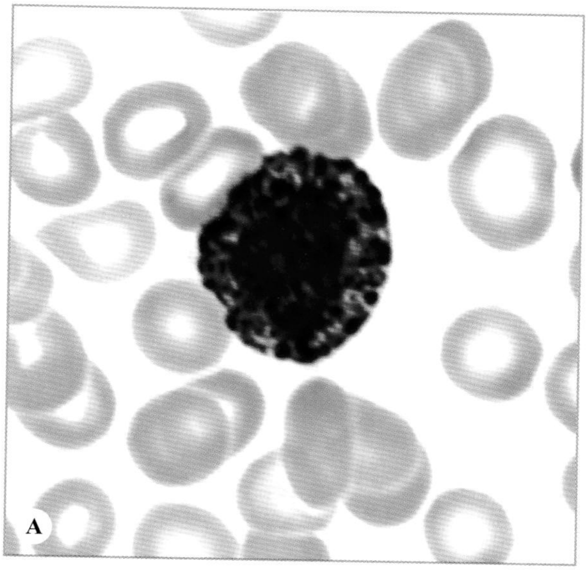

▲ 图 7-2A　嗜碱性粒细胞

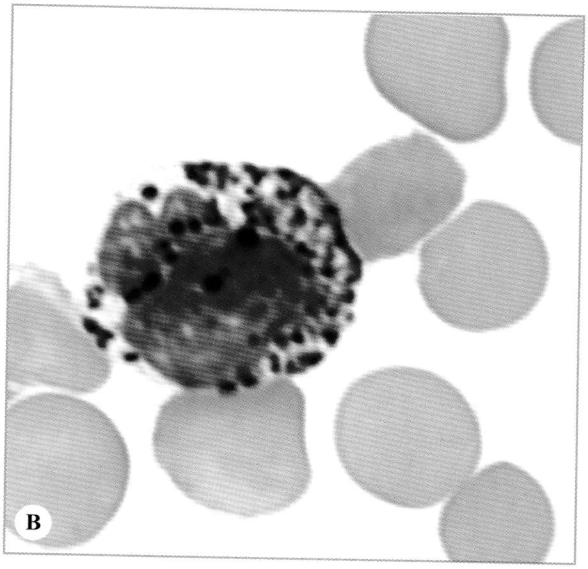

▲ 图 7-2B　嗜碱性粒细胞

注意颗粒有水溶性，可能在染色过程中被溶解，在胞质中留下空白区域

直径：10～14μm

细胞核：常为由细丝连接的 2 叶核，染色质固缩

核仁：不可见

核染色质：粗糙，聚集

细胞质：淡紫色或无色

颗粒

- 非特异性：偶见
- 特异性：体积大、数量多，分布不均，细胞核模糊（图 7-2A）；深紫色至黑色，形状不规则。注意颗粒有水溶性，染色时可能被溶解，胞质留下空白区域（图 7-2B）

核质比：以细胞质为主

参考区间

骨髓：＜1%

外周血：0%～1%

注：更多示例请参见表 1-1。

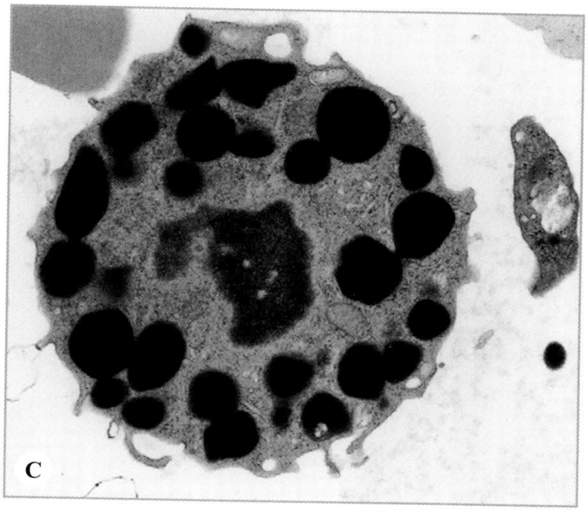

▲ 图 7-2C　嗜碱性粒细胞电镜图（28 750×）

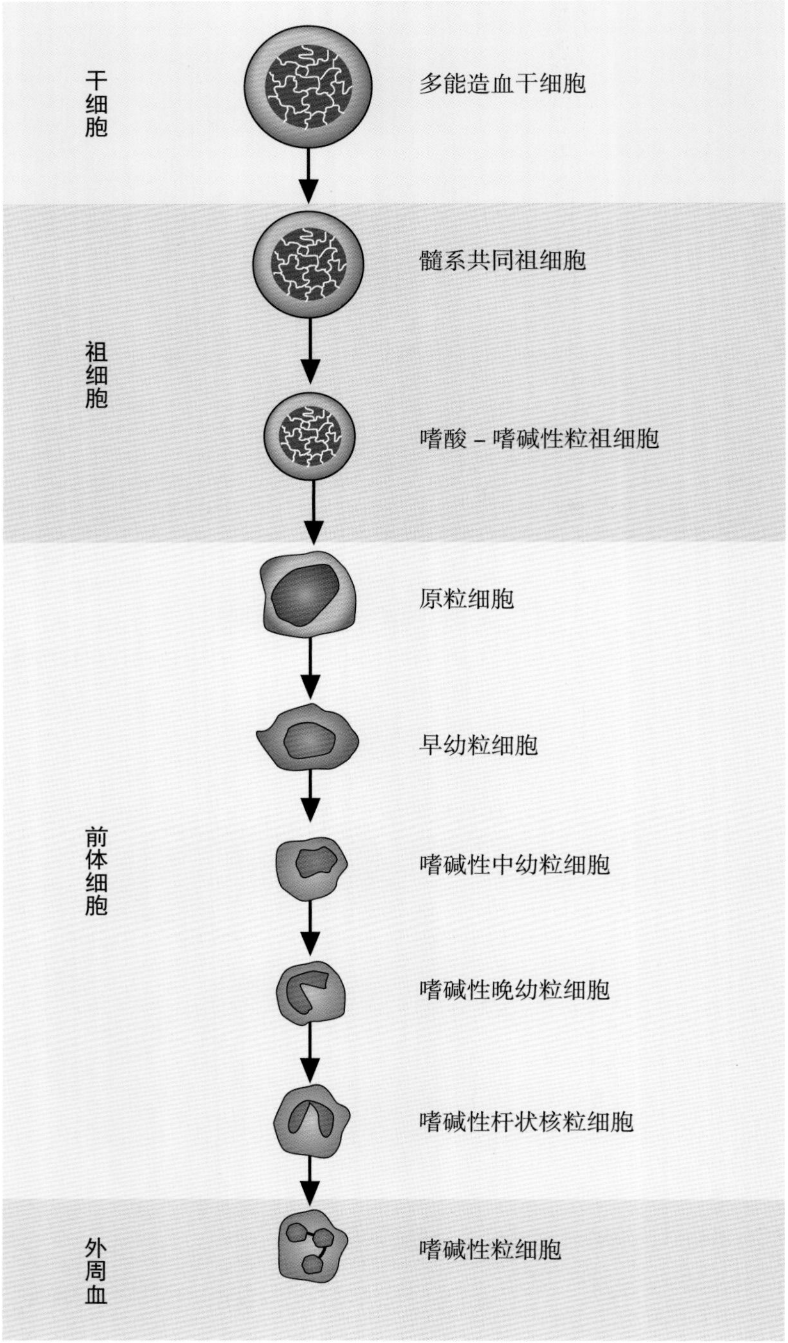

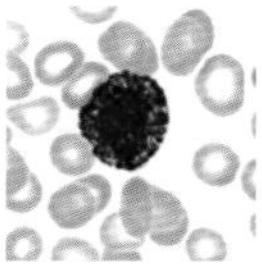
嗜碱性粒细胞

▲ 图 7–3 **嗜碱性粒细胞系：嗜碱性粒细胞**

嗜碱性粒细胞的发育阶段与中性粒细胞相似，但未成熟阶段非常罕见，通常只在嗜碱性粒细胞增殖性疾病中可见

（方周宾　陈婉萍　林兵英　李晓清　译）

第 8 章　单核细胞的发育与成熟❶

Monocyte Maturation

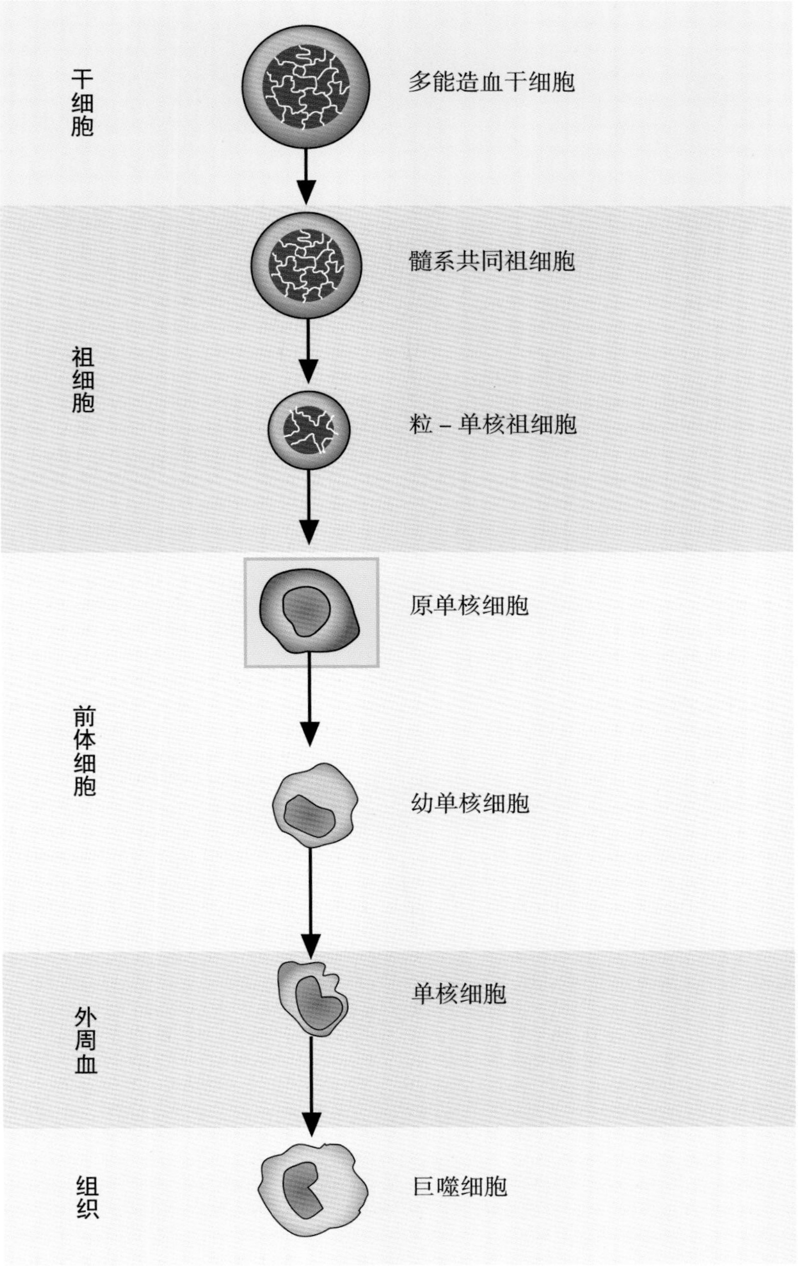

▲ 图 8–1　**单核细胞系：原单核细胞**

❶　除特殊说明外，所有显微镜下图片（1000×）均为瑞特 – 吉姆萨染色。

一、原单核细胞（monoblast）

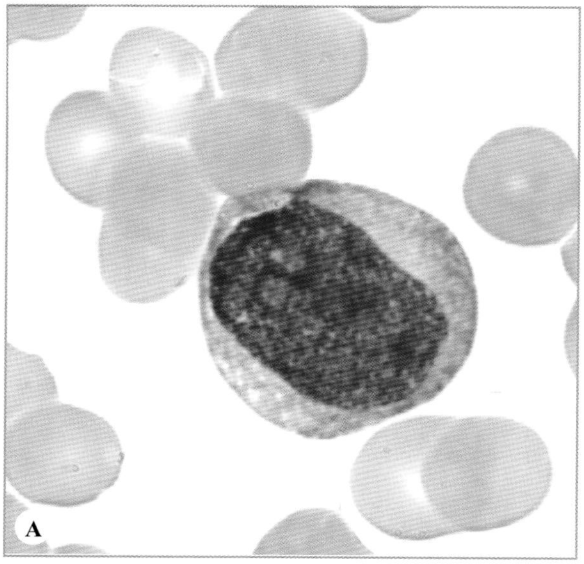

▲ 图 8–2A　原单核细胞

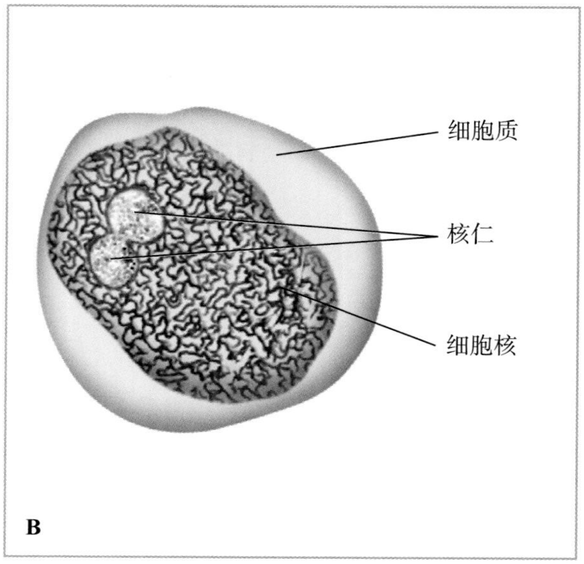

▲ 图 8–2B　原单核细胞示意图

直径：12～18μm

细胞核：圆形或椭圆形，可呈不规则形状
　核仁：1～2 个，隐约可见
　核染色质：细致

细胞质：浅蓝色或灰色
　颗粒：无

核质比：4∶1

参考区间
　骨髓：未定义
　外周血：0%

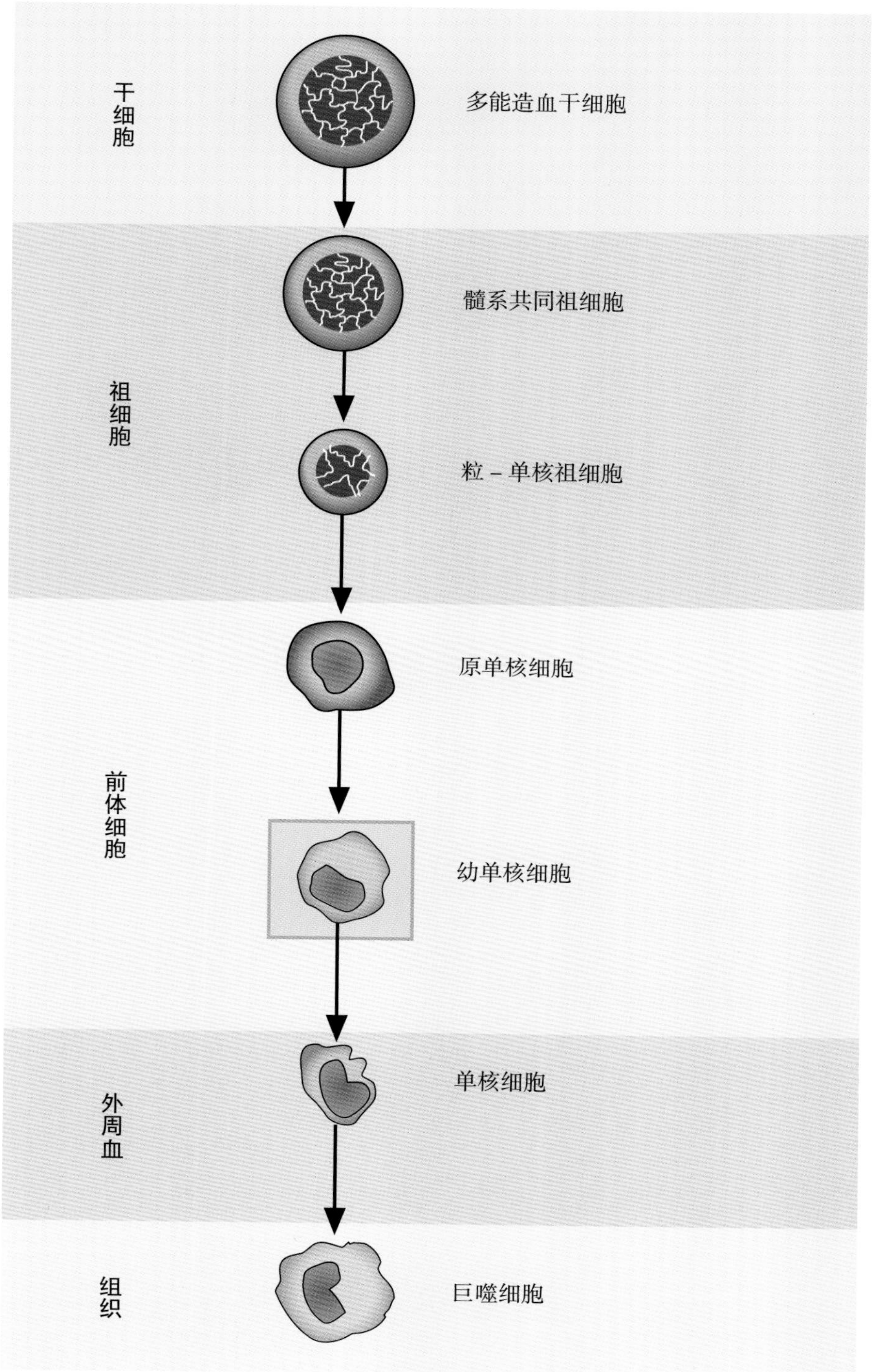

▲ 图 8–3　单核细胞系：幼单核细胞

二、幼单核细胞（promonocyte）

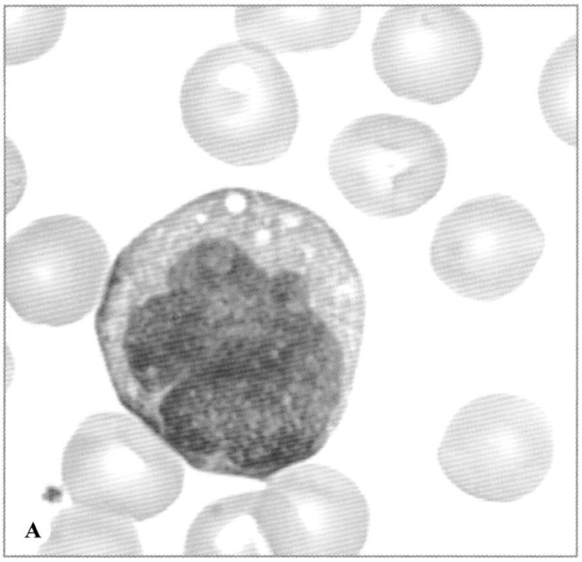

▲ 图 8-4A　幼单核细胞

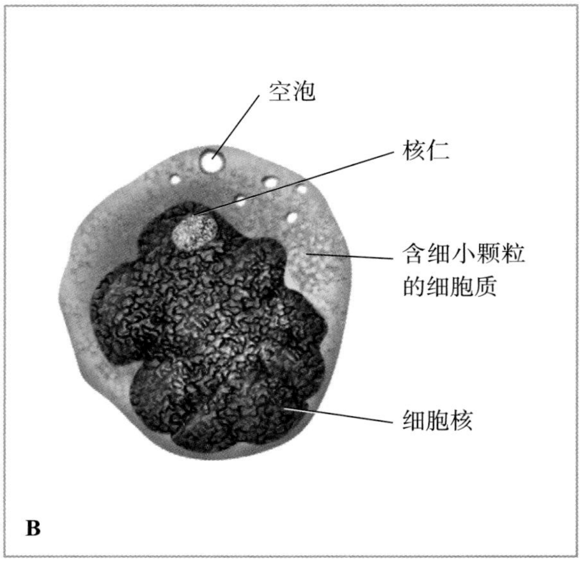

▲ 图 8-4B　幼单核细胞示意图

直径：12～20μm

细胞核：形状不规则，折叠扭曲

核仁：有或无

核染色质：疏松网状结构

细胞质：浅蓝色或灰色

颗粒：细小的嗜苯胺蓝颗粒（紫红色）

核质比：2∶1～3∶1

参考区间

骨髓：＜1%

外周血：0%

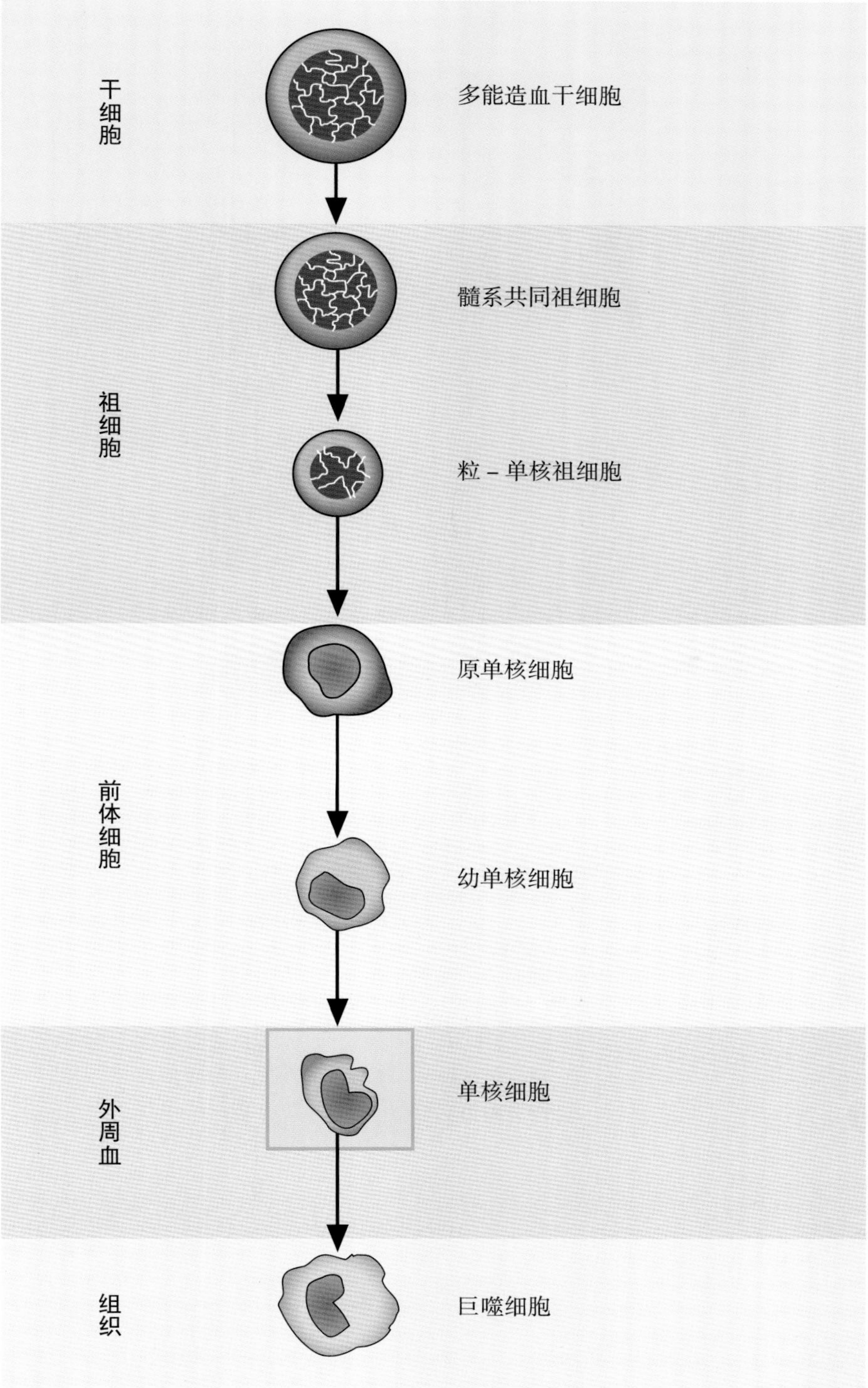

▲ 图 8–5　单核细胞系：单核细胞

三、单核细胞（monocyte）

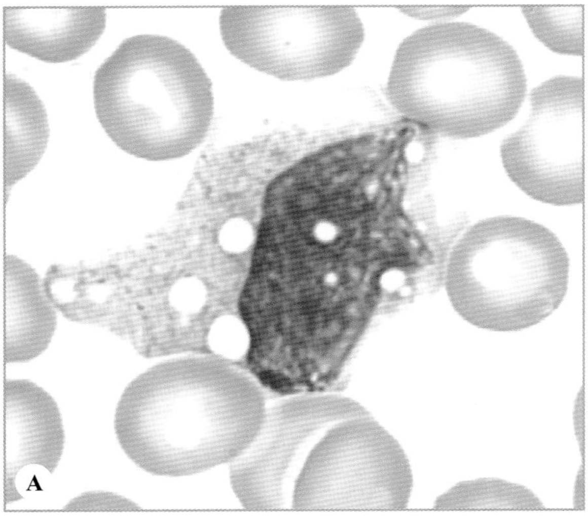

▲ 图 8-6A　单核细胞

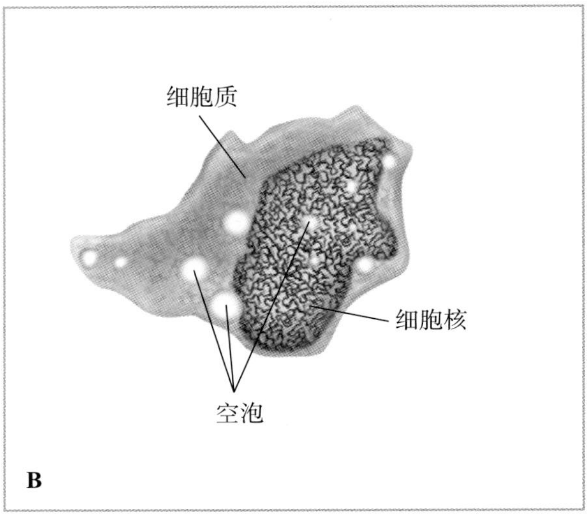

▲ 图 8-6B　单核细胞示意图

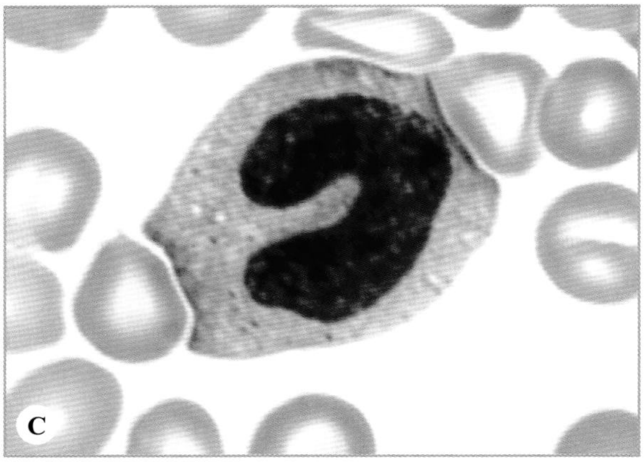

▲ 图 8-6C　没有空泡的单核细胞

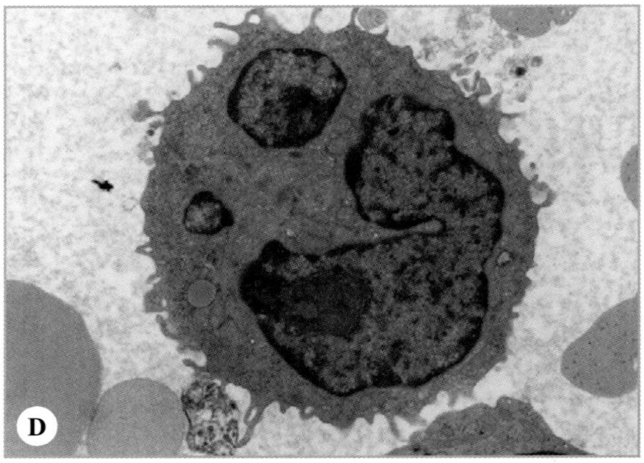

▲ 图 8-6D　单核细胞电镜图（16 500×）

电镜下的标本是通过将组织包埋于适宜的介质（如树脂）中，再制备超薄切片得到的。因为这张图像显示的是横截面，所以细胞核的分叶看起来是分开的，但其实是切面的因素

直径：12～20μm

细胞核：形状多变，可为圆形、马蹄形或肾形，通常有折叠扭曲

核仁：不可见

核染色质：丝网状

细胞质：蓝灰色；可有伪足

颗粒：许多细小灰蓝色颗粒，常为毛玻璃样

空泡：无或多个

核质比：多变

参考区间

骨髓：2%

外周血：3%～11%

注：更多示例请参见表 1-1。

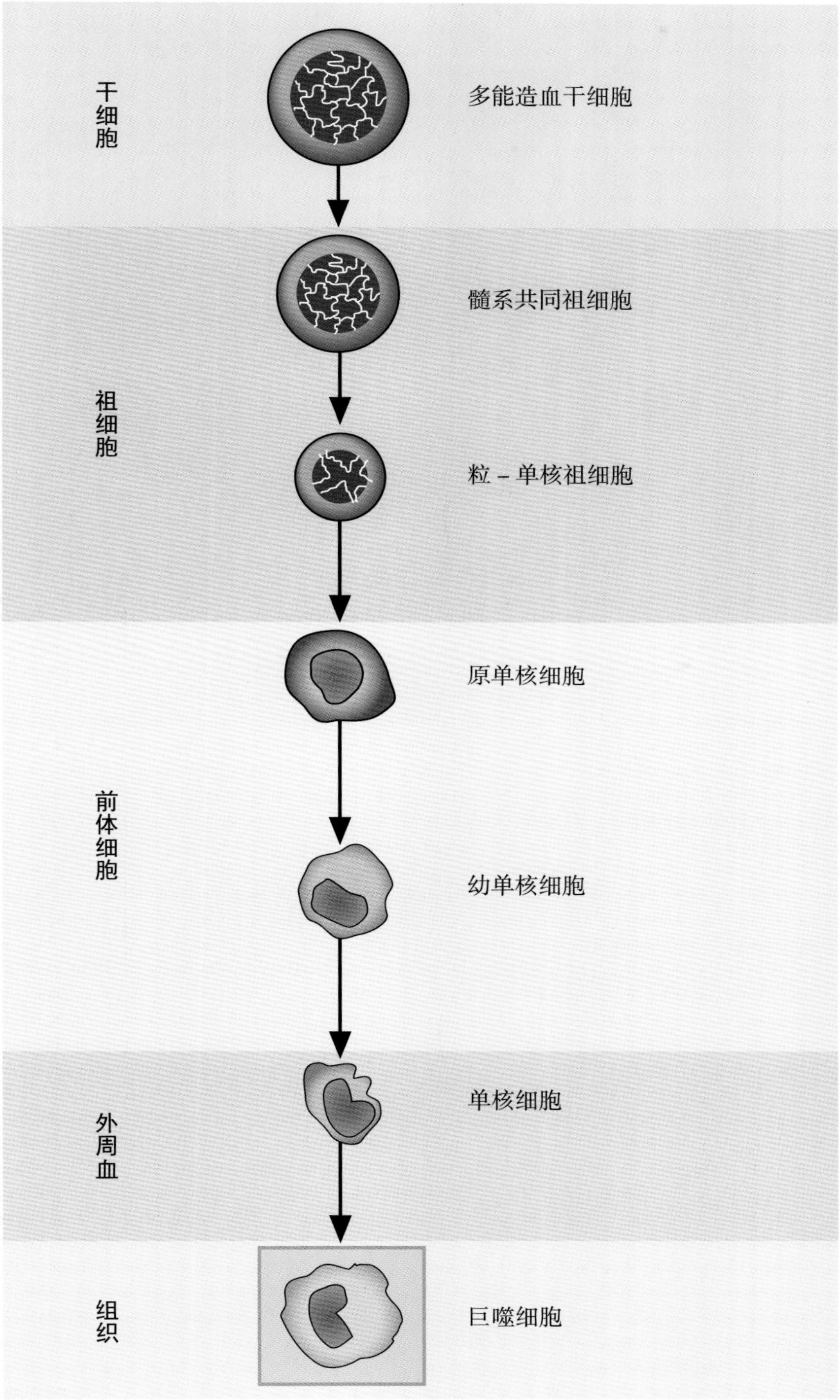

▲ 图 8-7　单核细胞系：巨噬细胞

四、巨噬细胞（macrophage, histiocyte）

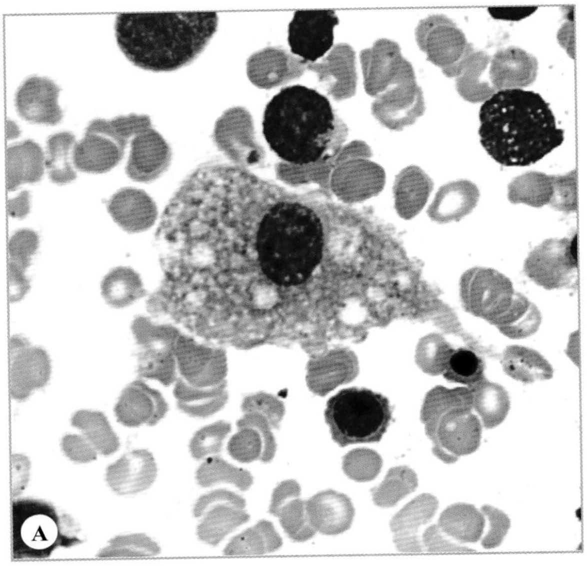

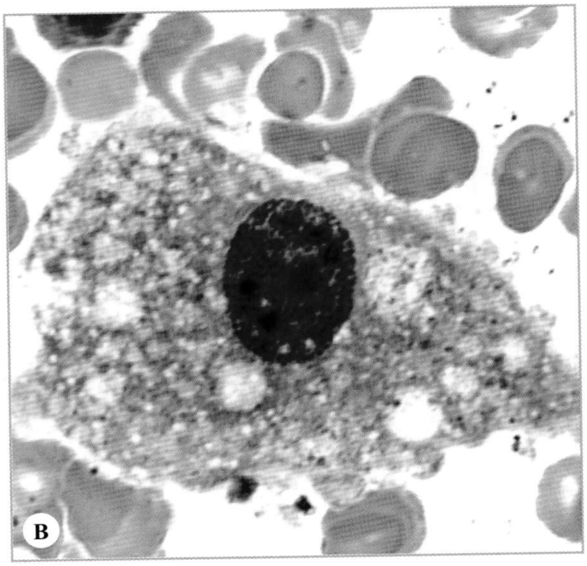

▲ 图 8-8　巨噬细胞

A. BM，500×；B. BM，1000×

直径：15～80μm

细胞核：核偏位，肾形或椭圆形，有凹陷或者细长的

核仁：1～2 个

核染色质：细致，疏松

细胞质：边界不规则，可见吞噬物

颗粒：大量粗嗜苯胺蓝颗粒（紫红色）

空泡：可见

参考区间：巨噬细胞存在于骨髓、肝、脾、肺等组织中，在严重脓毒症时外周血偶见巨噬细胞

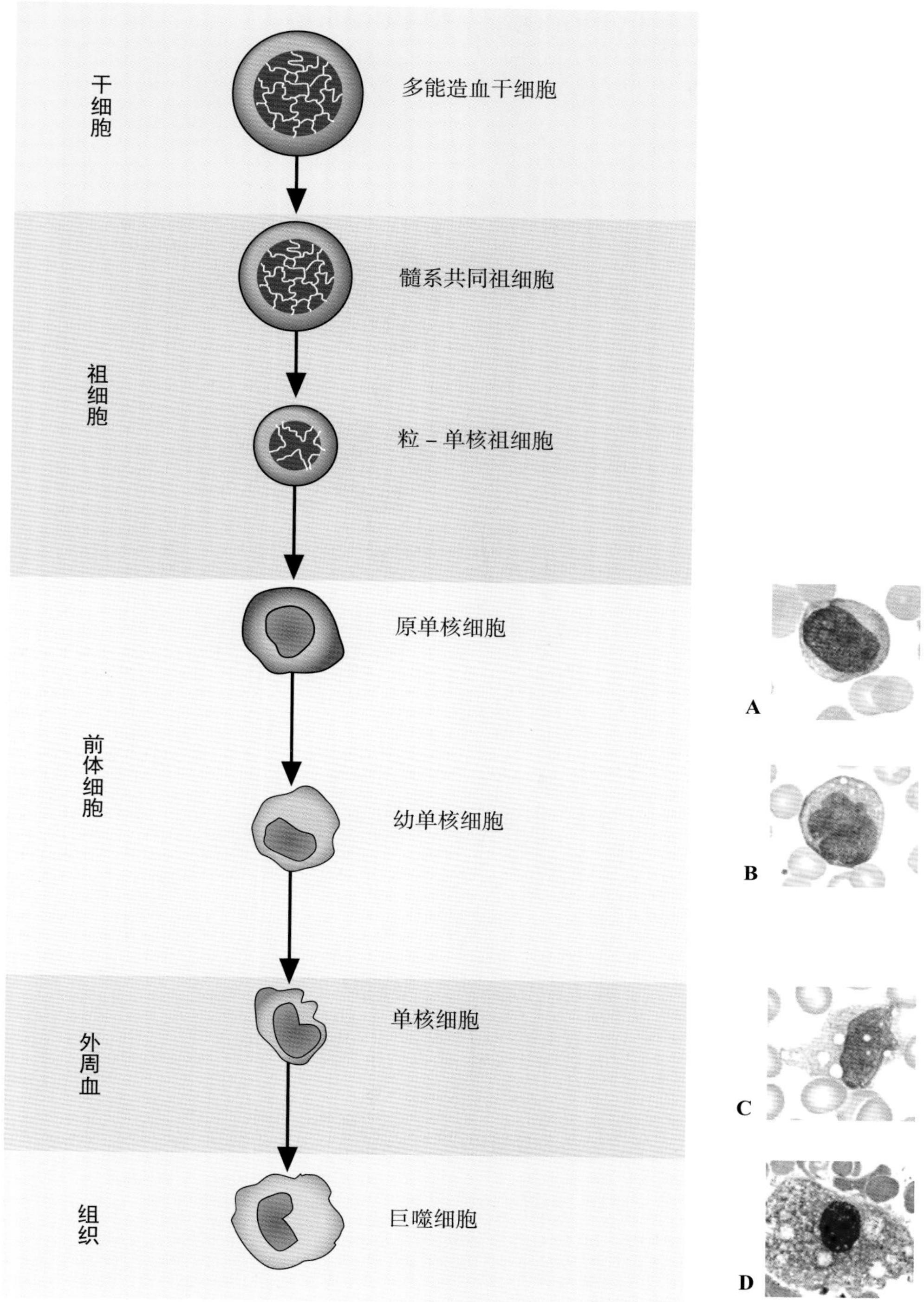

▲ 图 8–9　单核细胞系：原单核细胞（A）、幼单核细胞（B）、单核细胞（C）、巨噬细胞（D）

（张　鑫　李太晗　刘同功　范憬超　译）

第 9 章　淋巴细胞的发育与成熟[1]

Lymphocyte Maturation

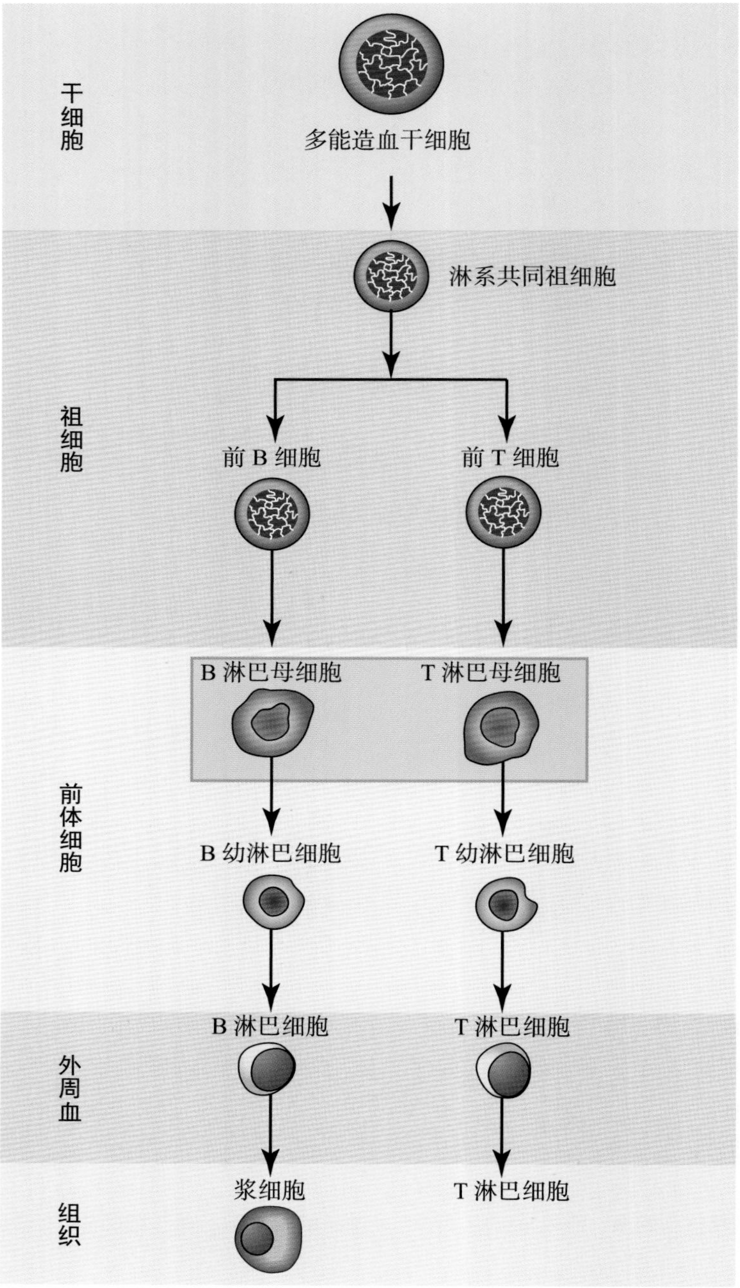

▲ 图 9–1　**淋巴细胞系：B 淋巴母细胞和 T 淋巴母细胞**

[1] 除特殊说明外，所有显微镜下图片（1000×）均为瑞特 – 吉姆萨染色。

一、淋巴母细胞（lymphoblast）

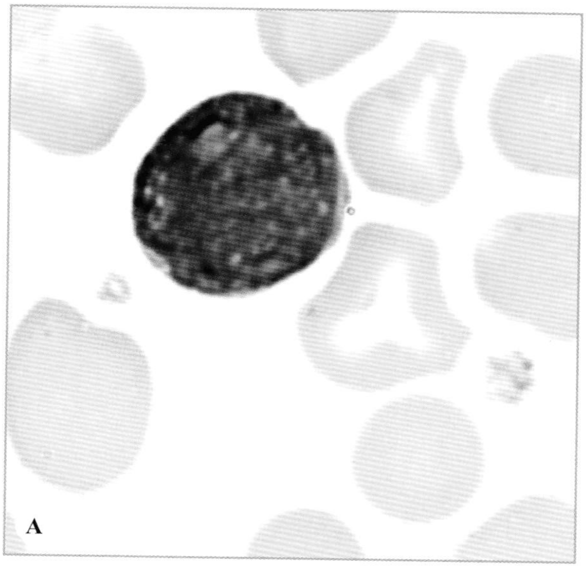

▲ 图 9–2A　淋巴母细胞

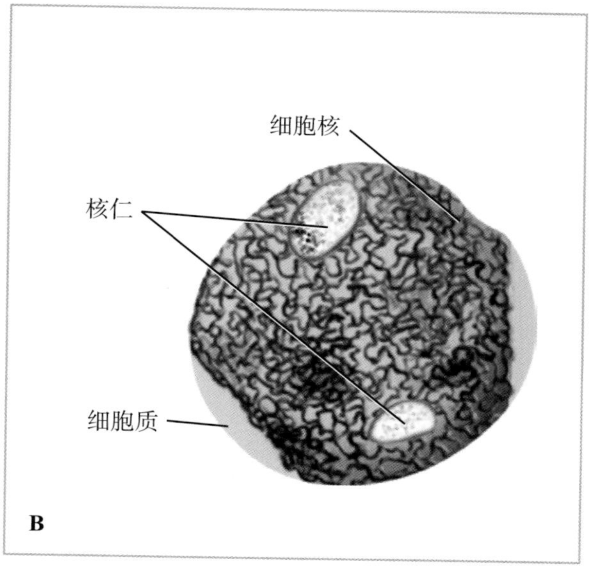

▲ 图 9–2B　淋巴母细胞示意图

直径：10～20μm

细胞核：圆形至椭圆形

核仁：1 个或以上

核染色质：细致、染色均匀

细胞质：少量，轻至中度嗜碱性

颗粒：无

核质比：7∶1～4∶1

参考区间

骨髓：未定义

外周血：无

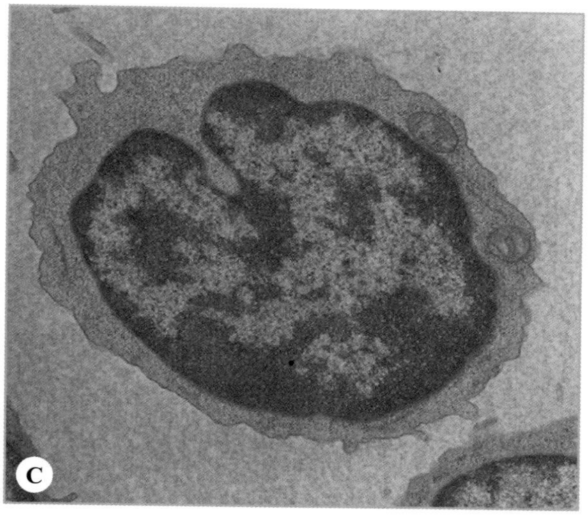

▲ 图 9–2C　淋巴母细胞电镜图（28 750×）

在正常骨髓中，淋巴母细胞在形态学上很难区分

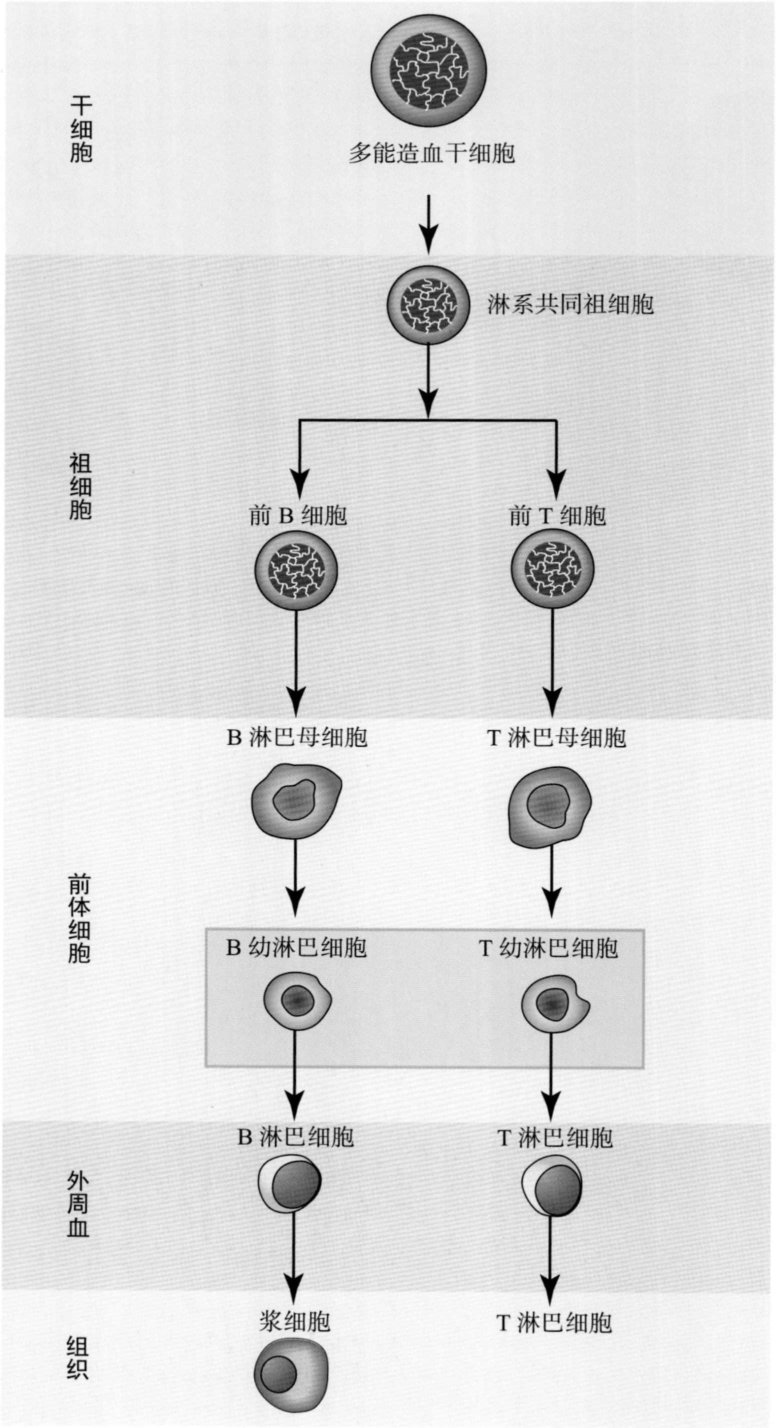

▲ 图 9–3　**淋巴细胞系：B 幼淋巴细胞和 T 幼淋巴细胞**

二、幼淋巴细胞（prolymphocyte）

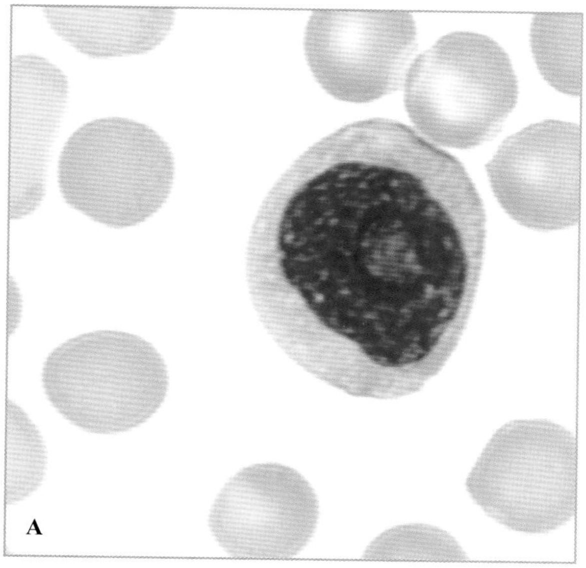
A

▲ 图 9-4A　幼淋巴细胞

在正常骨髓中，幼淋巴细胞在形态学上很难区分

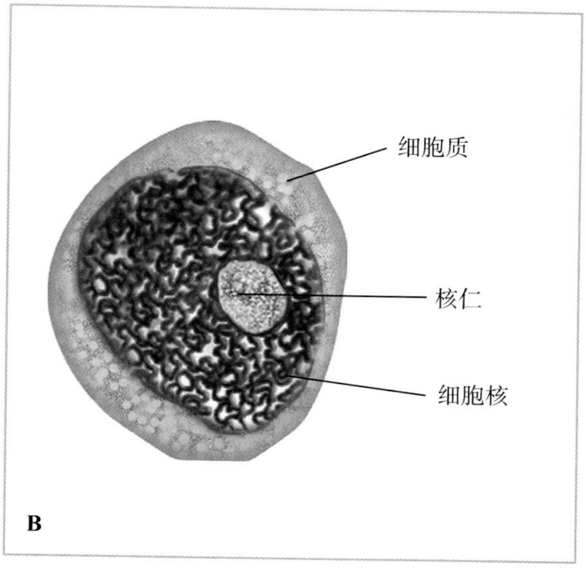

B

▲ 图 9-4B　幼淋巴细胞示意图

直径：9～18μm

细胞核：圆形或有凹陷

核仁：0～1 个；通常为单个，明显，核仁较大

核染色质：略聚集；介于淋巴母细胞和成熟淋巴细胞之间

细胞质：浅蓝色

颗粒：无

核质比：3∶1～4∶1

参考区间

骨髓：未定义

外周血：无

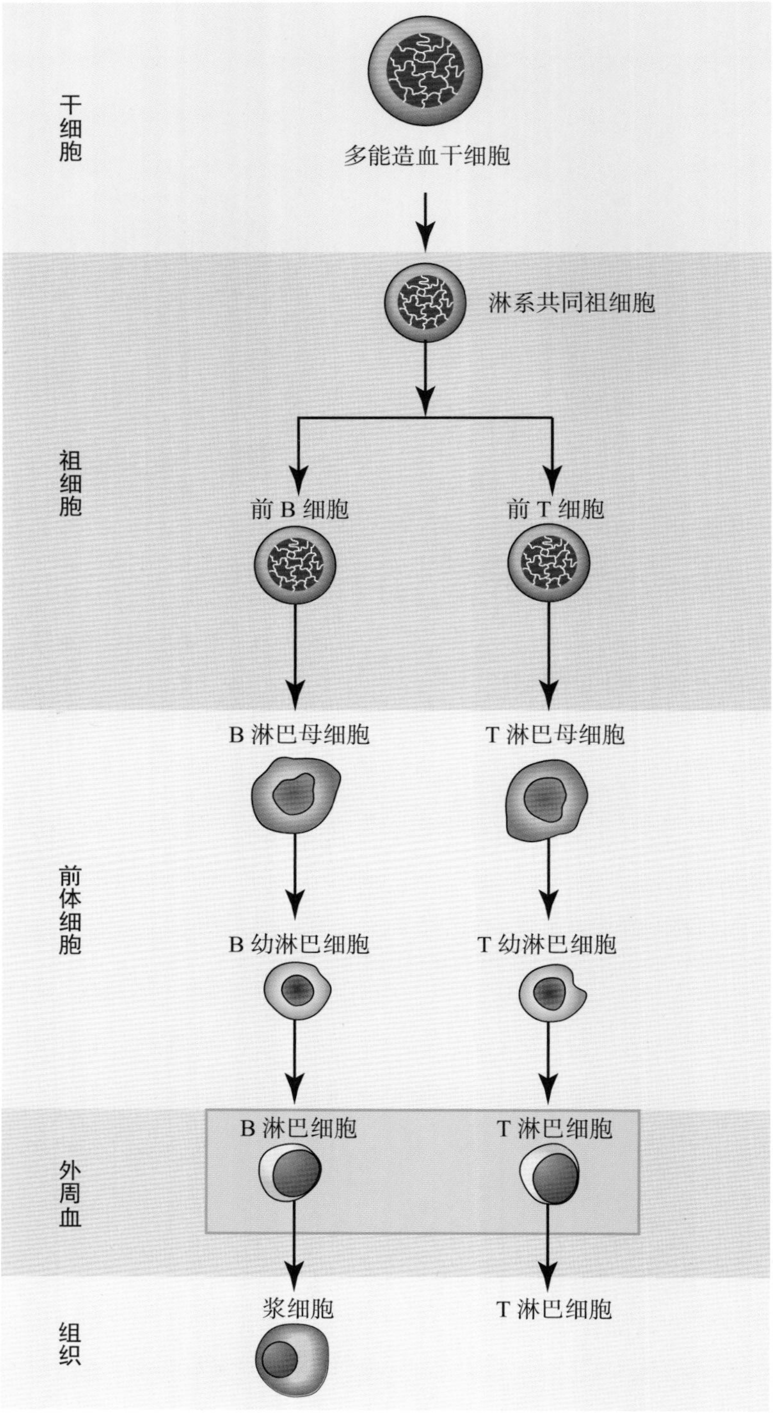

▲ 图 9-5　**淋巴细胞系：B 淋巴细胞和 T 淋巴细胞**

注：T 淋巴细胞与 B 淋巴细胞经瑞特染色后难以区分。

三、淋巴细胞（lymphocyte）

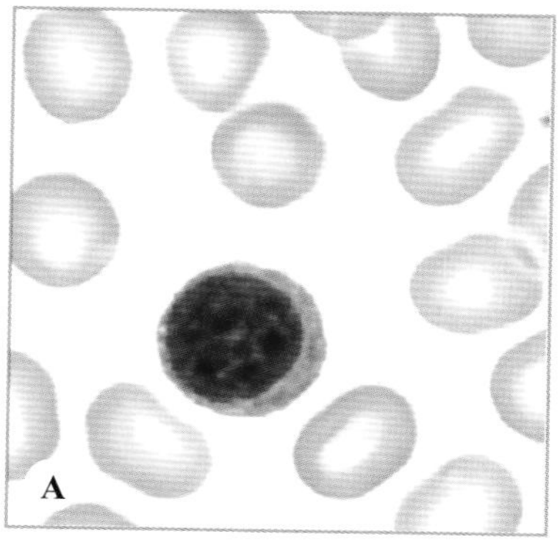

▲ 图 9-6A　小淋巴细胞

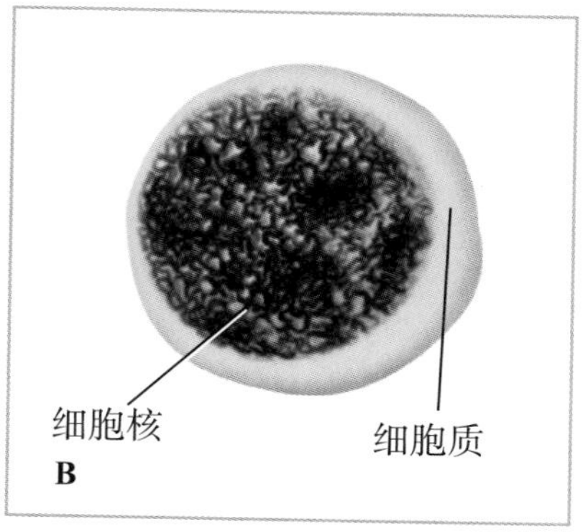

▲ 图 9-6B　淋巴细胞示意图

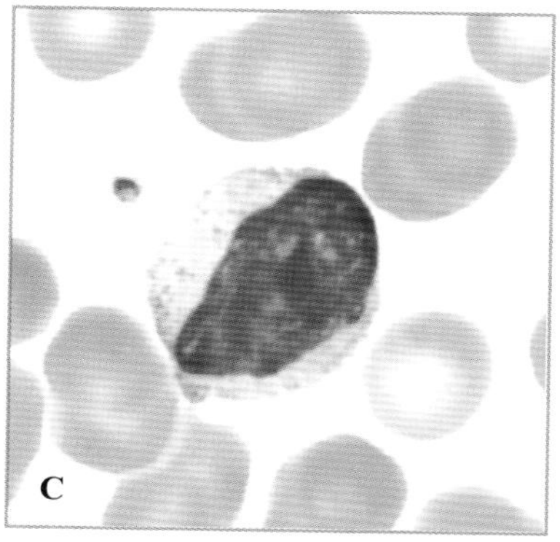

▲ 图 9-6C　大淋巴细胞

细胞核不规则，细胞质比小淋巴细胞更丰富

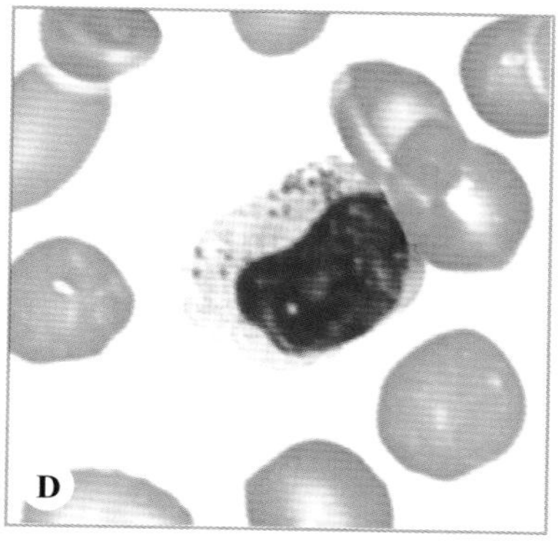

▲ 图 9-6D　大颗粒淋巴细胞

胞质中有粗大的嗜天青颗粒

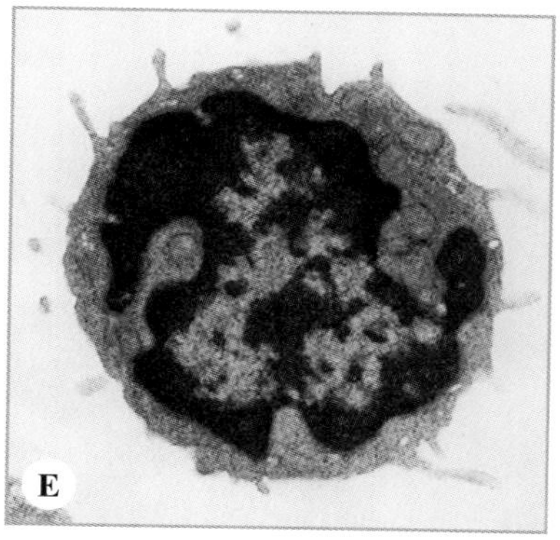

▲ 图 9-6E　淋巴细胞电镜图（30 000×）

直径：7～18μm

细胞核：圆形或椭圆形，可凹陷

核仁：偶见

染色质：聚集，成簇，块状，模糊

细胞质：偏中等；天蓝色，可有空泡

颗粒：小淋巴细胞中颗粒较少，较大的淋巴细胞中可能有少量嗜天青颗粒，如果颗粒明显，该细胞称为大颗粒淋巴细胞

核质比：5∶1～2∶1

参考区间（大、小淋巴细胞混合）

骨髓：5%～15%

外周血：20%～40%

注：更多示例见表 1-1。

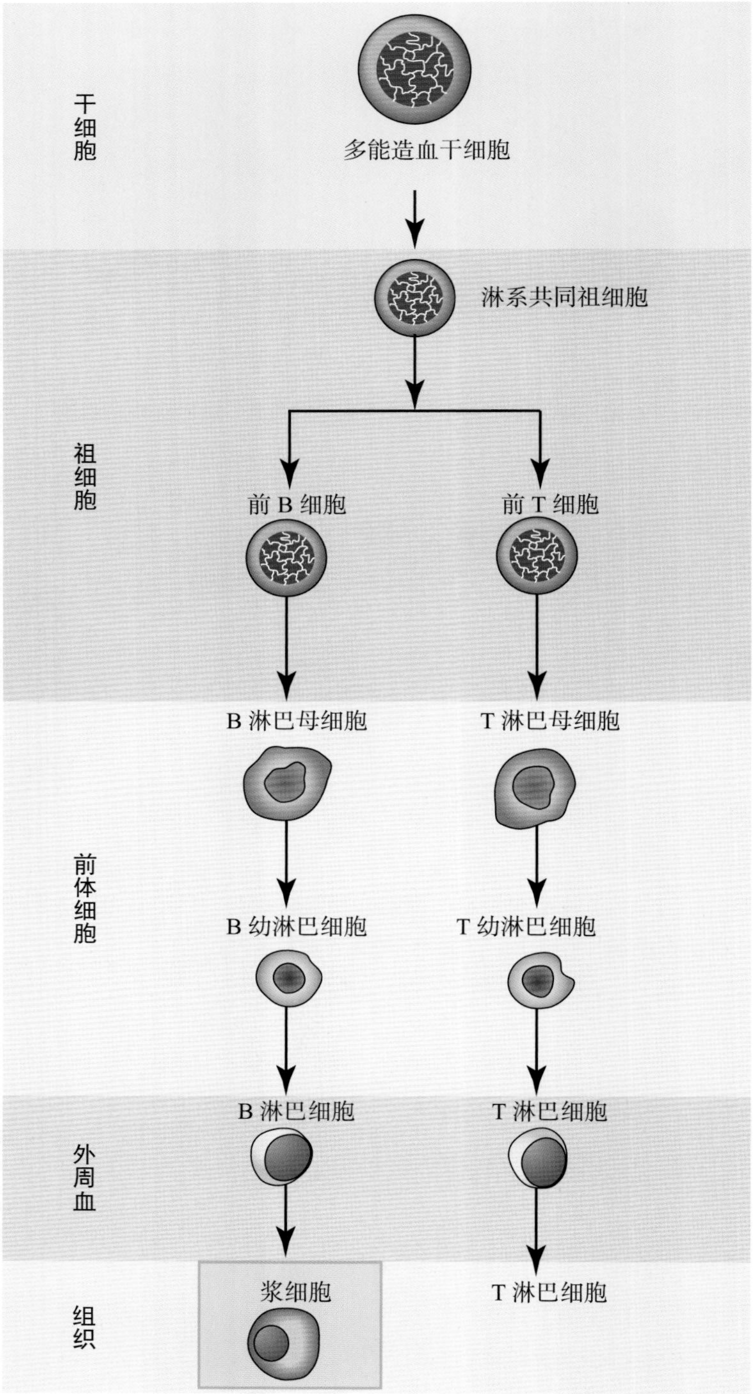

▲ 图 9–7　**淋巴细胞系：浆细胞**

四、浆细胞（plasma cell）

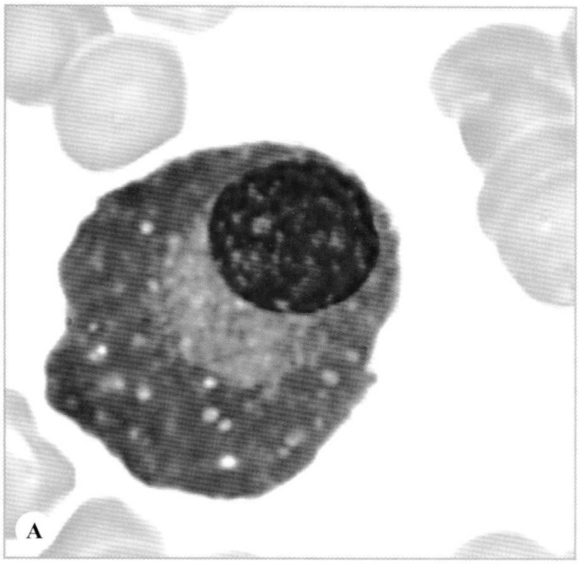

▲ 图 9-8A 浆细胞

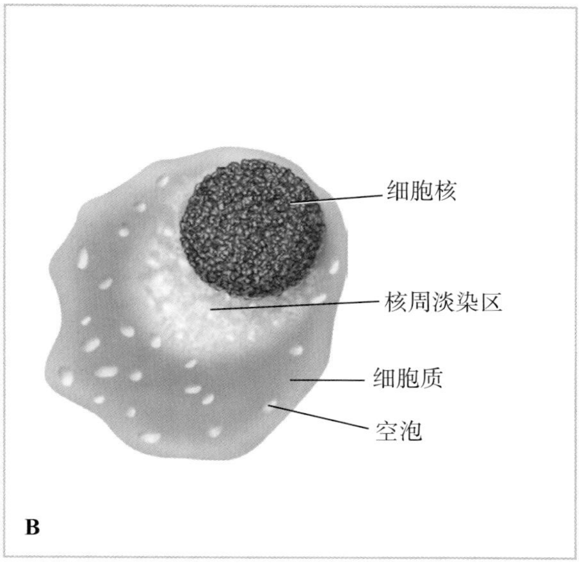

▲ 图 9-8B 浆细胞示意图

直径：8～20μm

细胞核：圆形或椭圆形，偏向一侧

核仁：无

核染色质：粗糙

细胞质：强嗜碱性，通常伴有核周淡染区

颗粒：无

空泡：无或者数个

核质比：2∶1～1∶1

参考区间

骨髓：0%～1%

外周血：0%

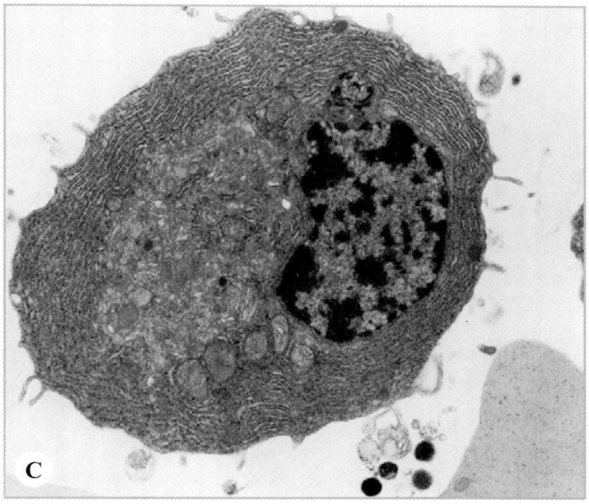

▲ 图 9-8C 浆细胞电镜图（17 500×）

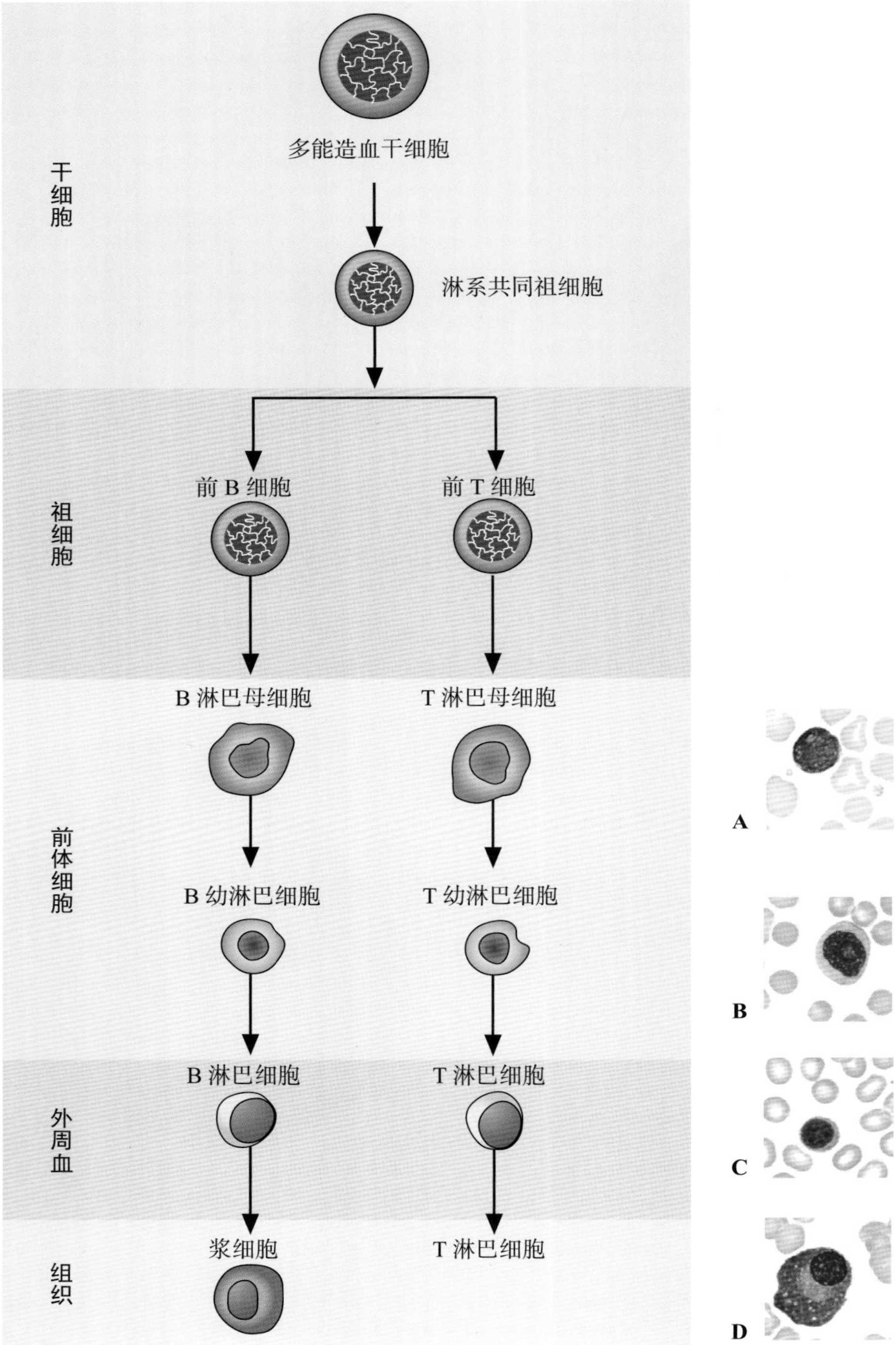

▲ 图 9-9　淋巴细胞系：淋巴母细胞（A）、幼淋巴细胞（B）、淋巴细胞（C）、浆细胞（D）

（李康成　邹佳臻　宋建宁　杨斯恬　译）

第三篇
红 细 胞
Erythrocytes

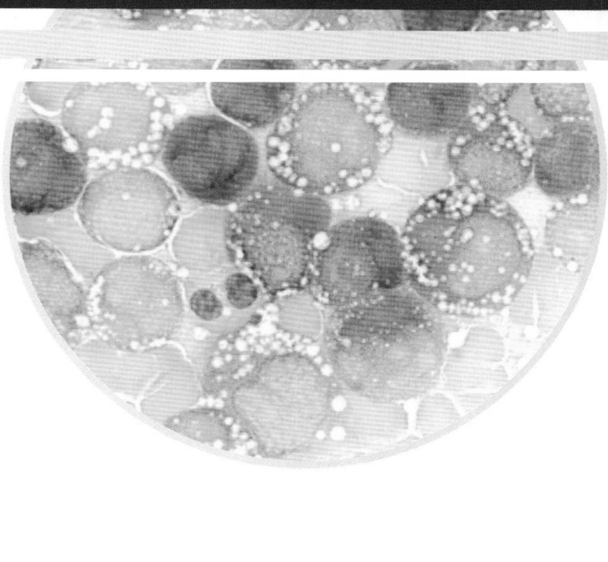

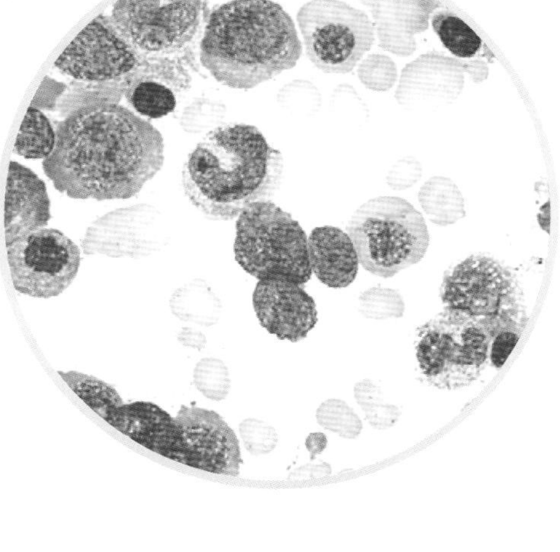

第 10 章　红细胞大小与颜色的变化

Variations in Size and Color of Erythrocytes

一、大小的变化

红细胞大小不均是指血涂片上红细胞（RBC）直径或体积的变化。

二、红细胞大小不均

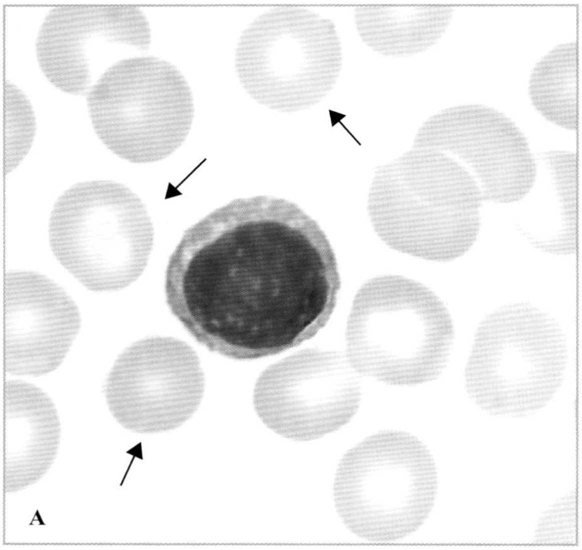

▲ **图 10–1A**　小红细胞（箭）[平均红细胞体积（MCV）< 80fl]

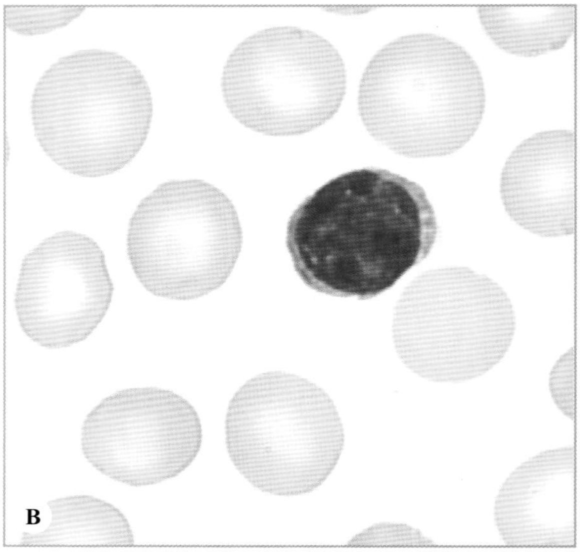

▲ **图 10–1B**　正常红细胞（平均红细胞体积 80～100fl）
正常红细胞与小淋巴细胞的细胞核大小大致相同

小红细胞常见于缺铁性贫血、轻度地中海贫血、慢性炎症（部分病例）、铅中毒、血红蛋白病（部分）、铁粒幼细胞贫血。

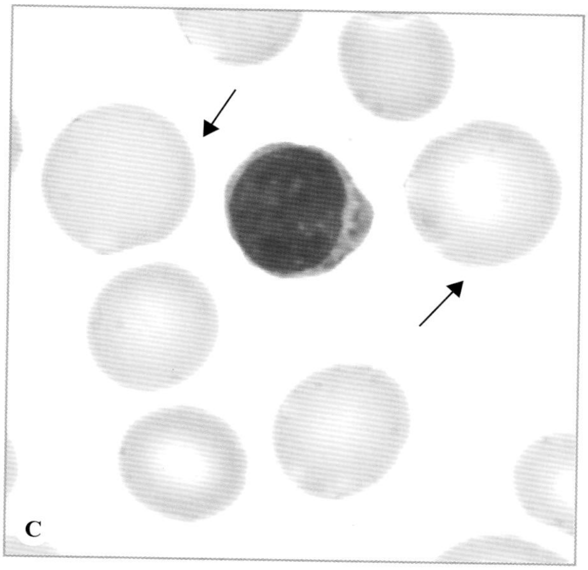

◀ 图 10–1C　大红细胞（箭）（平均红细胞体积＞100fl）

大红细胞常见于肝脏疾病、维生素 B_{12} 缺乏症、叶酸缺乏症、新生儿和多色素性红细胞增多症。

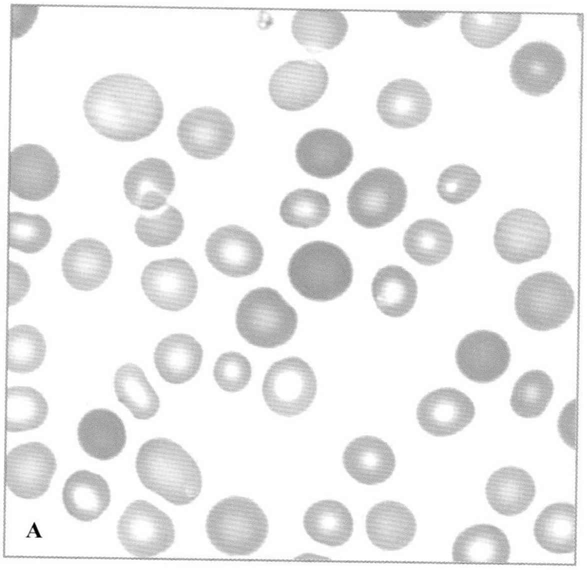

▲ 图 10–2A　非均一红细胞群，红细胞大小不均（红细胞分布宽度＞14.5%）（500×）

非均一红细胞群常见于贫血，尤其是缺铁性贫血、巨幼细胞贫血和溶血性贫血。

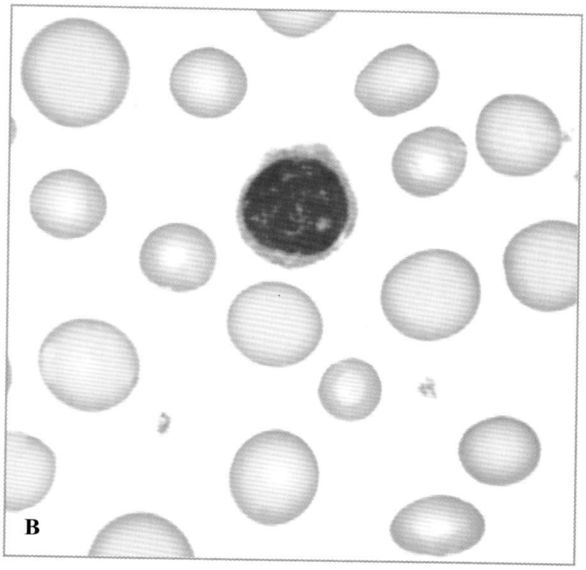

▲ 图 10–2B　当存在两种不同的红细胞群时，称为双相红细胞（红细胞分布宽度＞14.5%）

存在两种不同的红细胞群常见于输血、骨髓增生异常综合征、铁粒幼细胞贫血，以及维生素 B_{12}、叶酸或铁缺乏的治疗早期。

变化程度与电阻抗法测定的红细胞分布宽度（RDW）有关。RDW＞14.5% 表示红细胞分布不均，可见各种大小不等的红细胞。RDW 偏低则无临床意义。

三、红细胞颜色的变化

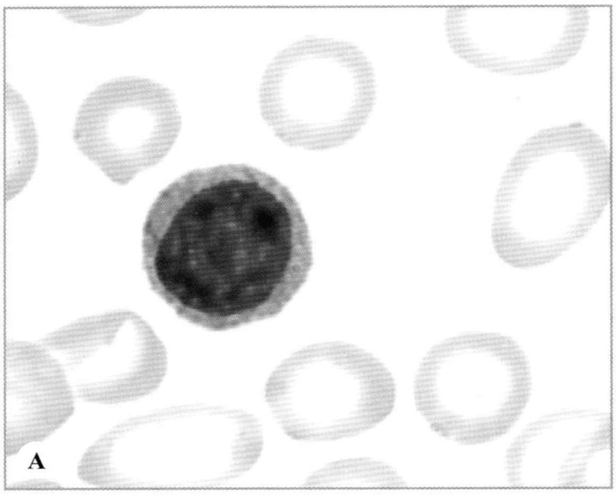

▲ 图 10-3A　**低色素性红细胞**

中心淡染区必须大于细胞直径的 1/3，才能被归类为低色素细胞［注：应使用平均红细胞血红蛋白浓度（MCHC）作为衡量低色素性的标准，而不是平均红细胞血红蛋白含量（MCH）。然而，当少量低色素细胞出现时，MCHC 也不一定减少］

低色素性红细胞常见于缺铁性贫血、地中海贫血、铁粒幼细胞贫血、铅中毒、部分慢性炎症性贫血。

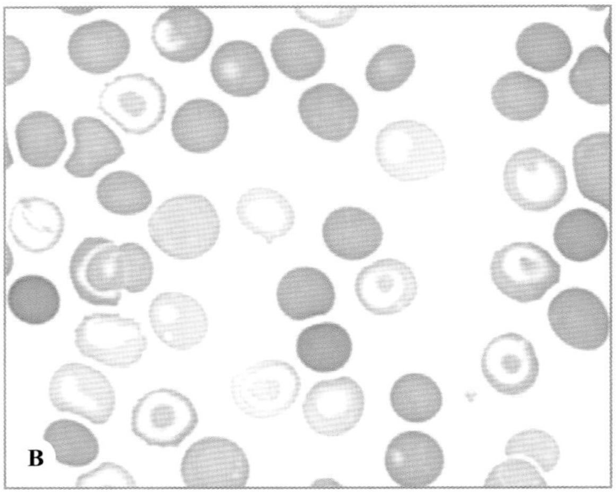

▲ 图 10-3B　**双相红细胞（PB，500×）**

图示两种红细胞，即正色素性红细胞和低色素性红细胞

双相红细胞常见于输血、铁粒幼细胞贫血。

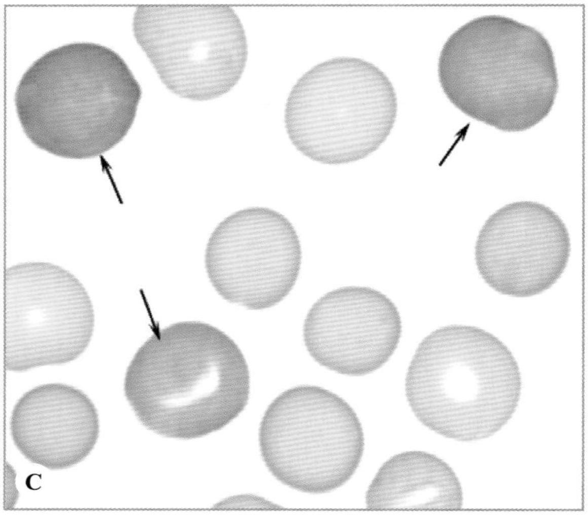

▲ 图 10-3C　**多色素性红细胞（箭），是红细胞内残留有核糖核酸（RNA）**

多色素性红细胞常见于急性和慢性出血、溶血、贫血有效治疗、新生儿。

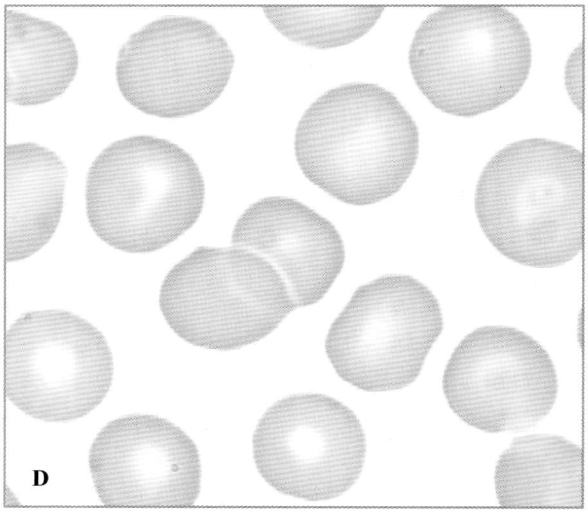

▲ 图 10-3D　**正色素性红细胞（MCHC 32～36g/dl 或 32%～36%），用于比较低色素性细胞与多色素性红细胞**

（陈婉萍　方周宾　林兵英　范憬超　译）

第 11 章　红细胞形态和分布的变化

Variations in Shape and Distribution of Erythrocytes

一、异形红细胞（poikilocytosis）

异形红细胞是指存在异常形状的红细胞的统称。大多数情况下，每种“异形红细胞”会用具体的名称来表示。

（一）棘形红细胞（acanthocyte, spur cell）

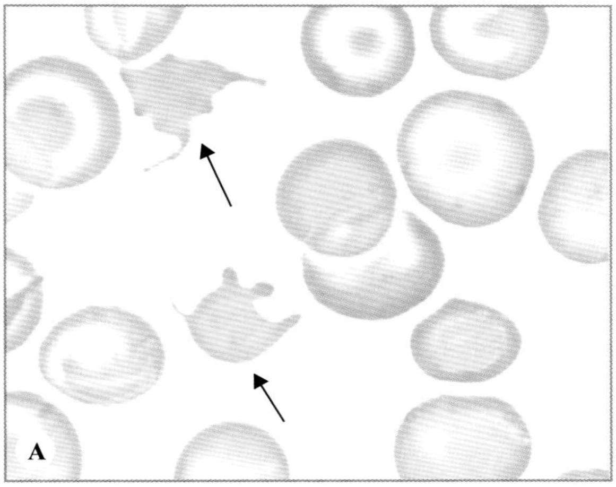

▲ 图 11–1A　**棘形红细胞（箭）**

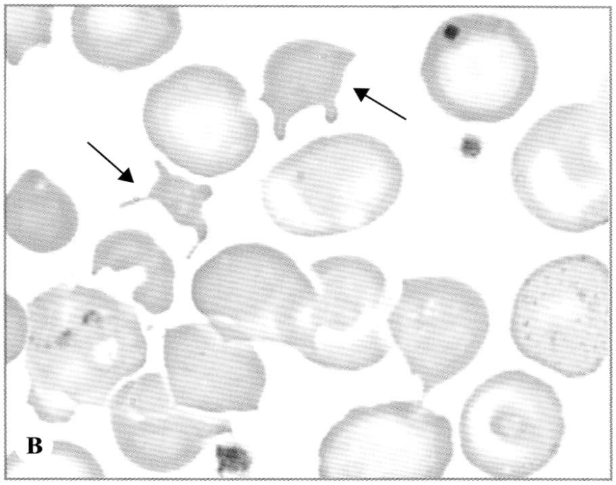

▲ 图 11–1B　**棘形红细胞（箭）**

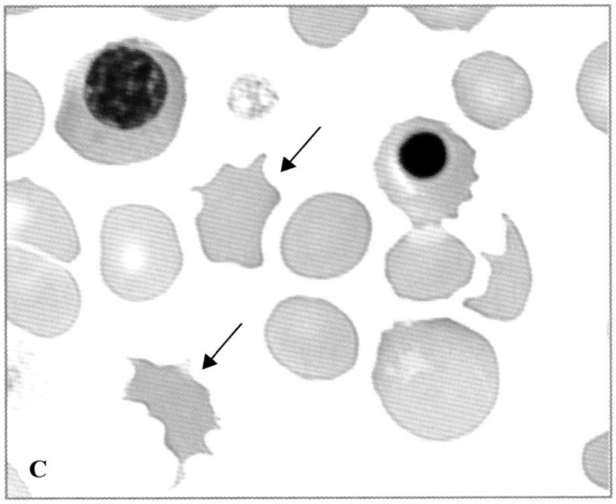

▲ 图 11–1C　**棘形红细胞（箭），视野中有两个有核红细胞**

棘形红细胞的形态特点为暗红色至橙红色，中央淡染区消失。有多个不规则、刺突样突起的红细胞，宽度、长度和数量上都不同。

其常见于严重肝病、脾切除、营养不良、甲状腺功能减退、维生素 E 缺乏、无 β 脂蛋白血症。

（二）裂红细胞（schistocyte，red blood cell fragment）

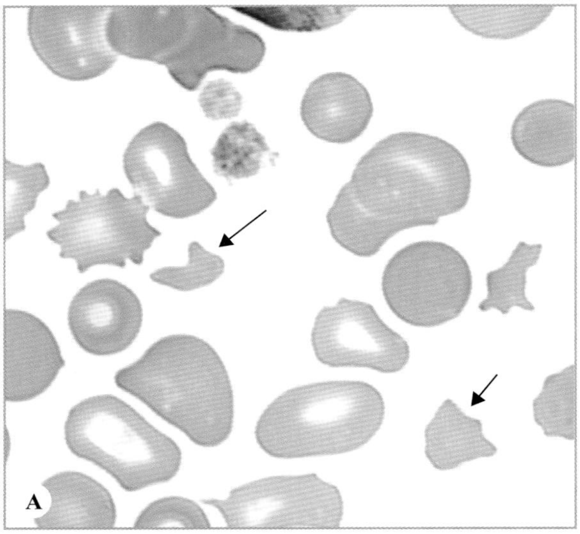

▲ 图 11-2A　裂红细胞（箭）

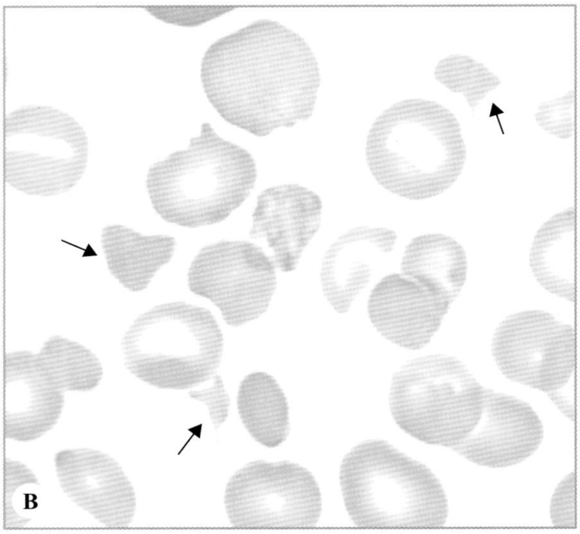

▲ 图 11-2B　裂红细胞（箭）

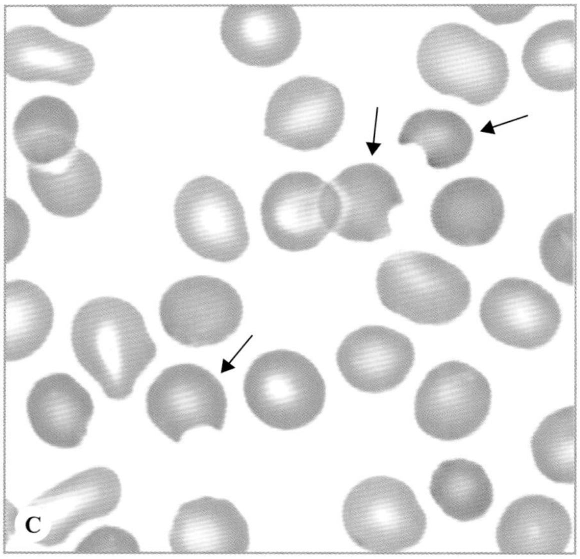

▲ 图 11-2C　咬痕红细胞（箭）

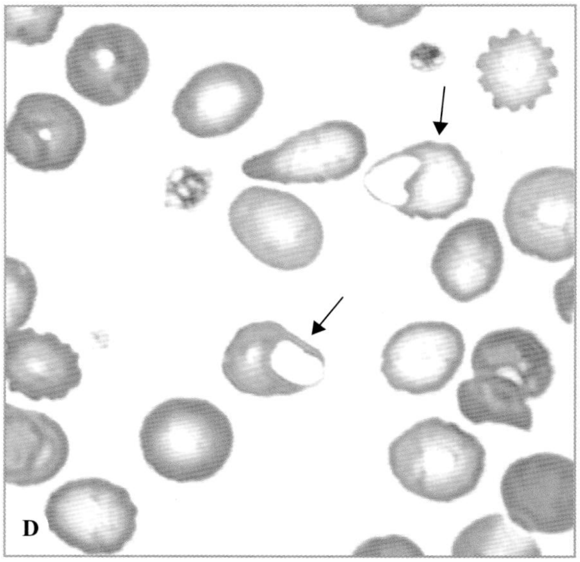

▲ 图 11-2D　泡状红细胞（箭）

裂红细胞的形态特点为红色至橙红色。涂片上可见各种大小和形状的碎片红细胞，常伴有尖锐的突起。其常见于微血管病性溶血性贫血（溶血性尿毒症综合征、血栓性血小板减少性紫癜、弥散性血管内凝血），严重烧伤、肾移植排斥反应。

咬痕红细胞和泡状红细胞是脾脏中的巨噬细胞清除含变性血红蛋白的海因茨小体造成的（图 12-5B），这些细胞通常属于裂红细胞。

（三）锯齿状红细胞 / 毛刺细胞（echinocyte，burr cell）

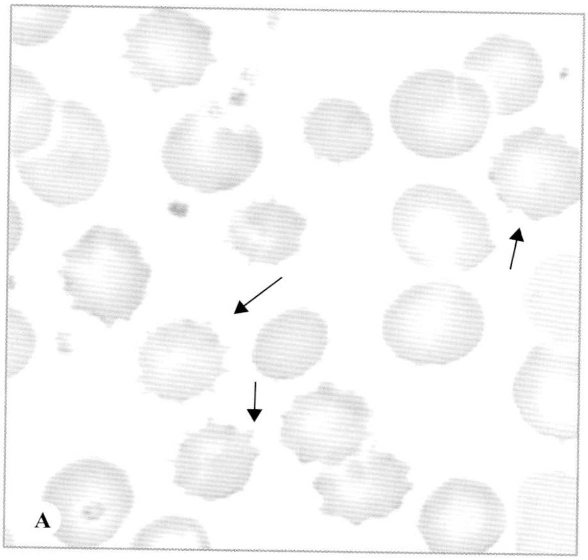

▲ 图 11-3A　锯齿状红细胞 / 毛刺细胞（箭）

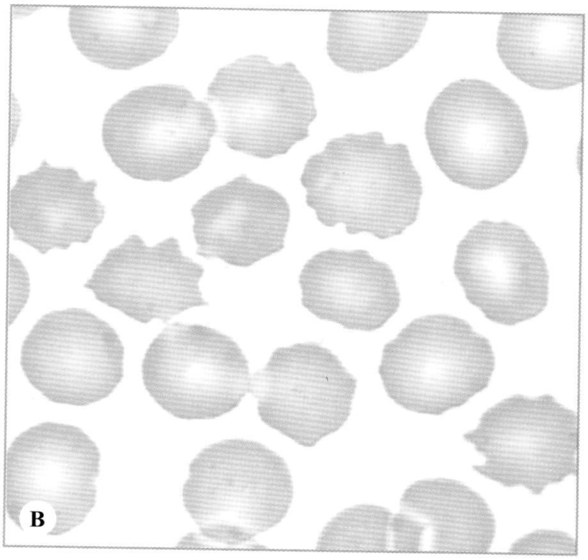

▲ 图 11-3B　锯齿状红细胞 / 毛刺细胞

锯齿状红细胞 / 毛刺细胞的形态特点为红细胞四周有短的、均匀的突起，通常有中央淡染区。其常见于尿毒症、丙酮酸激酶缺乏症、微血管病性溶血性贫血、新生儿（尤其是早产儿）、乙二胺四乙酸（EDTA）过量、血膜未完全干燥，有伪影。

（四）球形红细胞（spherocyte）

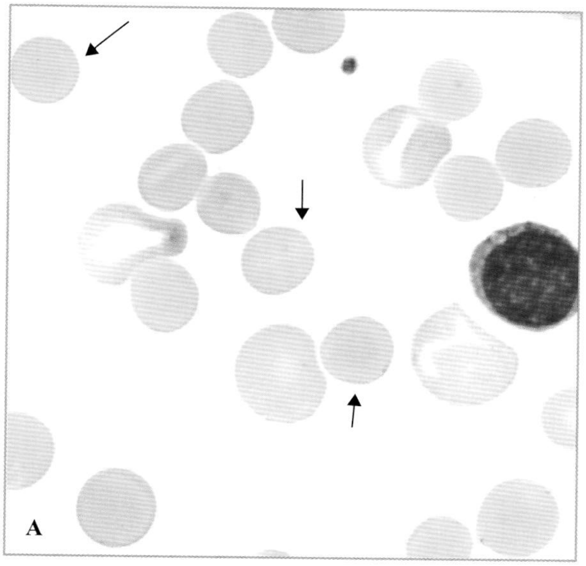

▲ 图 11-4A　球形红细胞（箭）

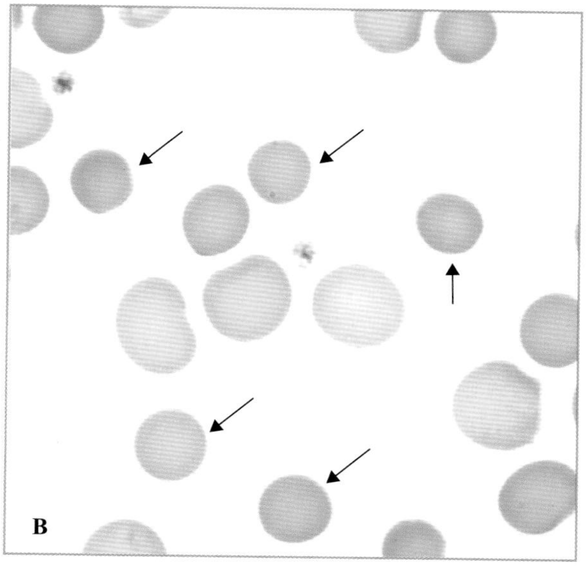

▲ 图 11-4B　球形红细胞（箭）

球形红细胞的形态特点为圆形，中央淡染区消失，比周围的红细胞颜色深。其常见于遗传性球形红细胞增多症、某些溶血性贫血、血细胞输注和严重烧伤。

（五）靶形红细胞（target cell，codocyte）

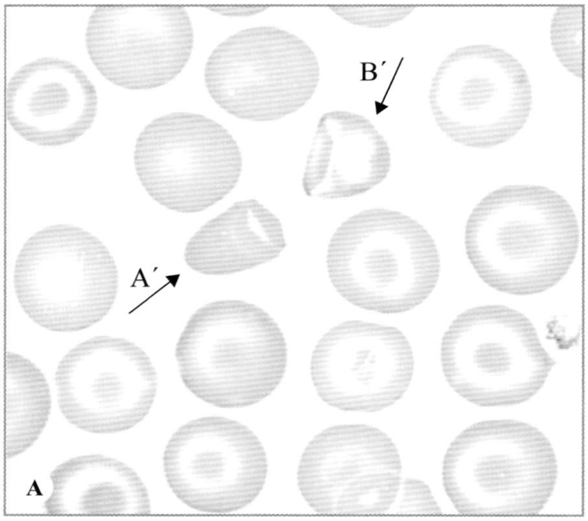

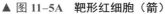

▲ 图 11-5A 靶形红细胞（箭）

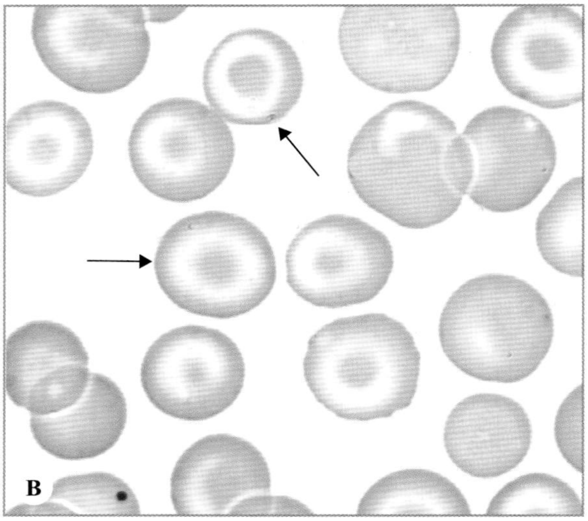

▲ 图 11-5B 靶形红细胞（箭）

靶形红细胞的形态特点为红色至橙红色，牛眼状，被无色区域包围的中央血红蛋白与外周的血红蛋白共同形成牛眼状形态；也可呈钟形（图 11-5A，箭 A′）或杯形（图 11-5A，箭 B′）。其常见于血红蛋白病、地中海贫血、缺铁性贫血、脾切除、梗阻性肝病。

（六）镰状细胞（sickle cell，drepanocyte）

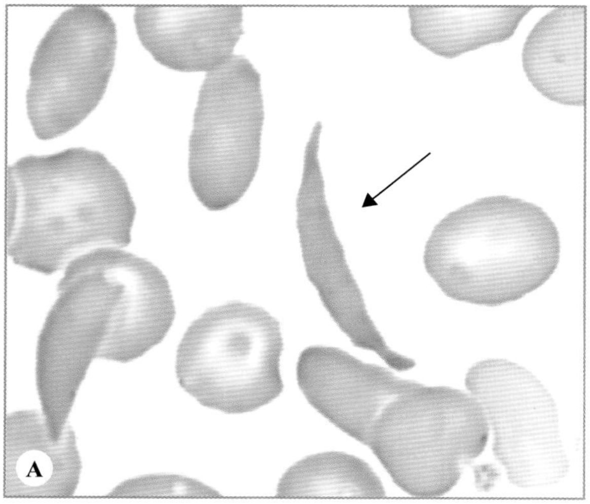

▲ 图 11-6A 镰状细胞（箭）

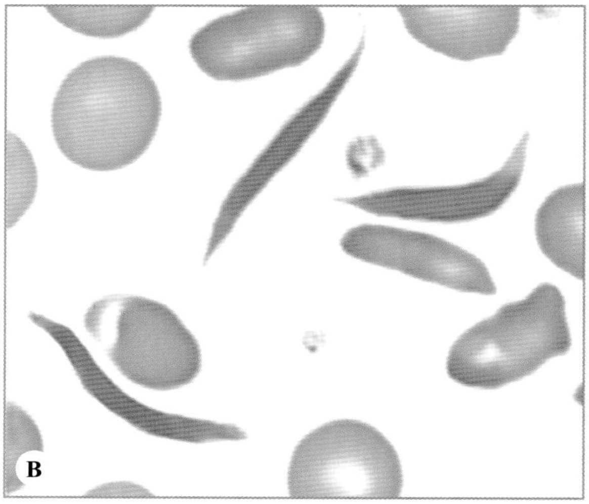

▲ 图 11-6B 镰状细胞

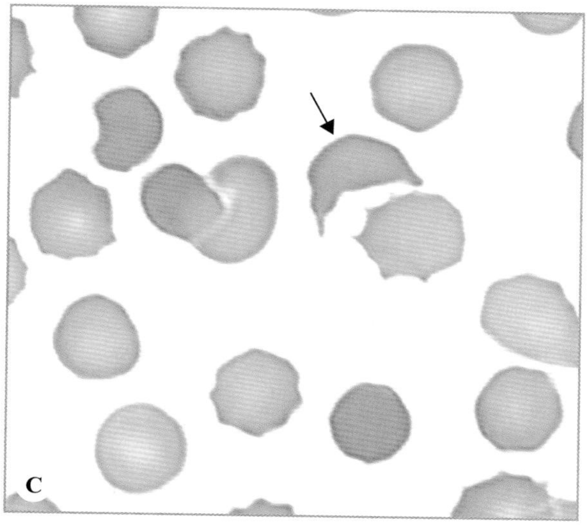

▲ 图 11-6C　类镰状细胞的裂红细胞（箭），中心区域明显比两端深染

镰状细胞的形态特点为暗红色至橙红色，中央淡染区消失。细胞呈弧形或 S 形，细长且两端尖锐，由血红蛋白 S 聚合而成。其常见于纯合子血红蛋白 S 病，偶见于血红蛋白 SC 病。

（七）血红蛋白 CC 晶体（hemoglobin CC crystal）

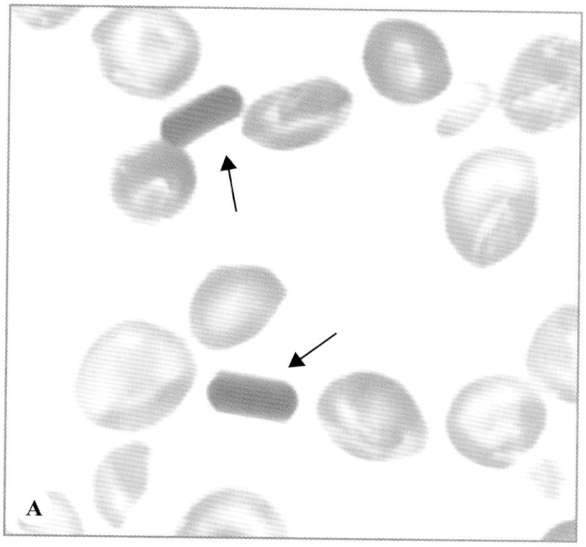

▲ 图 11-7A　血红蛋白 CC 晶体（箭）

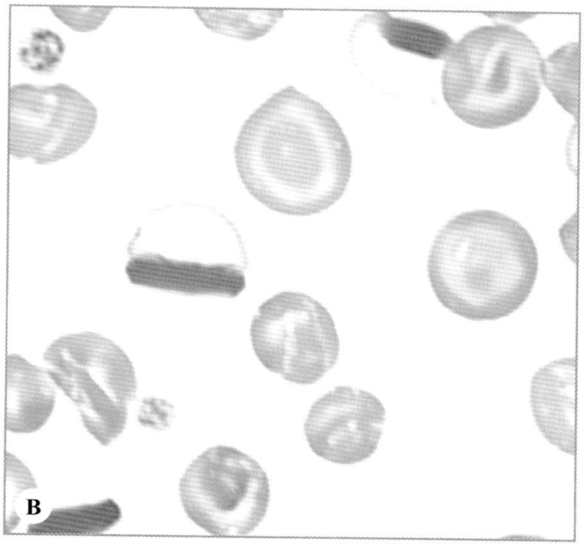

▲ 图 11-7B　血红蛋白 CC 晶体，可见红细胞膜

血红蛋白 CC 晶体的形态特点为暗红色，六角形；每个细胞常含一个由血红蛋白 C 组成的晶体。其常见于纯合子血红蛋白 C 病。

（八）血红蛋白 SC 晶体（hemoglobin SC crystal）

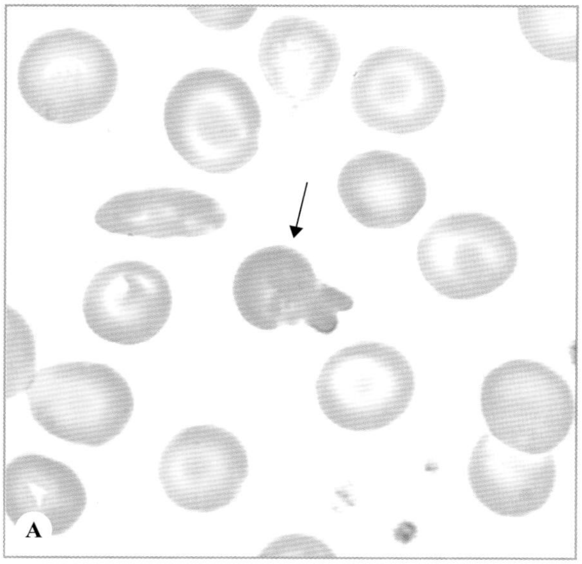

▲ 图 11-8A 血红蛋白 SC 晶体（箭）

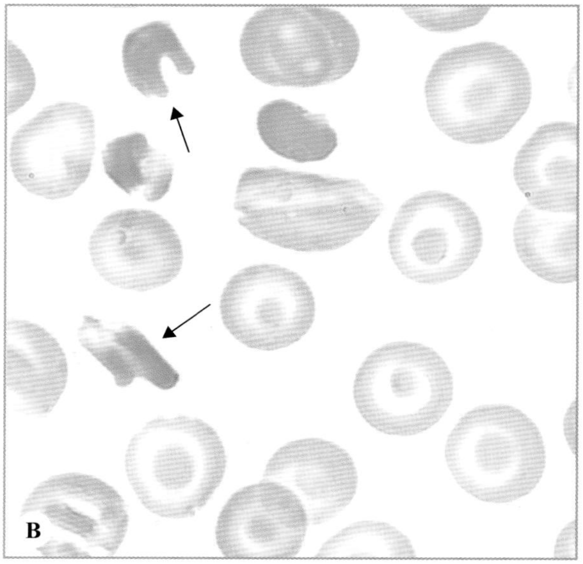

▲ 图 11-8B 血红蛋白 SC 晶体（箭）

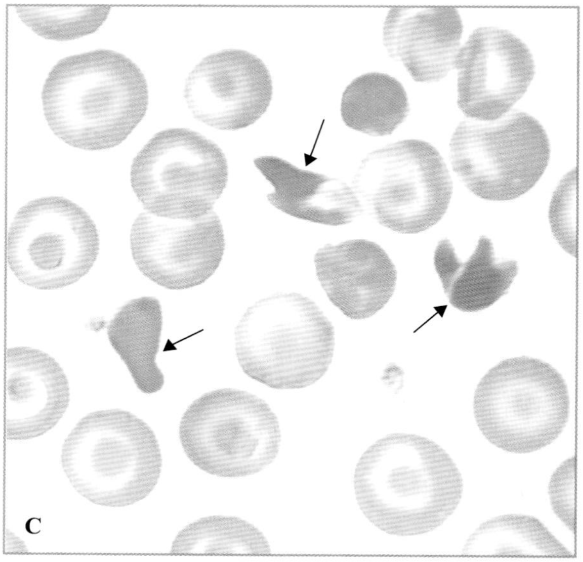

▲ 图 11-8C 血红蛋白 SC 晶体（箭）

血红蛋白 SC 晶体的形态特点为暗红色，1～2 个指状突起；形似手套或方尖碑；细胞可能出现折叠（每个细胞 1～2 个）；由血红蛋白 SC 组成。其常见于血红蛋白 SC 病。

（九）椭圆形红细胞 / 卵圆形红细胞（elliptocyte/ovalocyte）

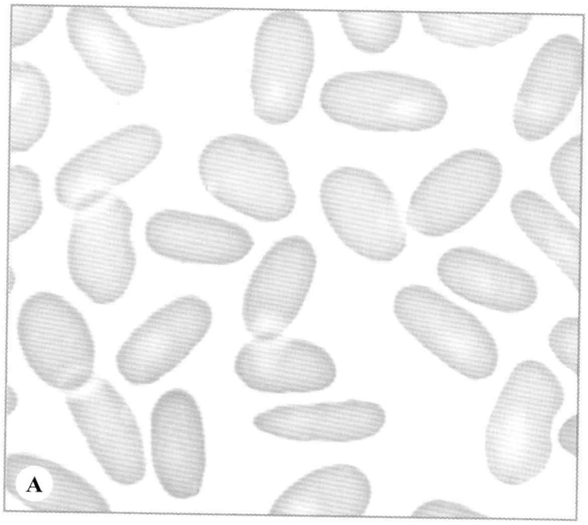

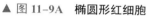

▲ 图 11-9A　椭圆形红细胞

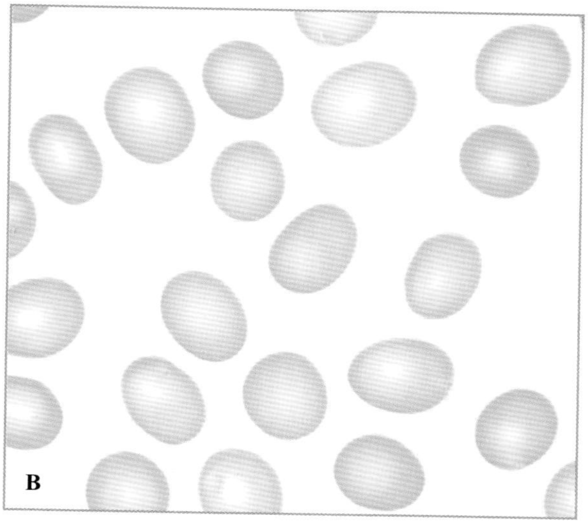

▲ 图 11-9B　卵圆形红细胞

椭圆形红细胞的形态特点为雪茄状红细胞。卵圆形红细胞的形态特点为鸡蛋形红细胞。二者常见于遗传性椭圆形红细胞增多症或遗传性卵圆形红细胞增多症、重型地中海贫血、缺铁性贫血、巨卵圆形红细胞贫血 / 巨卵圆形红细胞增多症、骨髓病性贫血。

（十）泪滴形红细胞（teardrop cell，dacryocyte）

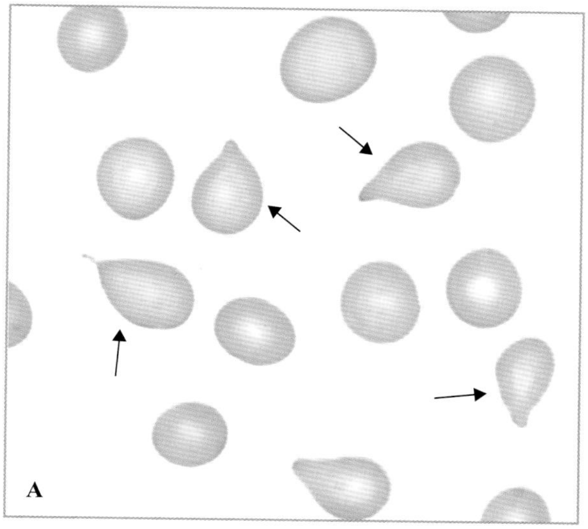

▲ 图 11-10A　泪滴形红细胞（箭）

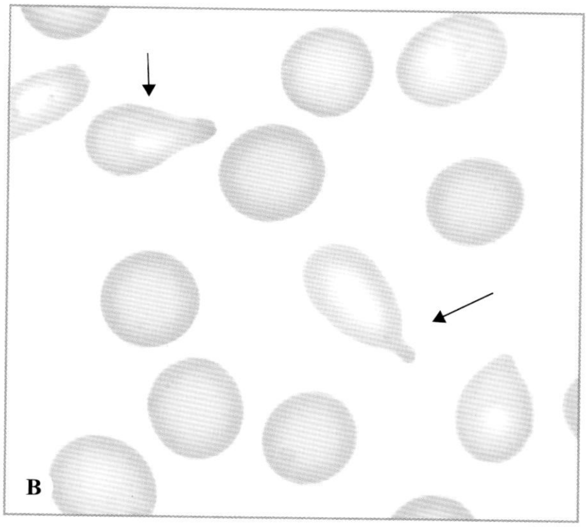

▲ 图 11-10B　泪滴形红细胞（箭）

泪滴形红细胞的形态特点为泪滴状或梨形，可见一个尾形突起。其常见于原发性骨髓纤维化、地中海贫血、骨髓病性贫血，以及其他原因引起的髓外造血。

（十一）口形红细胞（stomatocyte）

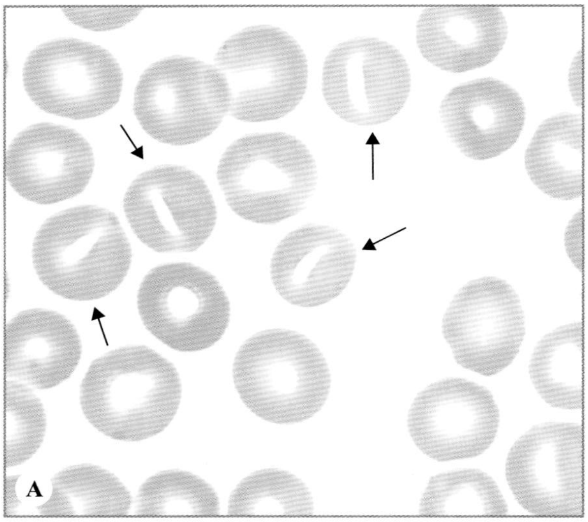

▲ 图 11-11A　口形红细胞（箭）

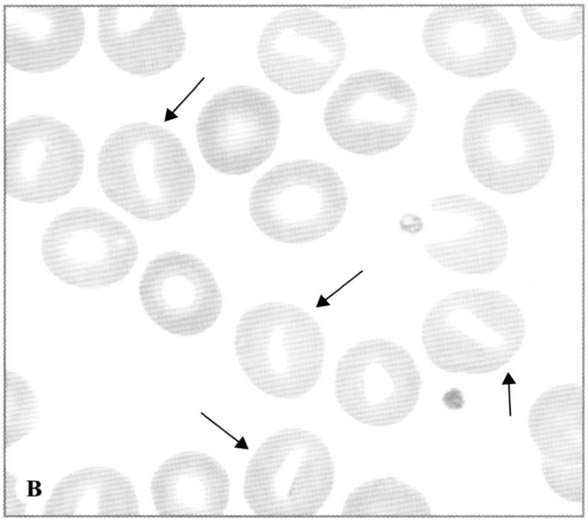

▲ 图 11-11B　口形红细胞（箭）

口形红细胞的形态特点为红细胞中心淡染区呈狭缝状（类似口腔或气孔）。其常见于遗传性口形红细胞增多症、酒精中毒、肝病、Rh 阴性表型、人为因素。

二、分布（distribution）

（一）缗钱状排列（rouleaux）

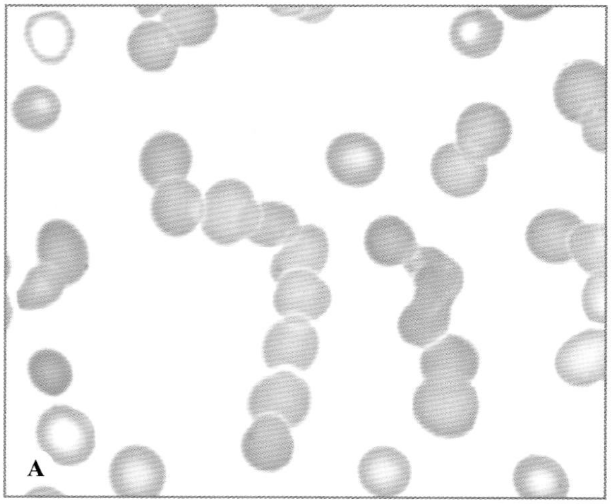

▲ 图 11-12A　缗钱状排列（500×）

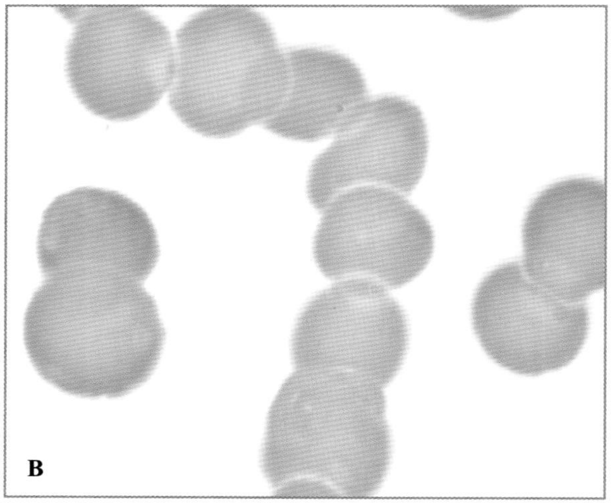

▲ 图 11-12B　缗钱状排列（1000×）

缗钱状排列的形态特点为红细胞像一堆硬币一样排成一排，因患者血清蛋白质增加，可使涂片背景显示为蓝色（盐水可使聚集分散），其常见于急性或慢性炎症疾病、浆细胞骨髓瘤、淋巴浆细胞性淋巴瘤。

（二）凝集（autoagglutination）

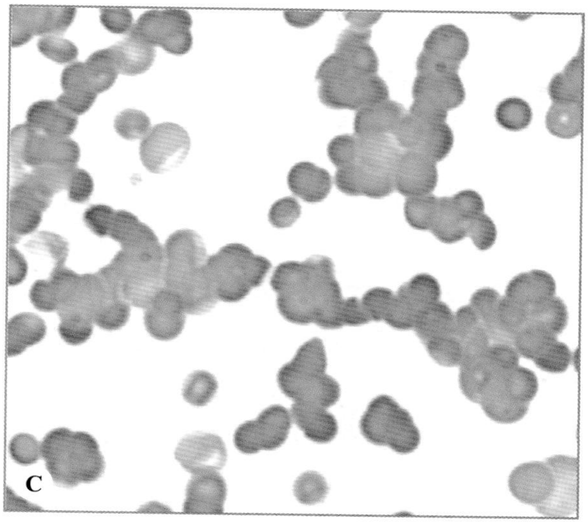

▲ 图 11–12C　**凝集（500×）**

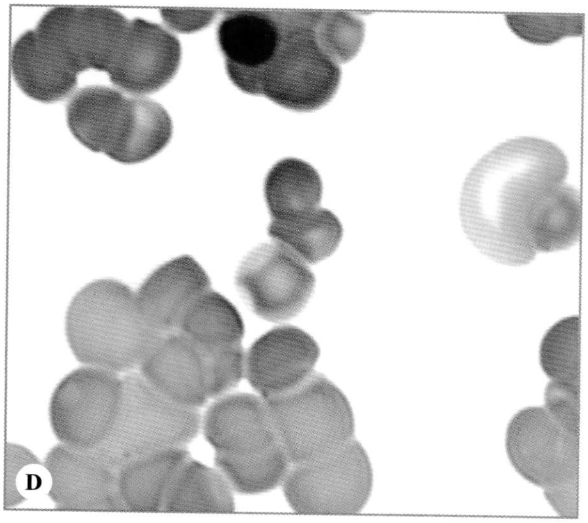

▲ 图 11–12D　**凝集（1000×）**

凝集的形态特点为红细胞聚集成团，单个细胞的轮廓不明显（盐水不会使聚集分散），其常见于抗原抗体反应。

（陶志远　张彦鹏　陈　曦　文冰冰　译）

第 12 章　红细胞的内含物

Inclusions in Erythrocytes

一、豪 - 乔小体（Howell-Jolly body）

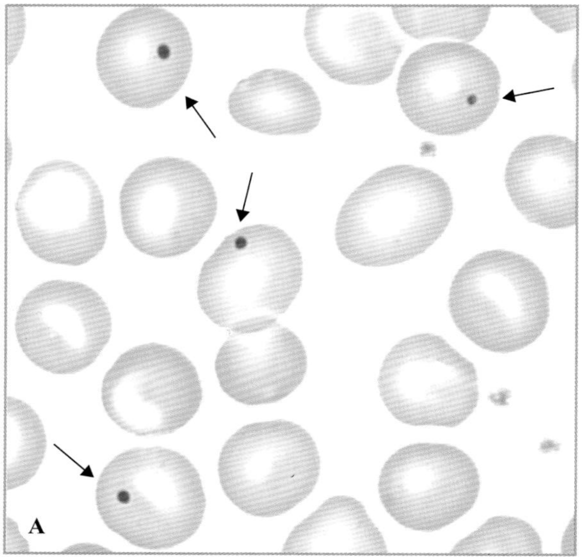

▲ 图 12–1A　豪 – 乔小体（箭）

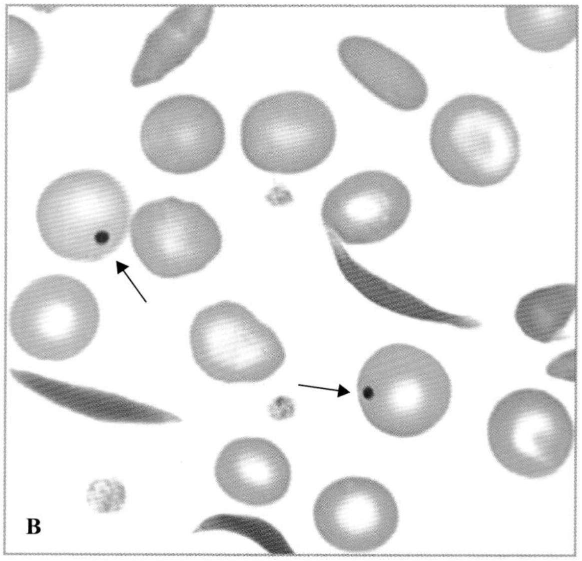

▲ 图 12–1B　镰状细胞贫血患者的豪 – 乔小体（箭）

颜色：深蓝色或紫色

形状：圆形或椭圆形

直径：0.5～1.5μm

单个细胞内数量：通常为 1 个，也可有多个

成分：脱氧核糖核酸（DNA）

常见于：脾切除、脾功能减退、巨幼细胞贫血、溶血性贫血

二、嗜碱性点彩（basophilic stippling）

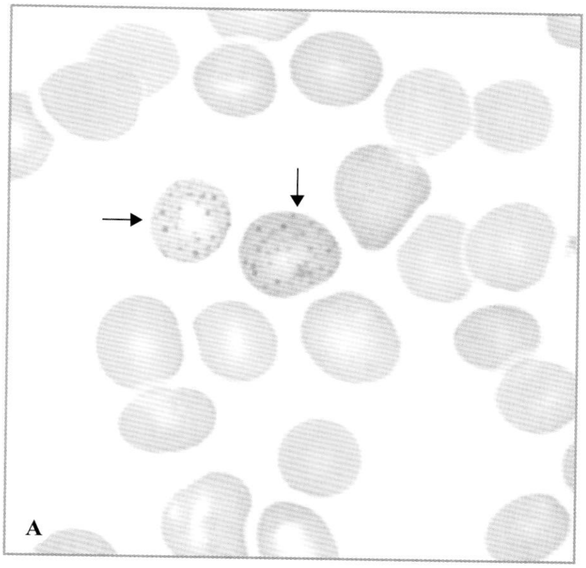

▲ 图 12-2A　嗜碱性点彩（箭）

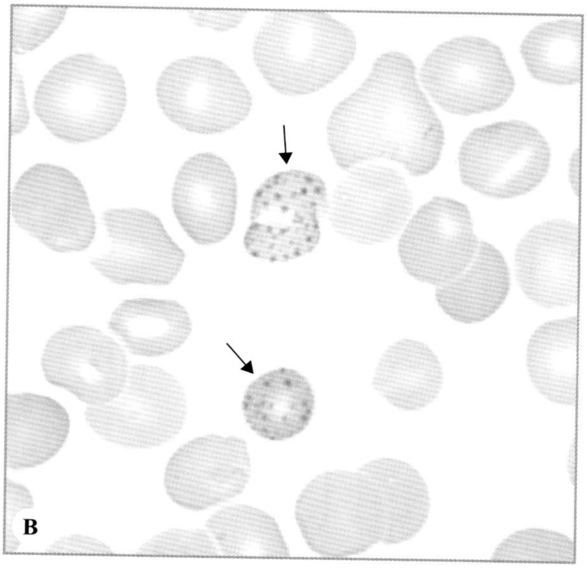

▲ 图 12-2B　嗜碱性点彩（箭）

颜色：深蓝色或紫色
形状：细小或粗糙的点状颗粒
单个细胞内数量：数量多，分布均匀
成分：核糖核酸（RNA）
常见于：铅中毒、地中海贫血、血红素合成异常

三、帕彭海姆小体 / 铁质颗粒（Pappenheimer body, siderotic granule）

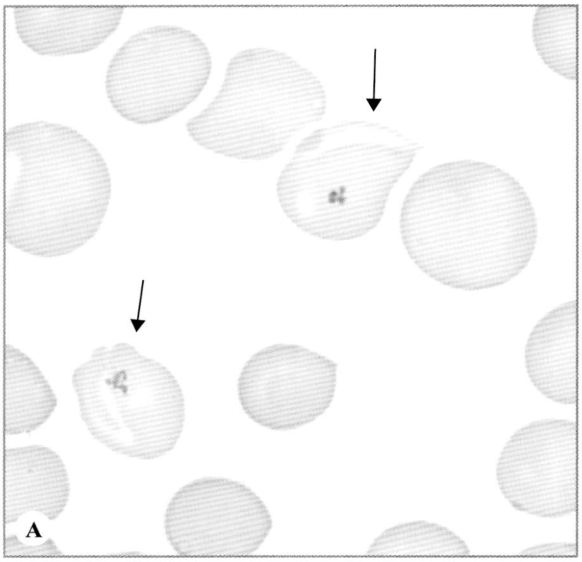

▲ 图 12–3A　帕彭海姆小体（箭）（瑞特染色）

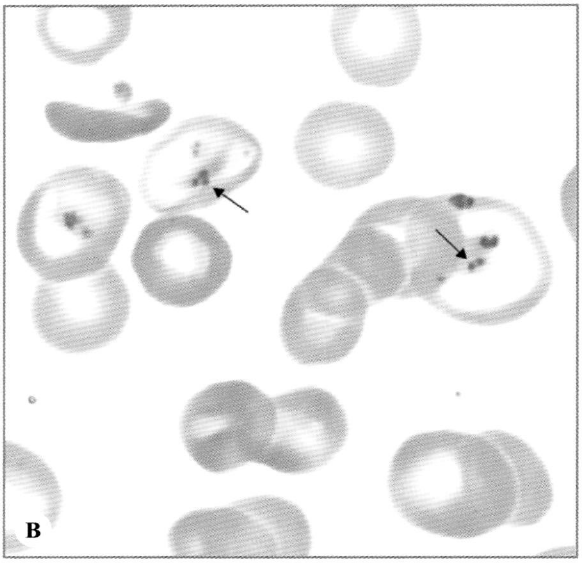

▲ 图 12–3B　帕彭海姆小体（箭）（瑞特染色）

图片由 George Girgis，CLS，Indiana University Health 提供

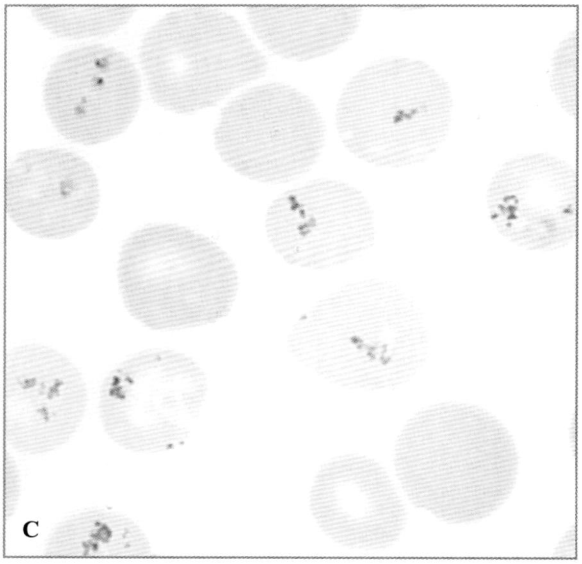

▲ 图 12–3C　铁质颗粒（铁染色）

颜色：浅蓝色

形状：细小不规则的颗粒聚集在一起

单个细胞内数量：通常聚集成一团，可能多团，常常分布在细胞边缘

成分：铁

常见于：脾切除、溶血性贫血、铁粒幼细胞贫血、巨幼细胞贫血、血红蛋白病

四、卡伯特环（Cabot ring）

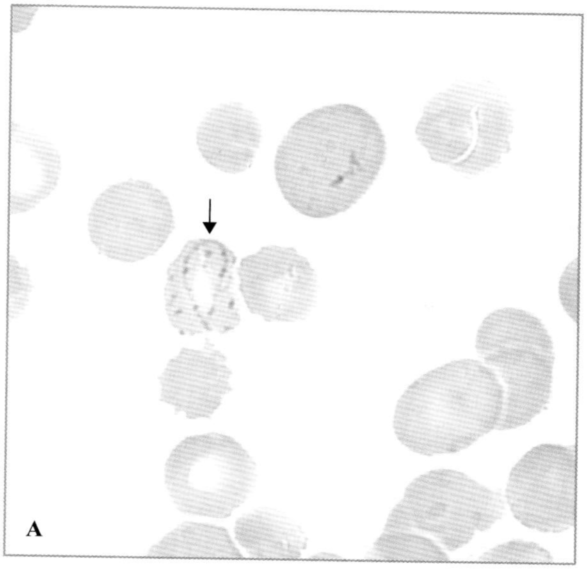

▲ 图 12–4A　卡伯特环（箭）

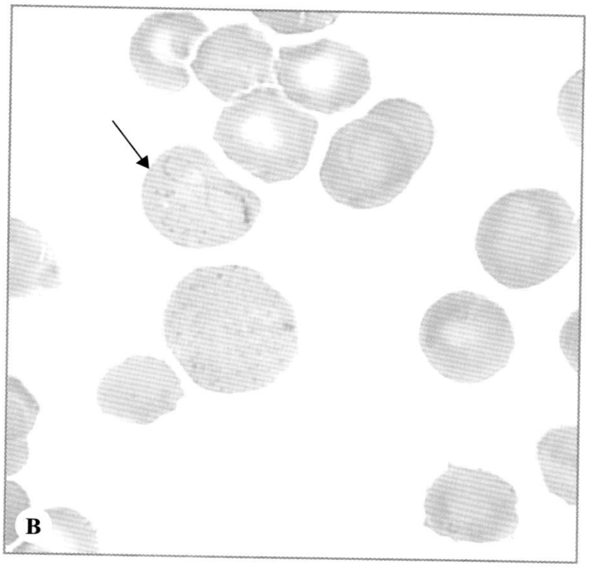

▲ 图 12–4B　卡伯特环：8 字环（箭）

颜色：深蓝色或紫色
形状：环状，圆形；有时为 8 字环，项链样
单个细胞内数量：1～2 个
成分：有丝分裂纺锤体的残留物
常见于：骨髓增生异常综合征、巨幼细胞贫血
注：该结果比较少见。注意与疟疾环状体区分（图 21–1A）。

五、活体染色的包涵物 / 新亚甲蓝染色（inclusions with supravital stain, stained with new methylene blue）

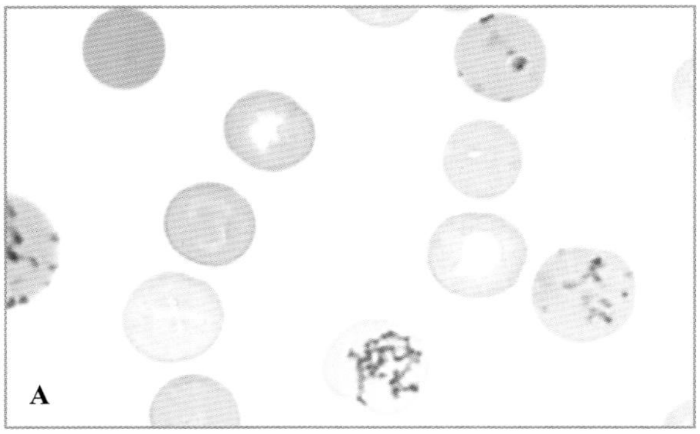

▲ 图 12-5A 网织红细胞

细胞：不成熟的无核红细胞
成分：沉淀的核糖核酸
数量：每个细胞 2 个或更多
颜色：深蓝色
常见于：不成熟的红细胞
注：取材于活细胞的活体染色。

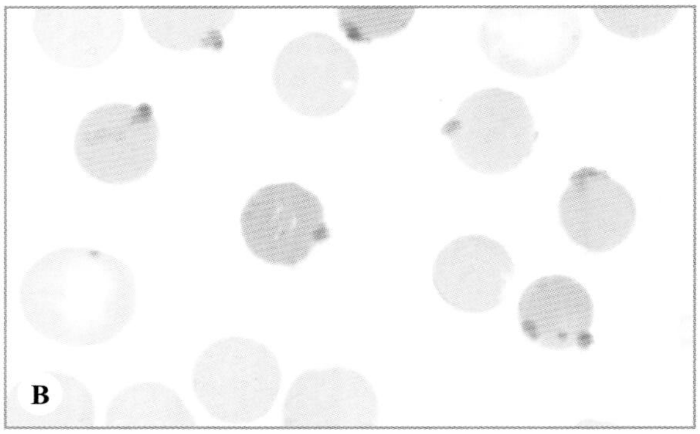

▲ 图 12-5B 海因茨小体

细胞：成熟的红细胞
成分：变性的血红蛋白
数量：单个或多个，通常附着在红细胞内膜上
颜色：深蓝色或紫色
常见于：不稳定的血红蛋白病：包括血红蛋白疾病和红细胞酶缺乏症（如葡萄糖 -6-磷酸脱氢酶）

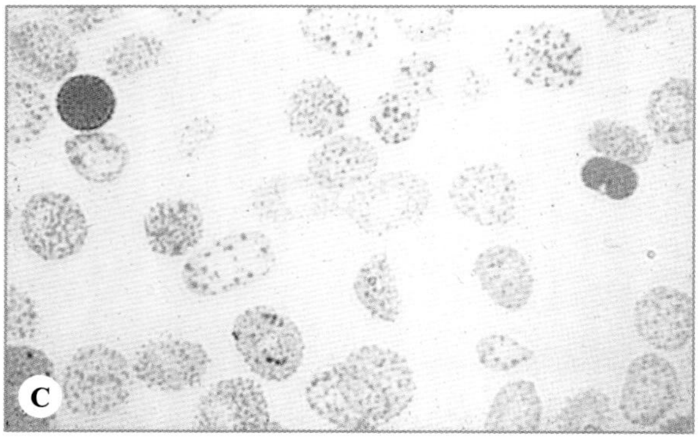

▲ 图 12-5C 血红蛋白 H
引自 American Society for Hematology slide bank

细胞：成熟的红细胞
成分：血红蛋白 β 链四聚体
数量：多个均匀分布的内含物，形似“高尔夫球”或“树莓”
颜色：深蓝色

表 12–1　红细胞包涵体的染色特性

包涵体	成　分	瑞特－吉姆萨染色	新亚甲蓝染色（或其他的活体染色）	普鲁士蓝染色（铁染色）
豪－乔小体	DNA	+	+	○
嗜碱性点彩	RNA	+	+	○
帕彭海姆小体	铁	+	+	+
网织红细胞	RNA	○	+	○
卡伯特环	有丝分裂纺锤体的残留物	+	+	○
海因茨小体	不稳定的血红蛋白	○	+	○
血红蛋白 H	β 链	○	+	○

+. 阳性；○. 阴性。DNA. 脱氧核糖核酸；RNA. 核糖核酸

（吴瑾滨　徐　磊　李康成　李晓清　译）

第 13 章　疾病对红细胞的影响

Diseases Affecting Erythrocytes

一、小细胞低色素性贫血

（一）缺铁性贫血（iron deficiency anemia）

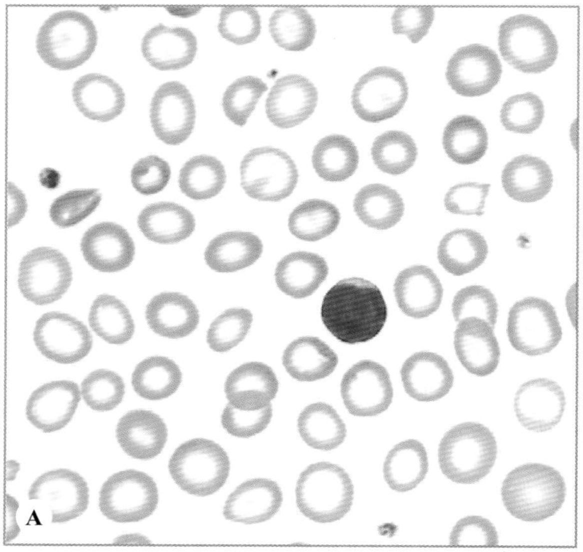

▲ 图 13–1A　严重的缺铁性贫血（PB，500×）

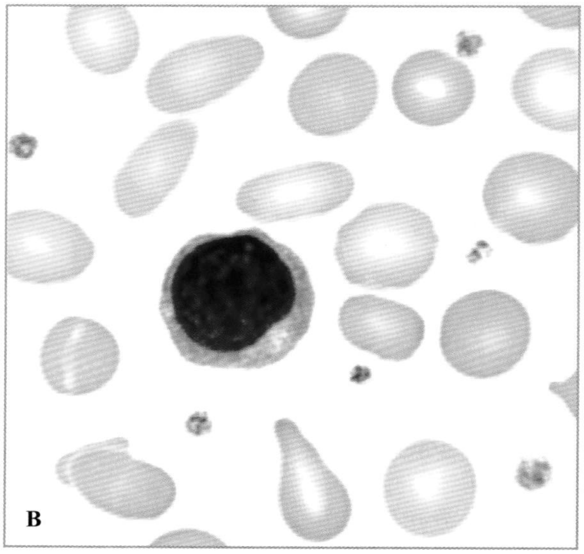

▲ 图 13–1B　缺铁性贫血（PB，1000×）

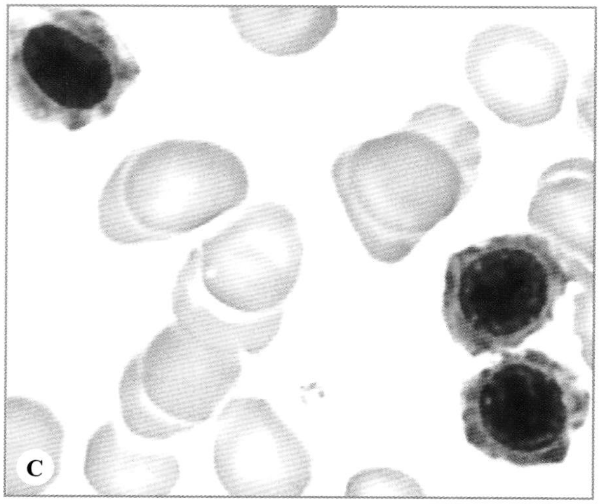

◀ 图 13–1C　缺铁性贫血（BM，1000×；染色不均的细胞质）

缺铁性贫血患者外周血中红细胞呈小细胞低色素性、大小不一，可出现血小板增多。

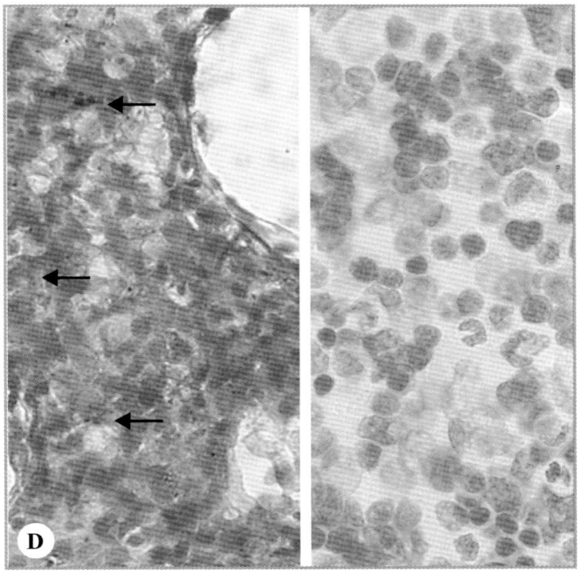

◀ 图 13–1D　骨髓抽取物涂片普鲁士蓝染色（500×）

箭示正常铁储备（左），缺铁如右图所示［引自 Keohane E.A., Smith L., Walenga J. (Eds.) (2016). Rodak's hematology: clinical principles and applications. (5th ed.). St. Louis: Saunders Elsevier.］

（二）轻型 β 地中海贫血（β-thalassemia minor，genotypes：β/β^{+}，β/β^{0}，β/δβ^{0}，β/δβ^{Lepore}）

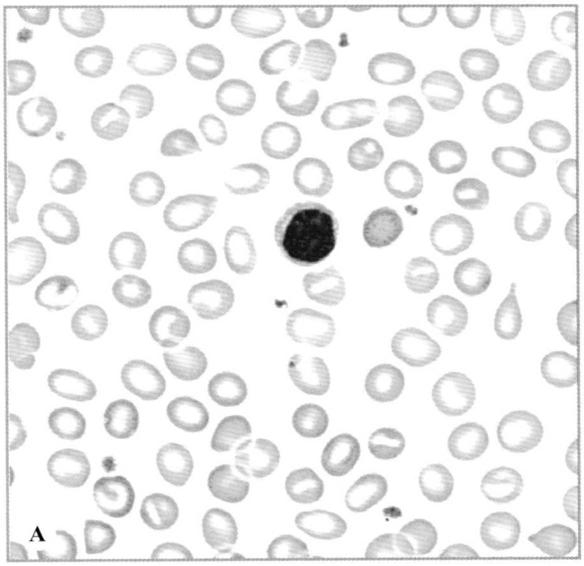

▲ 图 13–2A　轻型 β 地中海贫血（PB，500×）

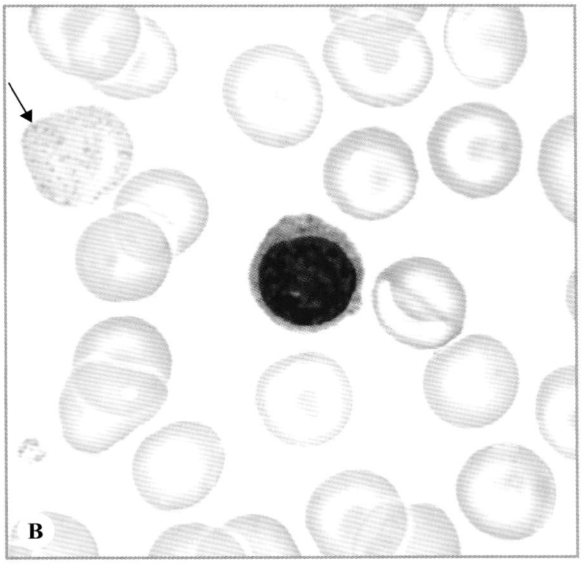

▲ 图 13–2B　轻型 β 地中海贫血（PB，1000×）

轻型 β 地中海贫血患者外周血中可见小红细胞、轻度低色素、靶形红细胞、口形红细胞和嗜碱性点彩红细胞。其中，嗜碱性点彩红细胞（箭）常见于轻型 β 地中海贫血，缺铁性贫血中少见。

（三）重型 β 地中海贫血（β-thalassemia major，genotypes：$β^0/β^0$，$β^+/β^+$，$β^+/β^0$，$δβ^{Lepore}/δβ^{Lepore}$）

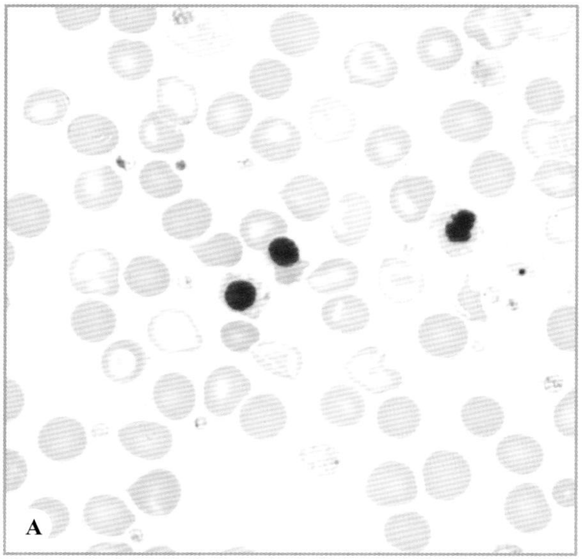

▲ 图 13-3A　重型 β 地中海贫血（PB，500×）

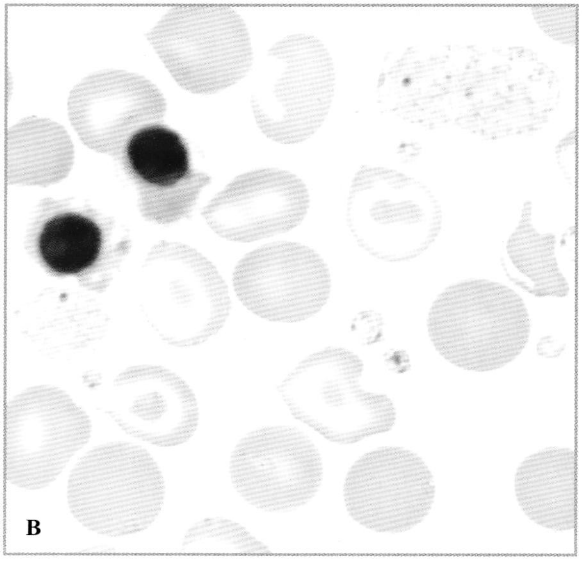

▲ 图 13-3B　重型 β 地中海贫血（PB，1000×）

重型 β 地中海贫血患者外周血中红细胞可见大小和形状明显变化，可出现大量有核红细胞、小红细胞、低色素性红细胞、靶形红细胞、嗜碱性点彩红细胞、泪滴形红细胞、裂红细胞、多色素性红细胞。

（四）轻型 α 地中海贫血（α-thalassemia minor, genotypes: ––/αα，–α/–α，hemoglobin H ––/–α）

轻型 α 地中海贫血患者外周血中可见小红细胞，低色素性红细胞，异形红细胞，靶形红细胞，多色素性红细胞，轻型 α 地中海贫血（––/αα，–α/–α）红细胞形态类似于 β 地中海贫血，此处不做重复描述（图 13–2A、图 13–2B 和图 12–5C）。

（五）重型 α 地中海贫血［α–thalassemia major，hemoglobin Bart hydrops fetalis syndrome，genotype：––/––（$γ_4$）］

重型 α 地中海贫血患者外周血中可见大量的有核红细胞，大小变化明显，以及低色素性红细胞、各种形态多色素性红细胞和大红细胞（图 13–4A 和图 13–4B）。

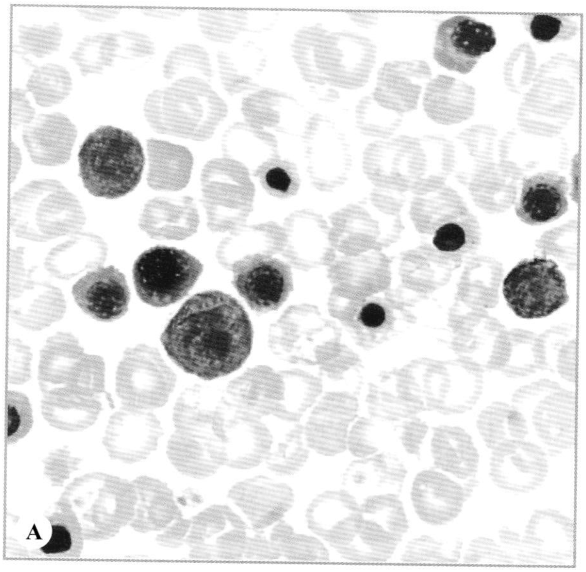

▲ 图 13-4A　巴特血红蛋白（PB，500×）

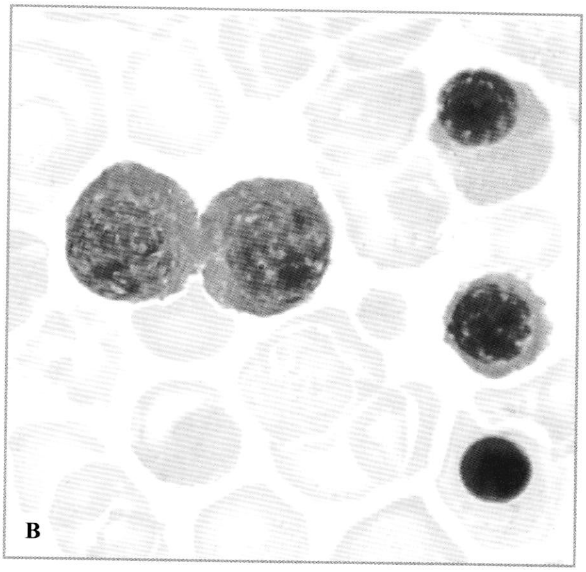

▲ 图 13-4B　巴特血红蛋白（PB，1000×）

二、正色素性大红细胞

（一）非巨幼细胞贫血（nonmegaloblastic anemia）

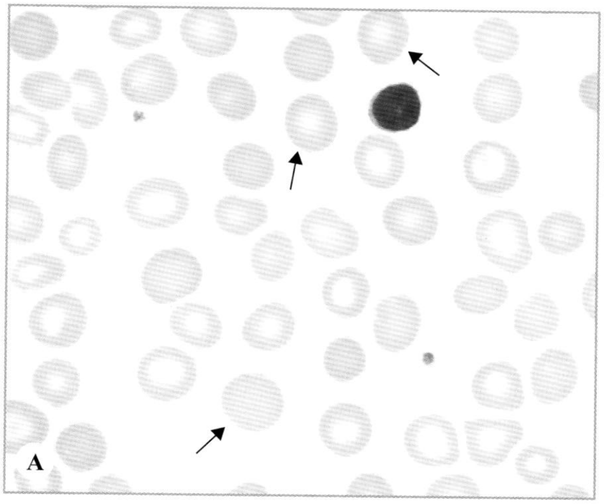

▲ 图 13-5A　大红细胞（非巨幼红细胞，箭）（PB，500×）

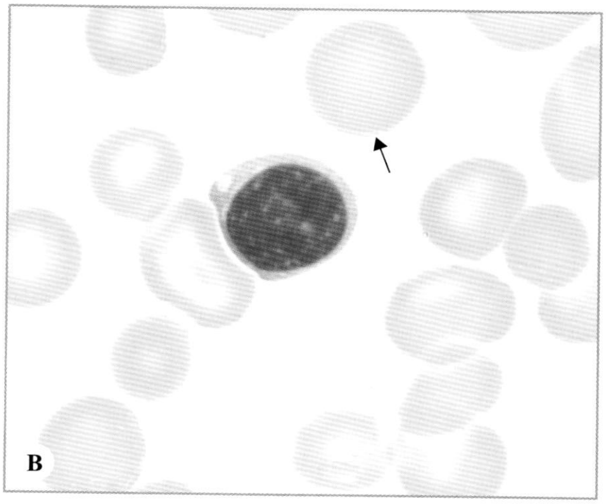

▲ 图 13-5B　大红细胞（非巨幼红细胞，箭）（PB，1000×）

外周血：圆形大红细胞、白细胞和血小板计数通常正常
骨髓：无巨幼细胞样改变
常见于：正常新生儿、肝病、慢性酒精中毒

（二）巨幼细胞贫血（megaloblastic anemia）

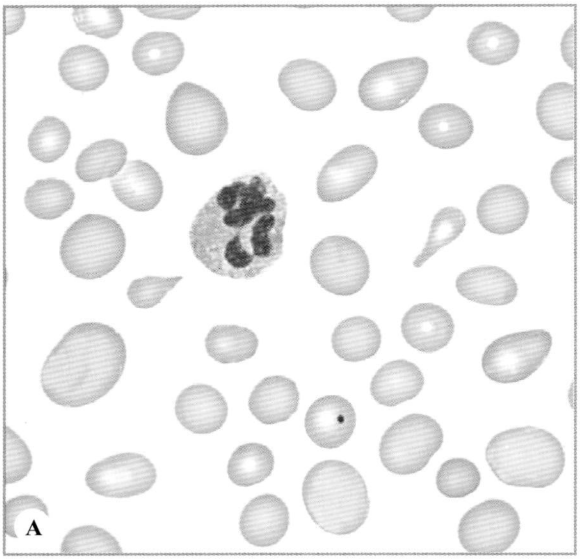

▲ 图 13-6A　巨幼细胞贫血（PB，500×）

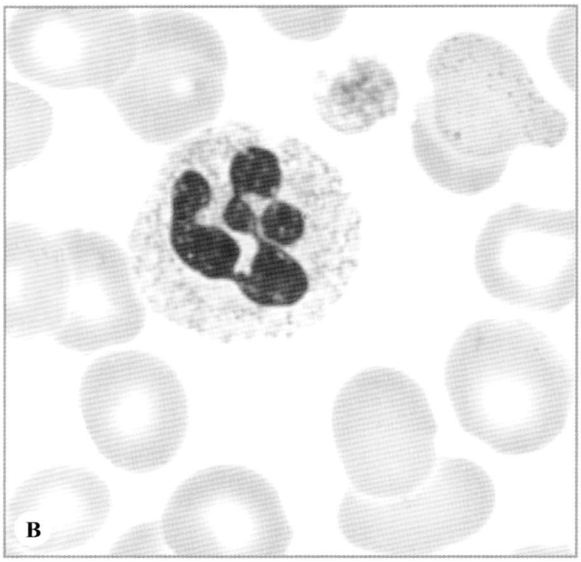

▲ 图 13-6B　巨幼细胞贫血（PB，1000×）

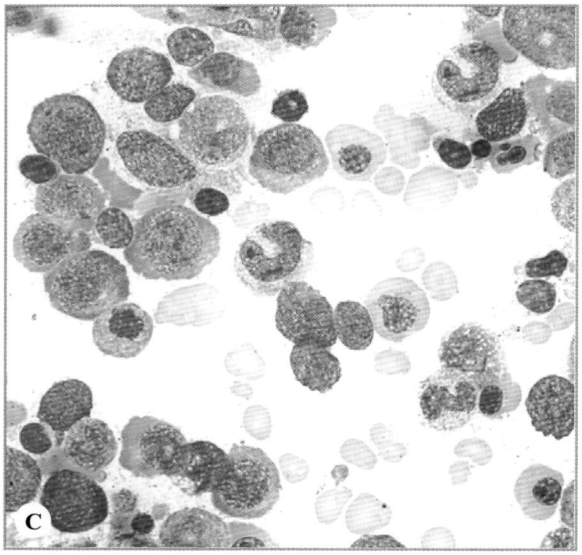

▲ 图 13-6C　巨幼细胞贫血（BM，500×）

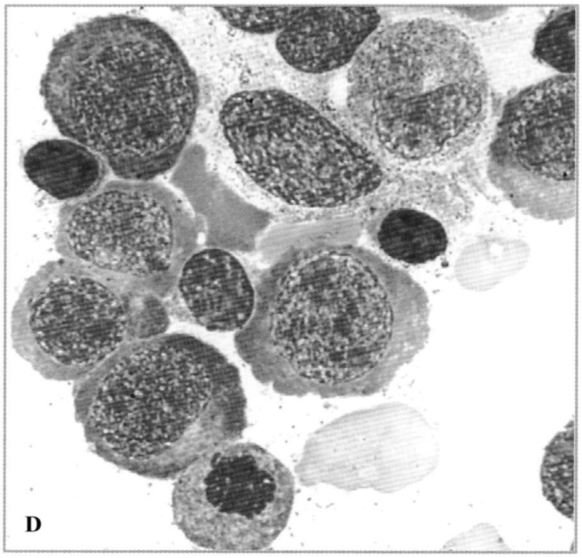

▲ 图 13-6D　巨幼细胞贫血（BM，1000×）

巨幼细胞贫血患者外周血中可见全血细胞减少、中性粒细胞分叶过多，以及椭圆形巨红细胞、泪滴形红细胞、豪－乔小体、有核红细胞、嗜碱性点彩红细胞、裂红细胞、球形红细胞、靶形红细胞和巨大血小板。典型的异常三联征包括全血细胞减少、椭圆形巨红细胞和中性粒细胞核分叶过多。骨髓象增生明显活跃，出现核质发育不同步（三系），即细胞核的成熟滞后于细胞质，巨杆状核粒细胞、巨晚幼粒细胞、中性粒细胞核分叶过多。其常见于维生素 B_{12} 缺乏、叶酸缺乏和骨髓增生异常综合征。

三、正细胞正色素性贫血

（一）再生障碍性贫血（aplastic anemia）

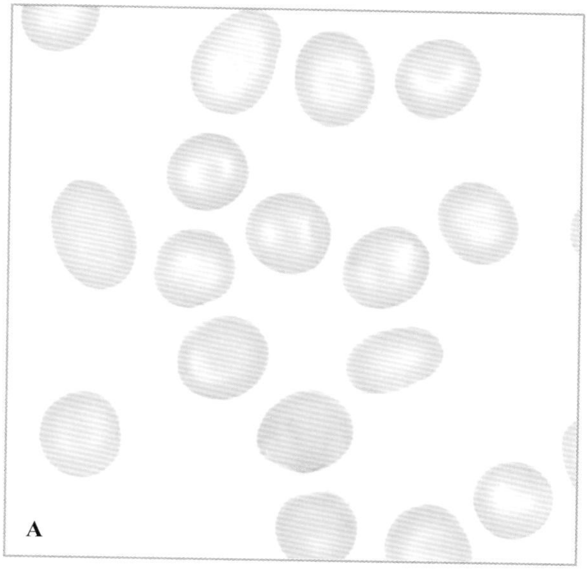

▲ 图 13–7A　再生障碍性贫血（PB，1000×）

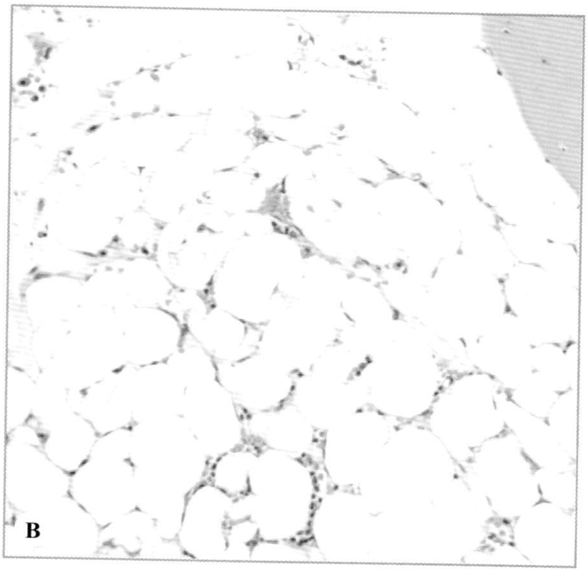

▲ 图 13–7B　再生障碍性贫血（BM，1000×）

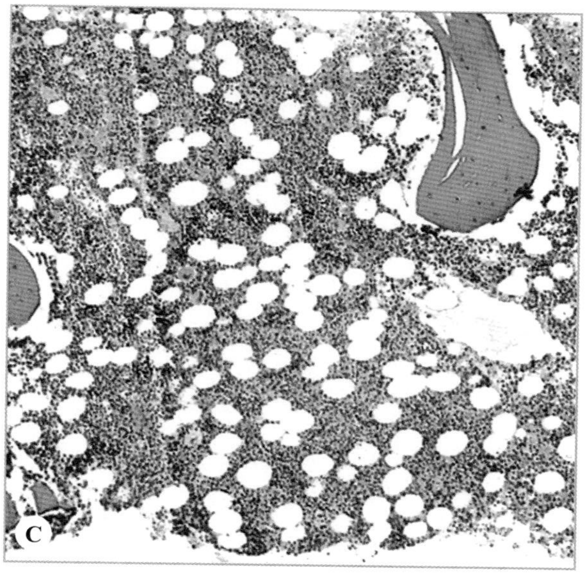

▲ 图 13–7C　具有代表性的病理活检切片显示细胞结构正常，约 **50%** 的脂肪细胞和 **50%** 的造血细胞（**HE，50×**）

引自 Keohane E.A., Smith L., Walenga J. (Eds.) (2016). *Rodak's hematology: clinical principles and applications*. (5th ed.). St. Louis: Saunders Elsevier.

外周血：全血细胞减少、正细胞正色素性（偶见大红细胞）

骨髓：细胞减少、淋巴细胞占比可增多

常见于：骨髓衰竭

（二）免疫性溶血性贫血（immune hemolytic anemia）

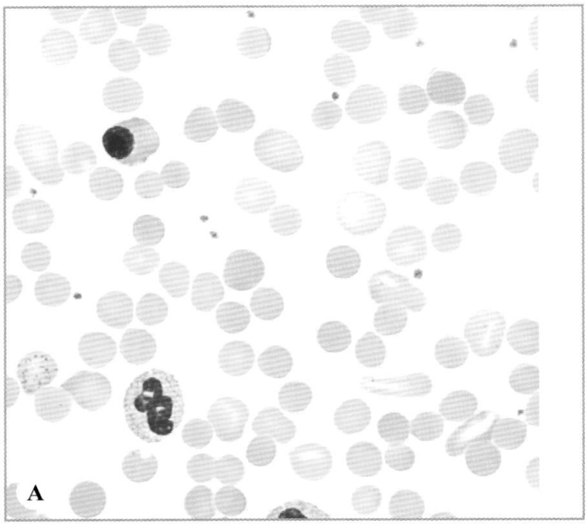

▲ 图 13-8A　免疫性溶血性贫血（PB，500×）

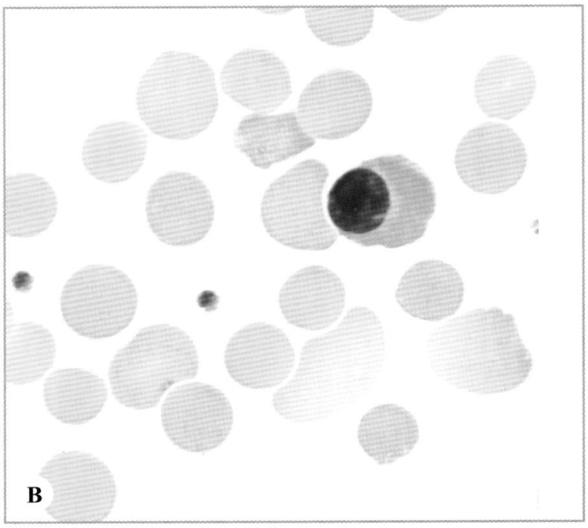

▲ 图 13-8B　免疫性溶血性贫血（PB，1000×）

免疫性溶血性贫血患者外周血中可见球形红细胞、裂红细胞、多色素性红细胞、有核红细胞。其常见于自身免疫性贫血、同种免疫性贫血（见“胎儿和新生儿的溶血性疾病”，图 13-9）、药物引起的溶血性贫血。红细胞形态随病因和疾病的严重程度而变化。

（三）胎儿和新生儿的溶血性疾病（hemolytic disease of the fetus and newborn）

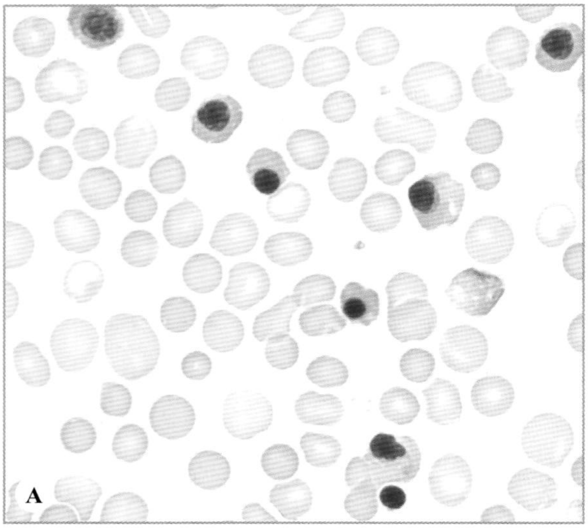

▲ 图 13-9A　胎儿和新生儿的溶血性疾病（PB，500×）

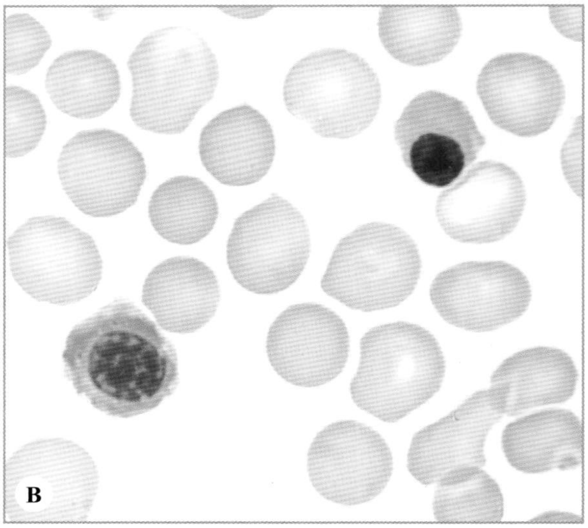

▲ 图 13-9B　胎儿和新生儿的溶血性疾病（PB，1000×）

胎儿和新生儿的溶血性疾病患者外周血中可见多色素性红细胞、有核红细胞增多、正色素大红细胞、球形红细胞（ABO 血型不合中更常见）。其常见于母婴 Rh 和（或）ABO 血型不合。正常新生儿可见有核红细胞（见第 23 章“新生儿正常外周血细胞形态”）。

（四）遗传性球形红细胞增多症（hereditary spherocytosis）

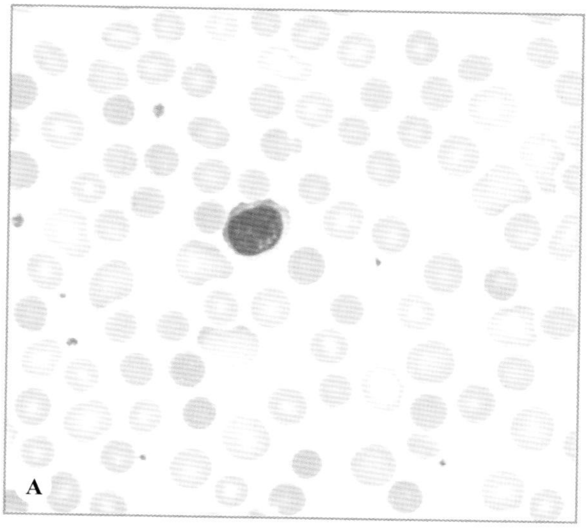

▲ 图 13-10A　遗传性球形红细胞增多症（PB，500×）

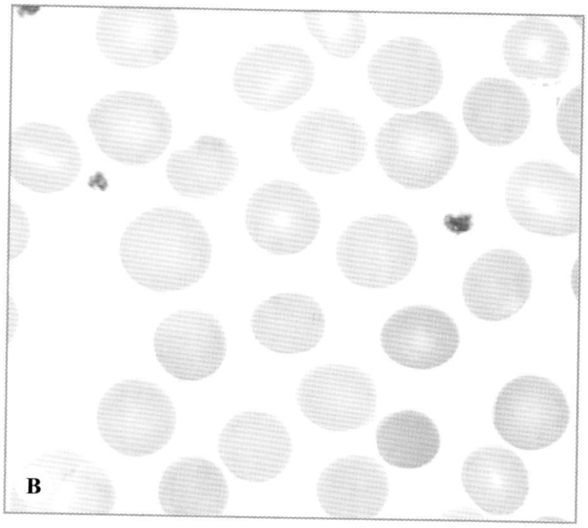

▲ 图 13-10B　遗传性球形红细胞增多症（PB，1000×）

外周血：球形红细胞（数目不等）、多色素性红细胞，可见有核红细胞
常见于：红细胞膜缺陷

（五）遗传性椭圆形红细胞增多症（hereditary elliptocytosis）

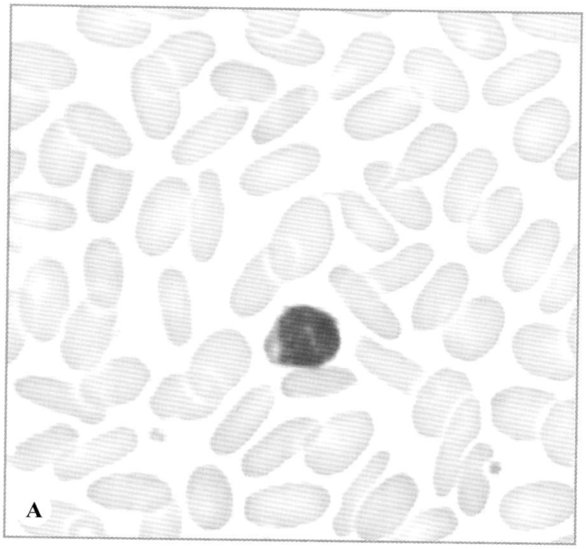

▲ 图 13-11A　遗传性椭圆形红细胞增多症（PB，500×）

外周血：椭圆形红细胞占 25% 以上，通常≥60%；呈现为正细胞正色素性
常见于：红细胞膜缺陷变异性溶血

（六）遗传性热不稳定性异形红细胞增多症（hereditary pyropoikilocytosis，elliptocytosis variant）

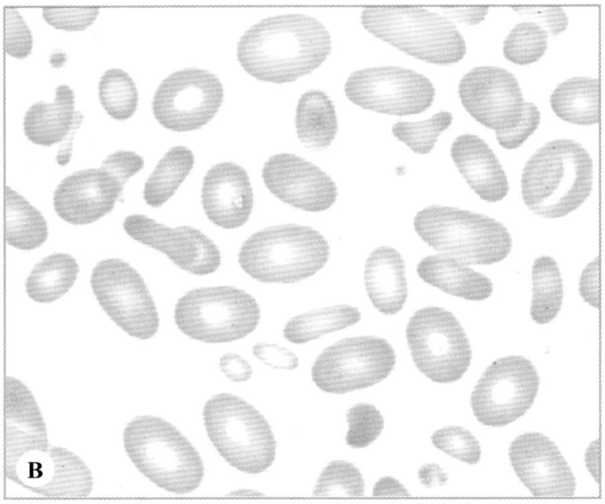

▲ 图 13–11B　遗传性热不稳定性异形红细胞增多症：孵育前（PB，500×）

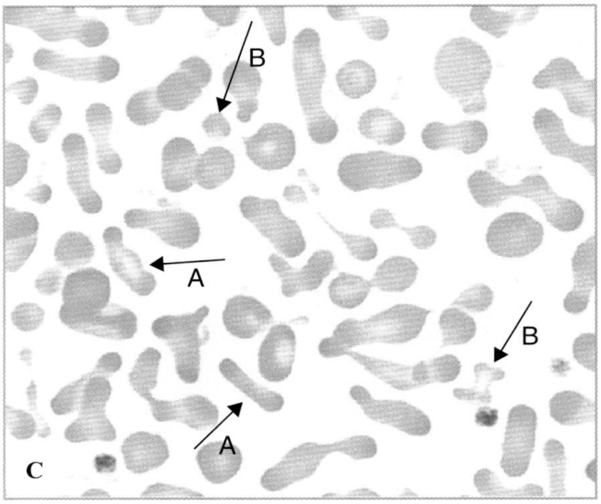

▲ 图 13–11C　遗传性热不稳定性异形红细胞增多症：41～45℃孵育 1h（PB，500×），细长红细胞（箭 A），破碎红细胞（箭 B）（PB，500×）

外周血：椭圆形红细胞、裂红细胞、小球形红细胞（图 11–4B）

常见于：红细胞膜缺陷、溶血、热敏感（图 13–11C）

外周血：小椭圆形红细胞、裂红细胞、球形红细胞（未描述）

常见于：红细胞膜缺陷

（七）微血管病性溶血性贫血（microangiopathic hemolytic anemia）

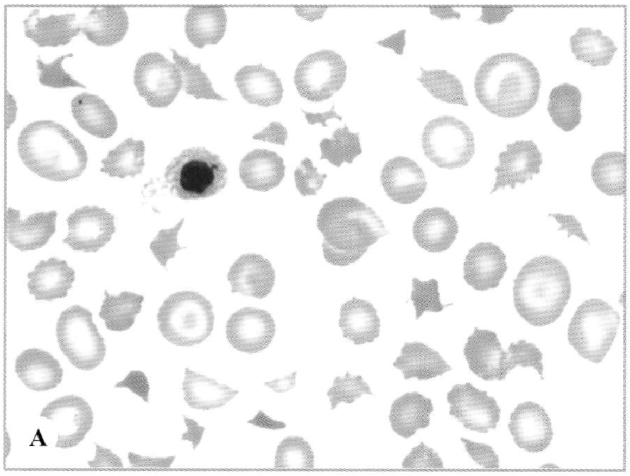

▲ 图 13–12A　微血管病性溶血性贫血（PB，500×）

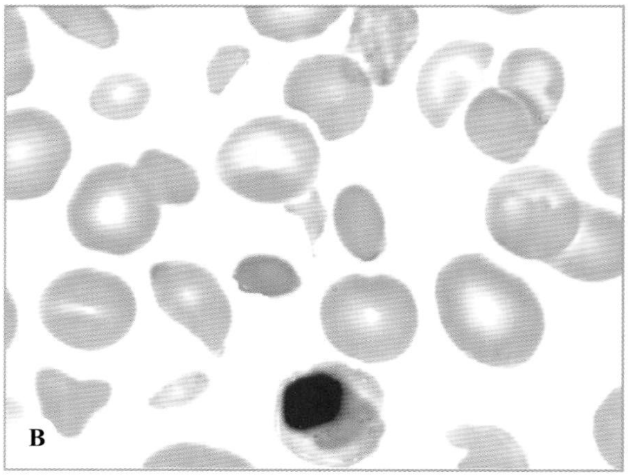

▲ 图 13–12B　微血管病性溶血性贫血（PB，1000×）

外周血：可见裂红细胞、球形红细胞、多色素性红细胞、有核红细胞，血小板减少

常见于：血栓性血小板减少性紫癜、溶血性尿毒症综合征、HELLP 综合征（溶血性贫血、肝酶升高、低血小板计数）、弥散性血管内凝血、高血压危象

注：形态学变化的程度与疾病的严重程度直接相关。

（八）血红蛋白 CC 病（hemoglobin CC disease）

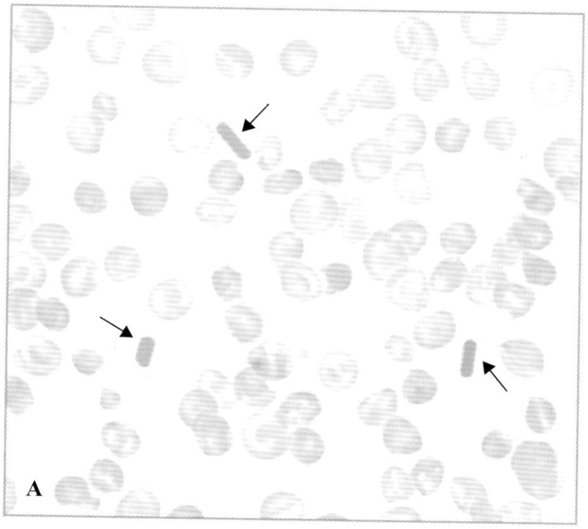

▲ 图 13-13A　血红蛋白 CC（箭）（PB，500×）

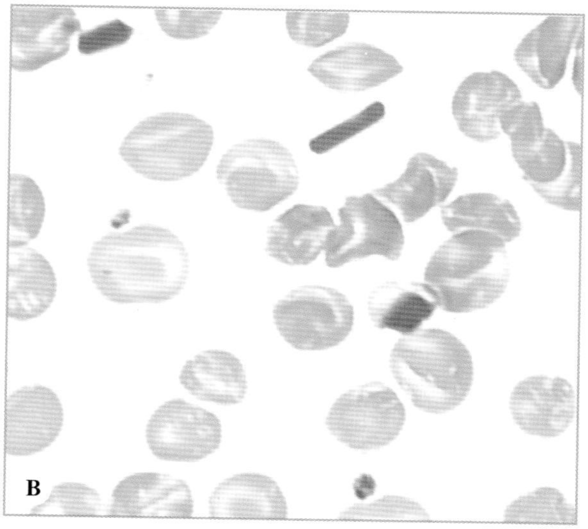

▲ 图 13-13B　血红蛋白 CC（PB，1000×）

血红蛋白 CC 病患者外周血中可见多色素性红细胞、靶形红细胞、球形红细胞、小红细胞、细胞内和（或）细胞外棒状结晶，其常见于纯合子血红蛋白 C 病（图 11-7）。

（九）血红蛋白 SS 病（hemoglobin SS disease）

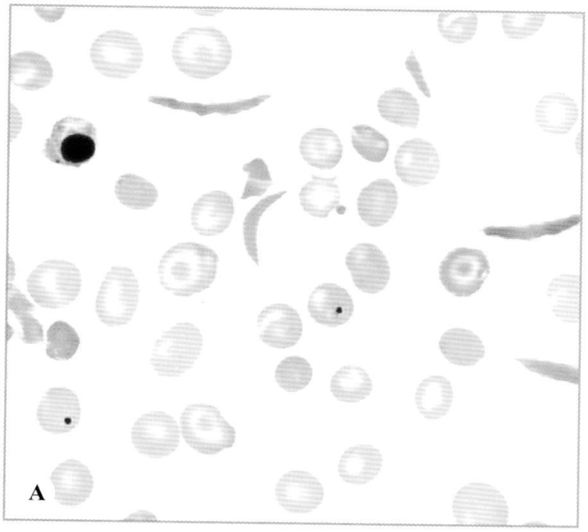

▲ 图 13-14A　血红蛋白 SS（PB，500×）

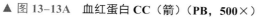

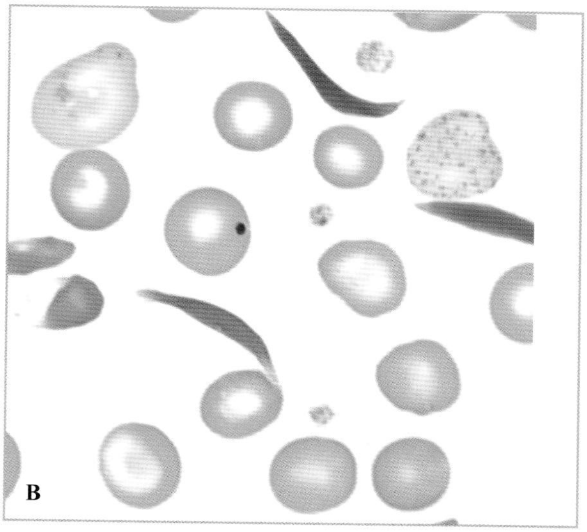

▲ 图 13-14B　血红蛋白 SS（PB，1000×）

血红蛋白 SS 病患者外周血中可见镰状细胞（危象）、靶形红细胞、有核红细胞、裂红细胞、豪－乔小体（Howell-Jolly 小体）、嗜碱性点彩红细胞、帕彭海姆小体、多色素性红细胞、白细胞计数增加伴中性粒细胞增多、血小板增多。其常见于纯合子血红蛋白 S 病（图 11-6）。

（十）血红蛋白 SC 病（hemoglobin SC disease）

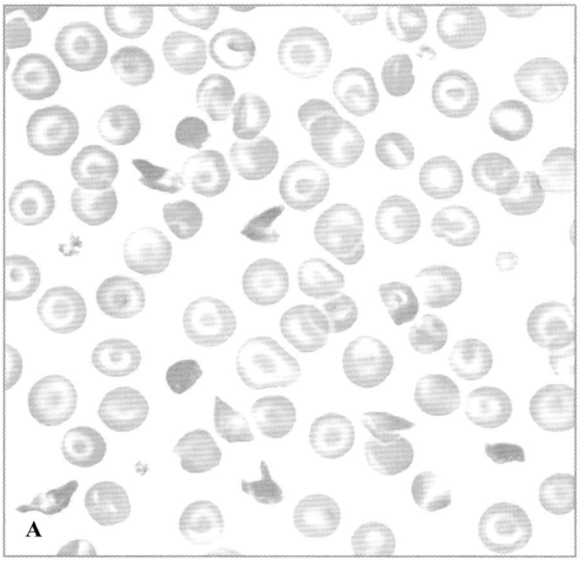

▲ 图 13–15A　**血红蛋白 SC（PB，500×）**

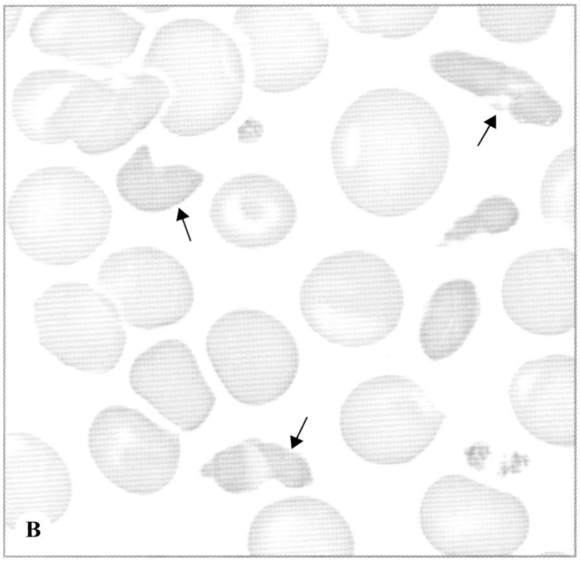

▲ 图 13–15B　**血红蛋白 SC（箭）（PB，1000×）**

血红蛋白 SC 病患者外周血中可见少量镰状细胞、靶形红细胞、红细胞内结晶；血红蛋白的结晶聚集体，SC 可从红细胞膜突出。其常见于血红蛋白 SC 病（图 11–8）。

（徐　磊　吴瑾滨　黄春秀　杨斯恬　译）

第四篇
白 细 胞
Leukocytes

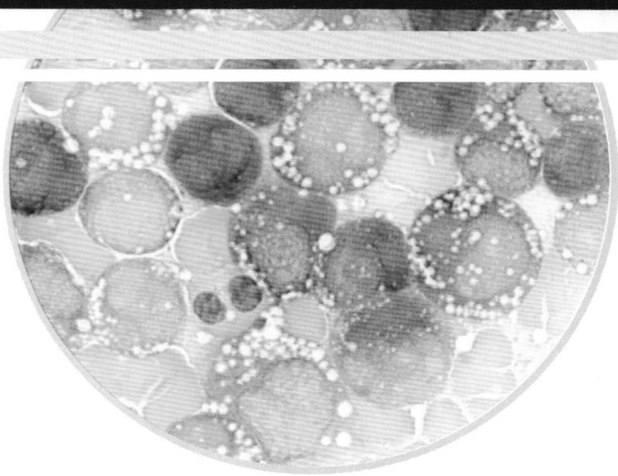

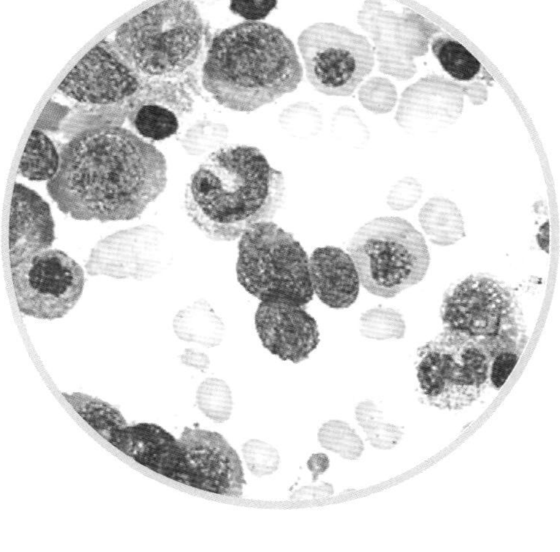

第 14 章　白细胞细胞核与细胞质的变化

Nuclear and Cytoplasmic Changes in Leukocytes

一、中性粒细胞核分叶不良（hyposegmentation of neutrophils）

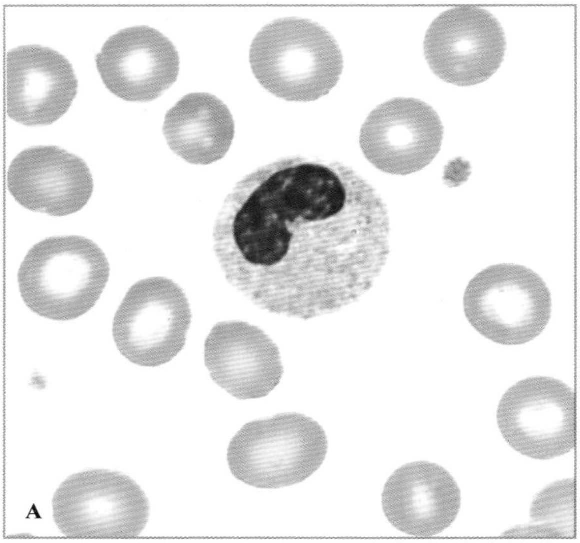

▲ 图 14–1A　分叶不良：花生状核

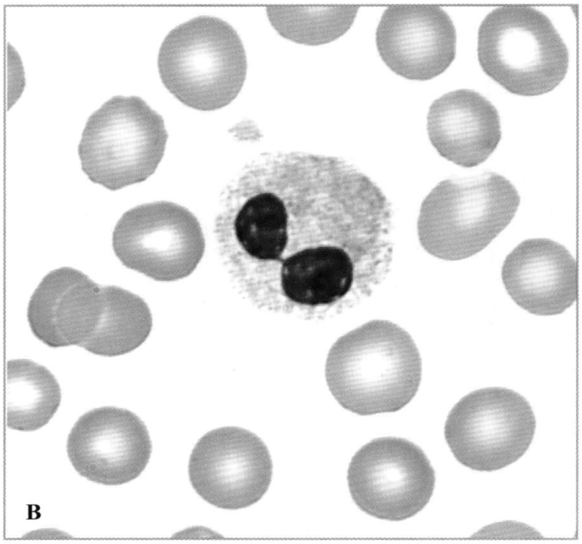

▲ 图 14–1B　分叶不良：两叶核

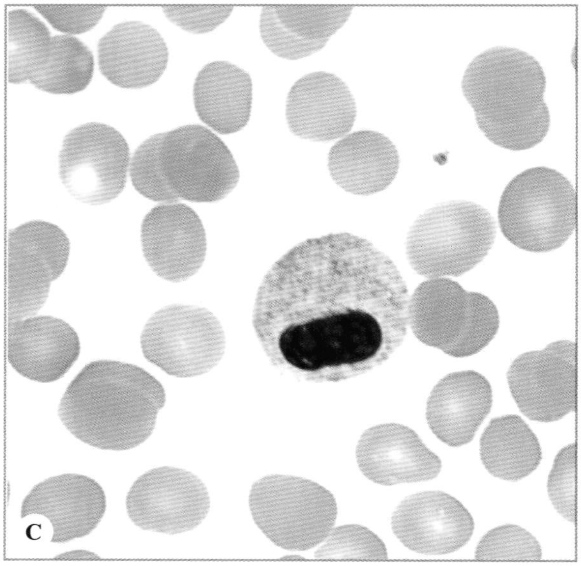

▲ 图 14–1C　未分叶核

中性粒细胞核分叶不良的形态特点为粒细胞核呈花生状、两叶或不分叶，染色质成熟。其常见于 Pelger-Huët 畸形、假性 Pelger-Huët 畸形。

Pelger-Huët 畸形是一种遗传性疾病，大部分粒细胞均受累。而假性 Pelger-Huët 畸形是继发性疾病，受累的粒细胞不超过 50%，且常伴有其他恶性肿瘤的形态学特征，例如一些骨髓增殖性疾病或骨髓增生异常综合征（见第 17 章“骨髓增殖性肿瘤”和第 18 章“骨髓增生异常综合征”）。

二、中性粒细胞核分叶过多（hypersegmentation of neutrophils）

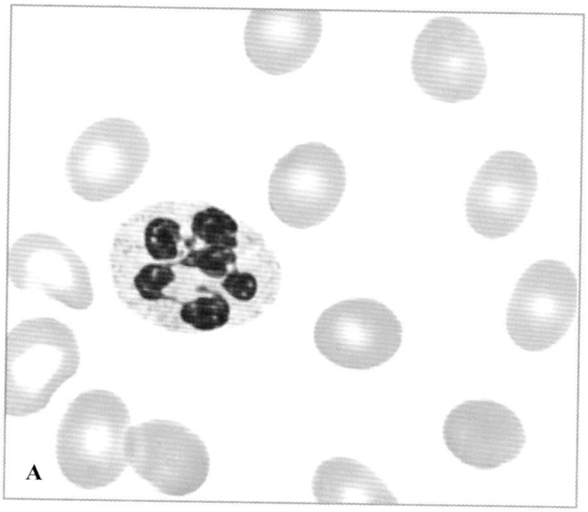

▲ 图 14-2A　多分叶核中性粒细胞

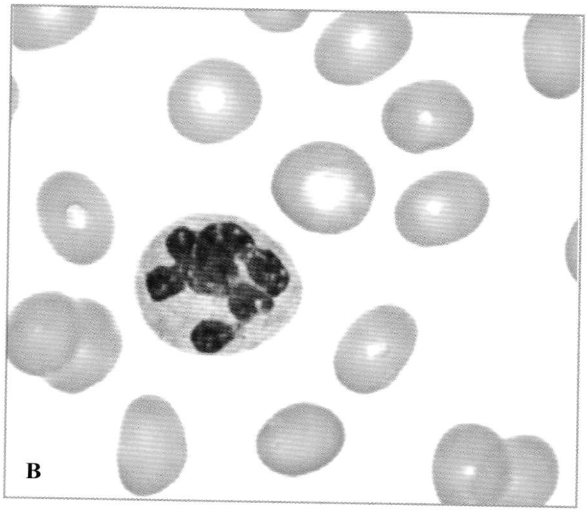

▲ 图 14-2B　多分叶核中性粒细胞

形态特点：粒细胞核分叶常为 6 叶或更多

常见于：巨幼细胞贫血、慢性感染、骨髓增生异常综合征，遗传性疾病少见

三、中性粒细胞空泡现象（vacuolation in neutrophils）

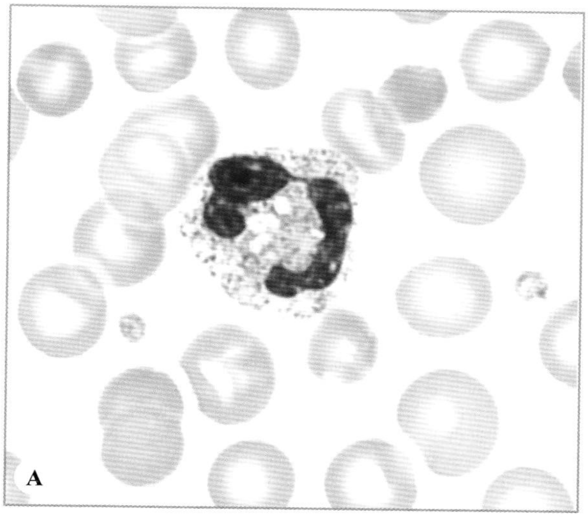

▲ 图 14-3A　空泡

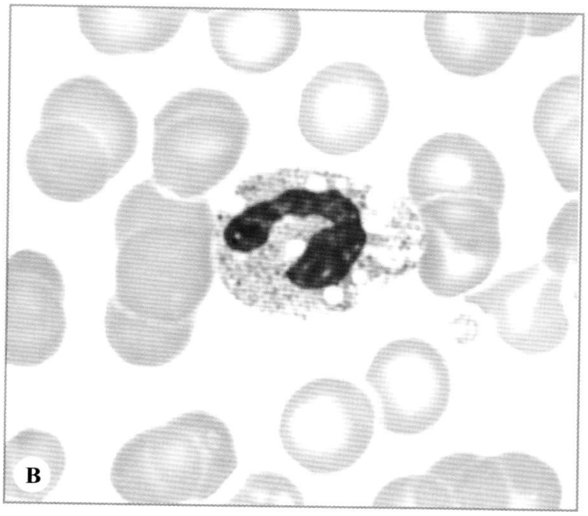

▲ 图 14-3B　空泡

形态特点：胞质内未着色的圆形区域

数量：多少不等

常见于：细菌或真菌感染、中毒、烧伤、化疗、人为因素

注：空泡内偶见微生物或色素。正常单核细胞亦可见空泡，不提示感染。

四、杜勒小体（Döhle body）

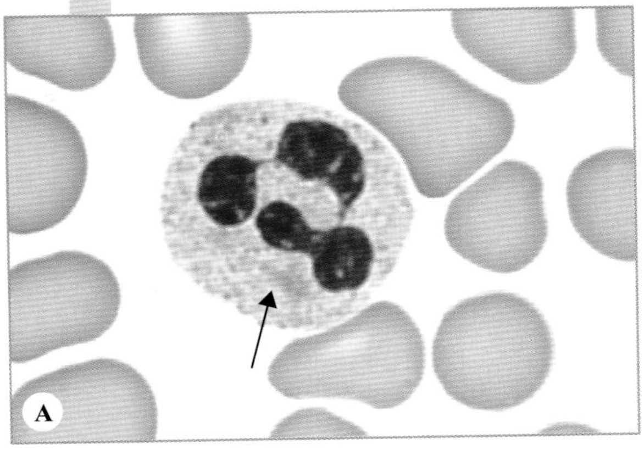

▲ 图 14–4A　杜勒小体（箭）

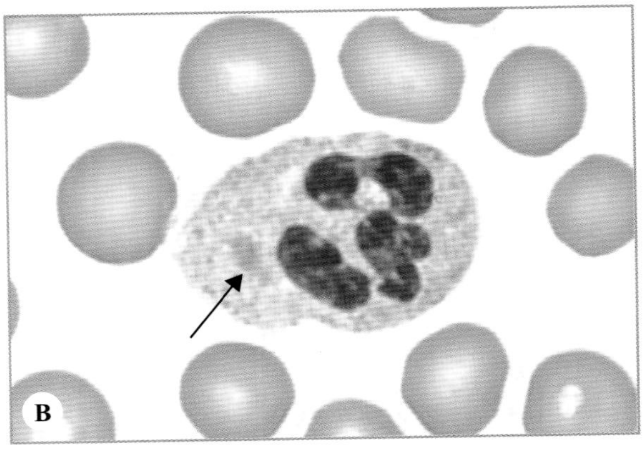

▲ 图 14–4B　杜勒小体（箭）

形态特点：胞质内可见形态各异的灰蓝色内含物

成分：核糖体 RNA

数量：单个或多个

常见于：多种疾病，如细菌感染、脓毒症，正常妊娠亦可见

注：可见于含中毒颗粒的中性粒细胞内或见于同片中的其他中性粒细胞内（图 14–5B）。

五、蓝绿色包涵体（blue-green inclusion）

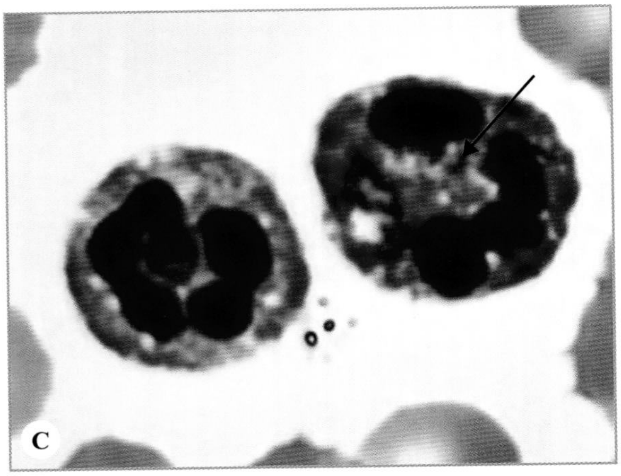

▲ 图 14–4C　中性粒细胞蓝绿色包涵体（PB，1000×）
图片由 George Girgis, CLS, IU Health 提供

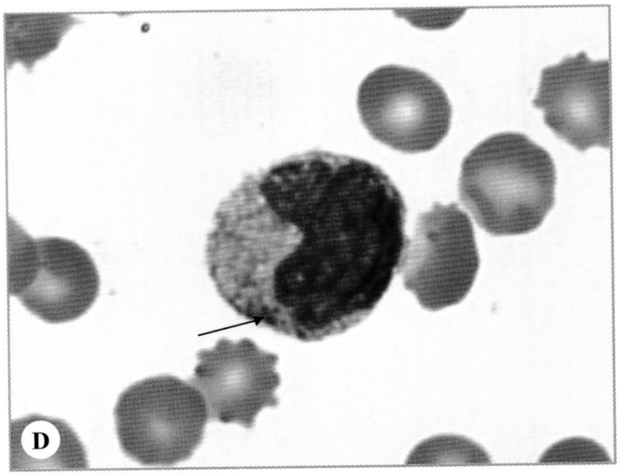

▲ 图 14–4D　单核细胞蓝绿色包涵体（PB，1000×）
图片由 George Girgis, CLS, IU Health 提供

形态特点：中性粒细胞胞质内可见形态各异的蓝绿色颗粒

成分：富含脂质，可能是脂褐素样物质

数量：单个或多个

常见于：严重肝病、乳酸酸中毒、脓毒症

注：也称为蓝绿色死亡晶体。

六、中毒颗粒（toxic granulation）

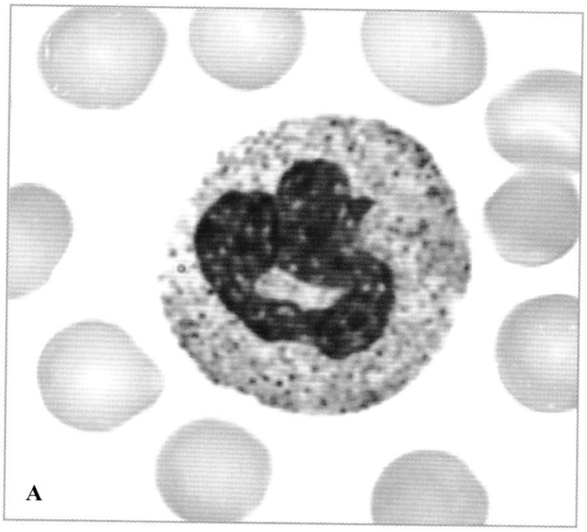

▲ 图 14-5A　中毒颗粒

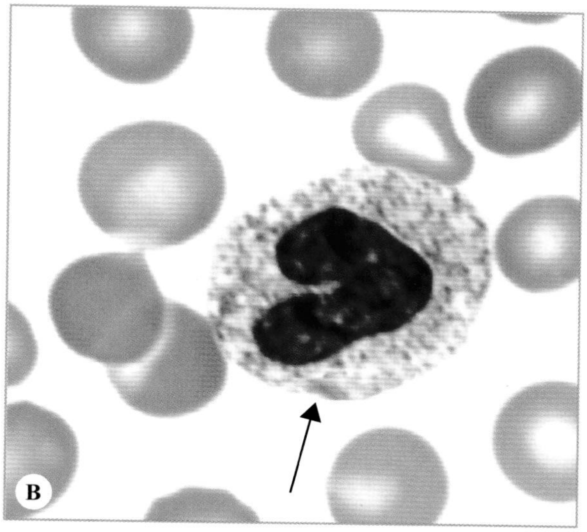

▲ 图 14-5B　中毒颗粒和杜勒小体（箭），部分胞质呈灰蓝色可能因细胞从骨髓提前释放所致

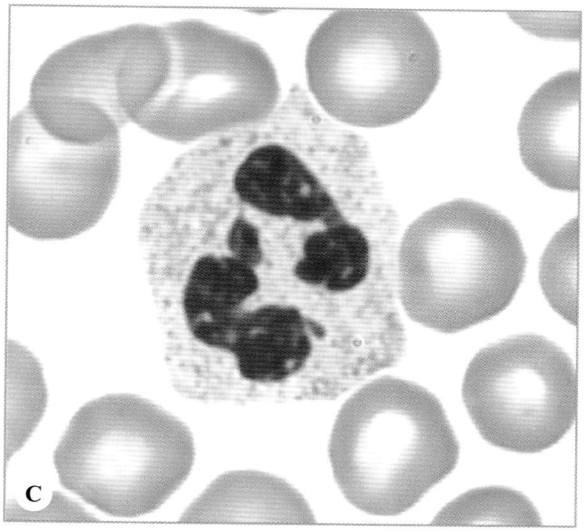

▲ 图 14-5C　正常中性分叶核粒细胞（用于对照）

形态特点：中性粒细胞胞质出现粗大紫黑色颗粒，分布不均

成分：嗜天青颗粒

数量：多少不等

常见于：多种疾病，如细菌感染、脓毒症，以及粒细胞集落刺激因子治疗后

七、中性粒细胞颗粒减少或缺失（hypogranulation/agranulation in neutrophils）

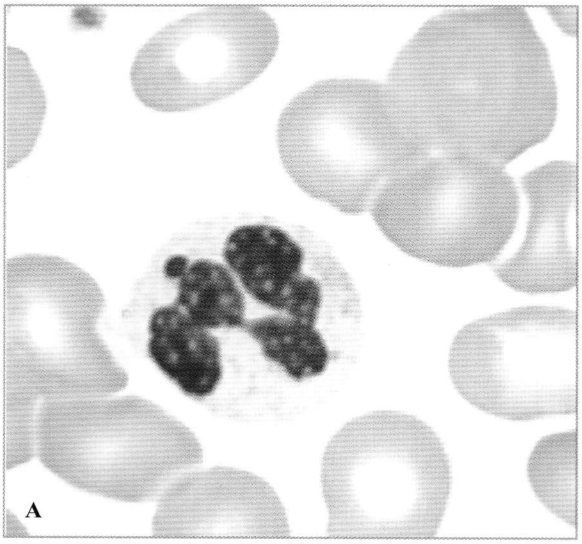

▲ 图 14–6A　颗粒减少

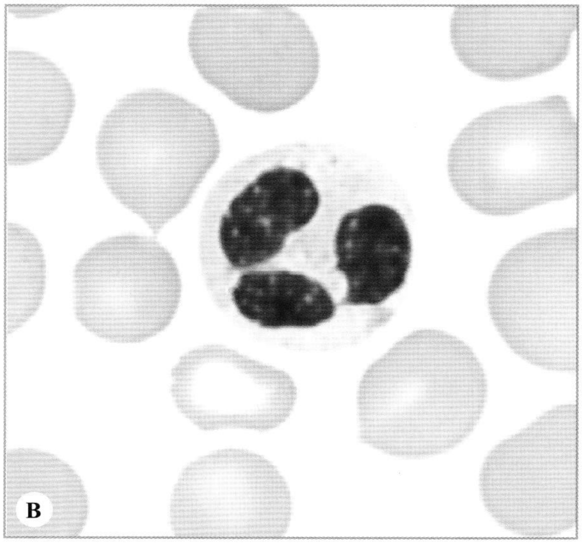

▲ 图 14–6B　颗粒缺失

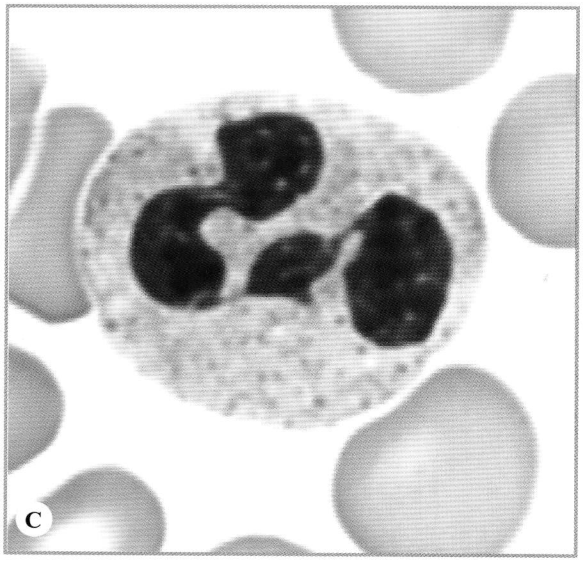

▲ 图 14–6C　正常中性分叶核粒细胞（用于对照）

形态特点：特异性颗粒数量减少或缺失，导致胞质颜色变浅或无色

常见于：骨髓增生异常综合征（MDS）、骨髓增殖性肿瘤、感染

八、反应性淋巴细胞（reactive lymphocytes）

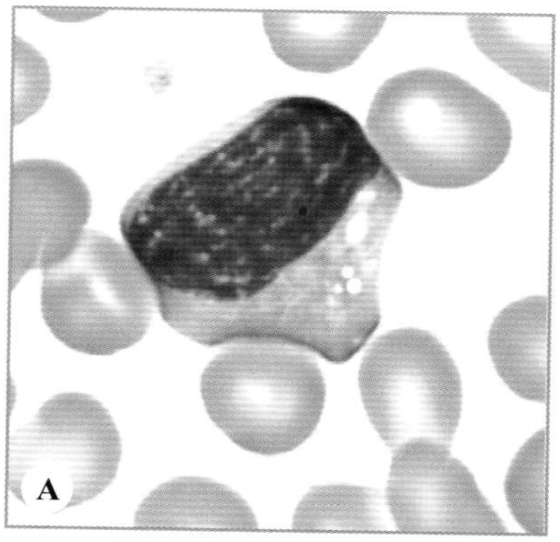

▲ 图 14-7A　胞质空泡型反应性淋巴细胞

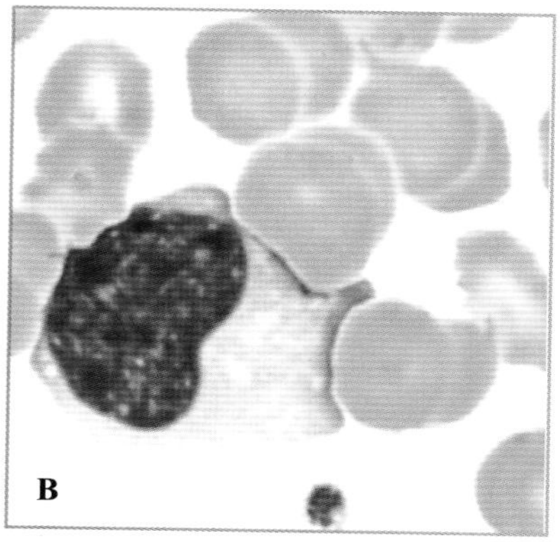

▲ 图 14-7B　裙边样嗜碱性反应性淋巴细胞

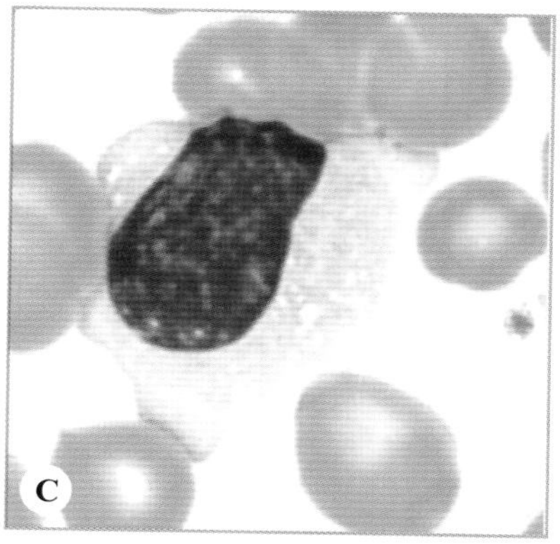

▲ 图 14-7C　胞质不规则的反应性淋巴细胞

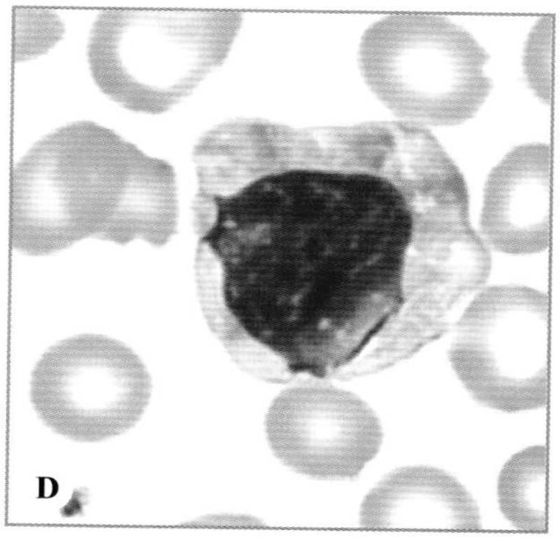

▲ 图 14-7D　胞质呈放射状嗜碱性的反应性淋巴细胞

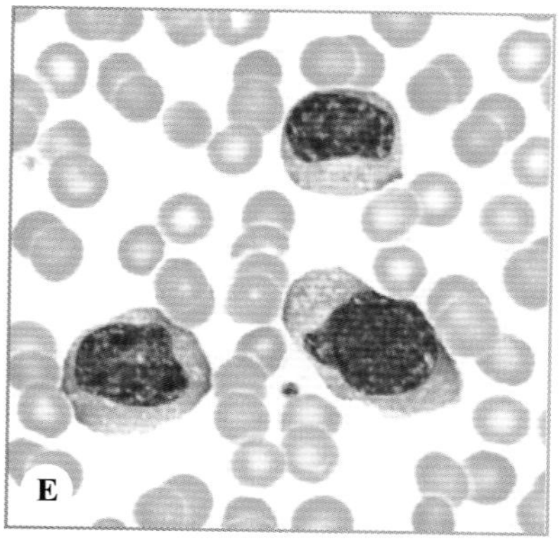

▲ 图 14-7E　反应性淋巴细胞是病毒感染性疾病的特征，如传染性单核细胞增多症（PB，500×）

形态特点：10～30μm，形态多变且易受周围细胞影响

细胞核：不规则

　核仁：偶见

　核染色质：与未受刺激淋巴细胞相比，核染色质由粗糙到细致疏松

细胞质：淡蓝色至深蓝色，胞质边缘染色不均匀或呈放射状嗜碱性

　颗粒：可见嗜天青颗粒增多

　空泡：偶见

常见于：病毒感染和其他抗原刺激，如器官移植

注：单核细胞和反应性淋巴细胞的比较见附录表 A-2。

（刘远智　黄春秀　李太晗　范憬超　译）

第 15 章　急性髓系白血病
Acute Myeloid Leukemia

世界卫生组织（WHO）基于形态学、免疫表型、遗传特性（包括核型和分子学检测）及临床特征对造血和淋巴组织肿瘤进行了分型。WHO 将急性髓系白血病（AML）定义为骨髓中的原始细胞≥20%、外周血白细胞计数不定、贫血和血小板减少。

AML 可分为以下四类。

1. AML 伴重现性遗传学异常。
2. AML 伴骨髓增生异常相关改变。[1]
3. 治疗相关髓系肿瘤。[1]
4. AML，非特定类型。

下面将呈现每一类 AML 伴重现性遗传学异常和 AML（非特定类型）的外周血和骨髓细胞形态特征，以及相关的细胞化学染色、遗传异常和免疫表型。

一、急性髓系白血病微分化型（acute myeloid leukemia, minimally differentiated, FAB[2] M_0）

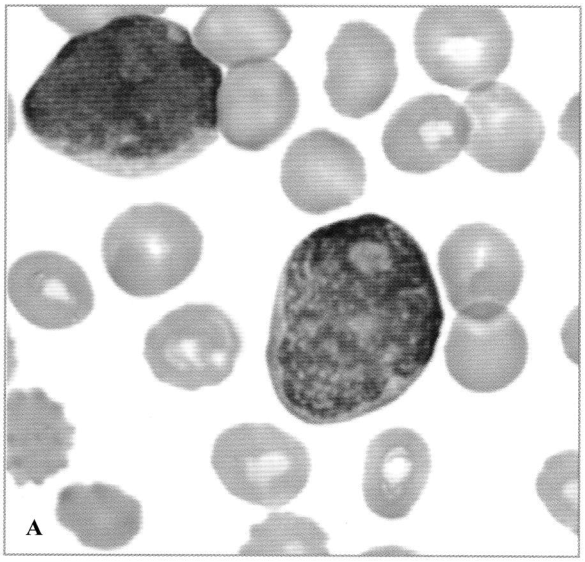

▲ 图 15–1A　外周血（1000×）

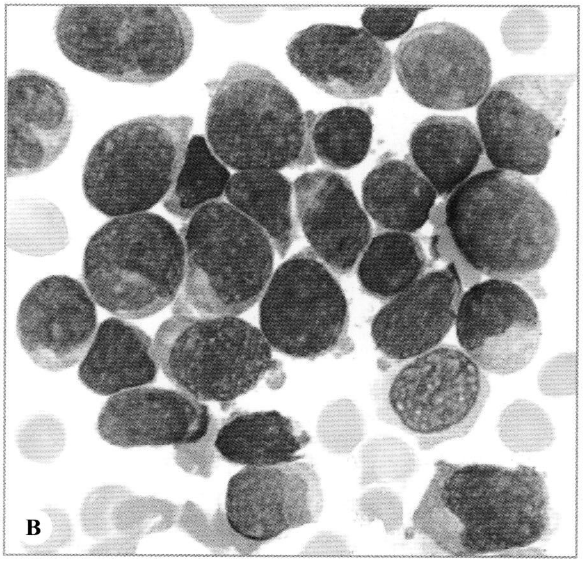

▲ 图 15–1B　骨髓（500×）

[1] 诊断在某种程度上基于患者的体征，因此本章不做讨论。
[2] 法、美、英的急性白血病分类。

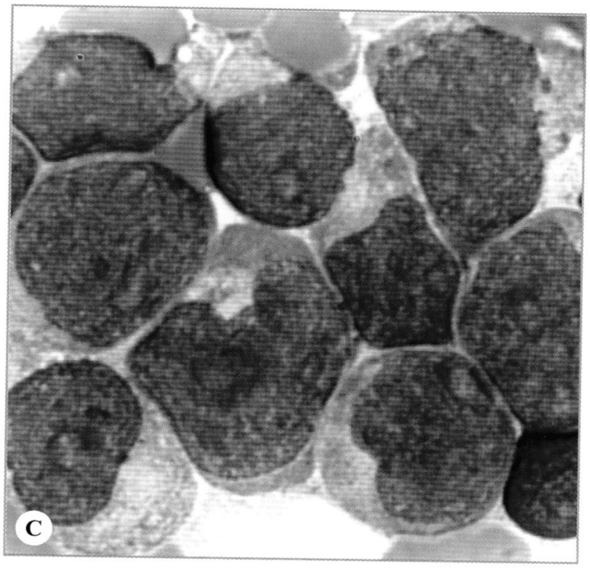

▲ 图 15–1C　骨髓（1000×）

形态学

外周血：原始细胞胞体大、无颗粒

骨髓：原始细胞胞体大、无颗粒

细胞化学染色

髓过氧化物酶：阴性

苏丹黑 B：阴性

非特异性酯酶：阴性

遗传学

重现性遗传学异常：未明确

免疫表型：$CD13^{+}$，$CD33^{+}$，$CD117^{+}$，HLA-$DR^{\pm}$，$CD34^{\pm}$，$CD38^{+}$

二、急性髓系白血病伴不成熟型（acute myeloid leukemia without maturation, FAB M_1）

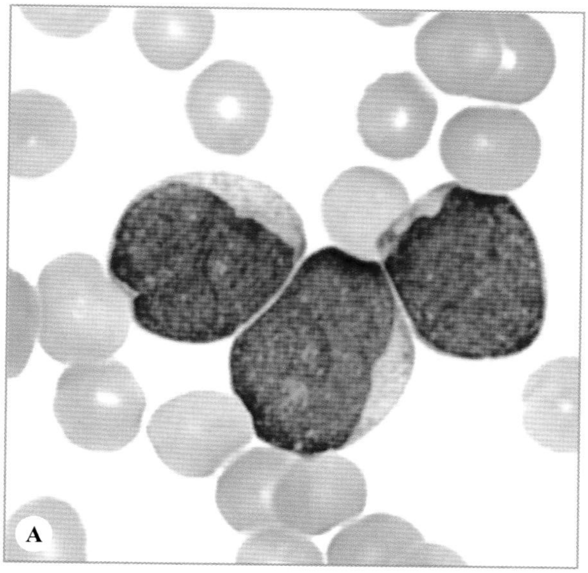

▲ 图 15–2A　外周血（1000×）

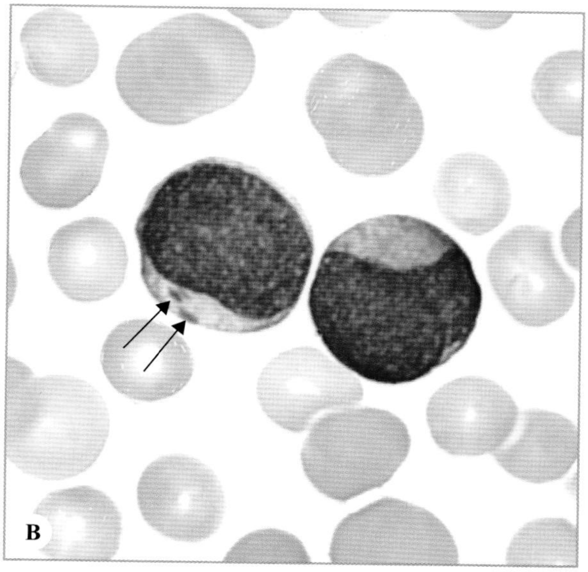

▲ 图 15–2B　外周血可见含有奥氏小体（箭）的原粒细胞（1000×）

奥氏小体由嗜天青颗粒融合而成，通常呈棒状，但外观也可呈圆形，异常原粒细胞和异常早幼粒细胞中可见一个或多个奥氏小体

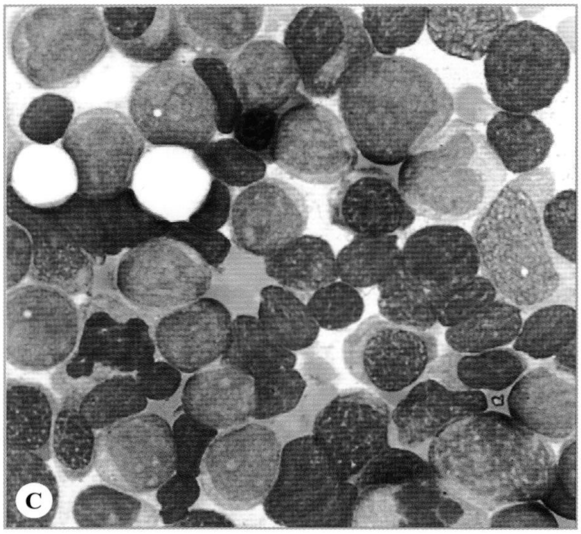

▲ 图 15–2C　骨髓（500×）

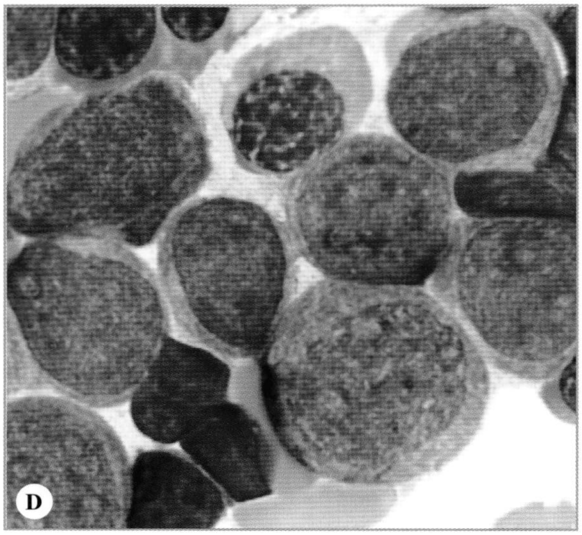

▲ 图 15–2D　骨髓（1000×）

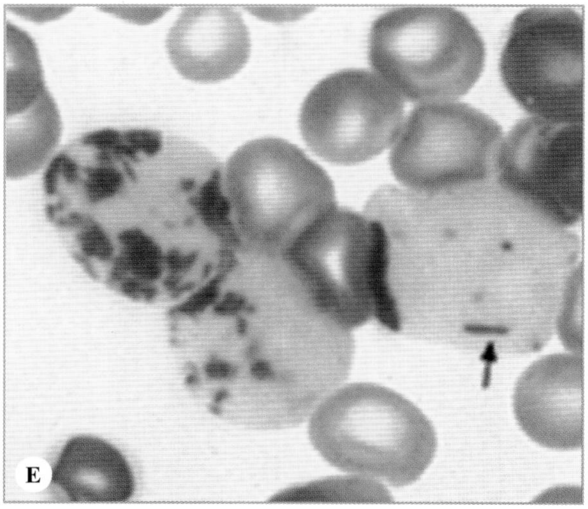

▲ 图 15–2E　髓过氧化物酶染色阳性，可见奥氏小体（箭）

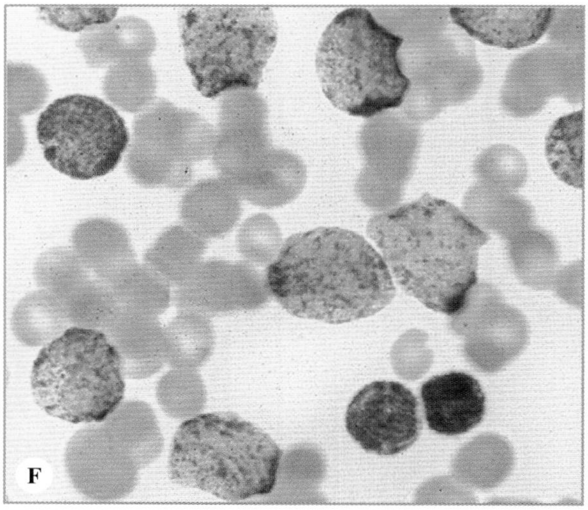

▲ 图 15–2F　苏丹黑 B 染色阳性

形态学

外周血：原粒细胞部分可见奥氏小体（图 15–2B）

骨髓：原始细胞占比 90% 以上

细胞化学染色

髓过氧化物酶：阳性（图 15–2E）

苏丹黑 B：阳性（图 15–2F）

非特异性酯酶：阴性

遗传学

重现性遗传学异常：未明确

免疫表型：$CD13^{+}$，$CD33^{+}$，$CD34^{\pm}$，$HLA\text{-}DR^{\pm}$，$CD117^{+}$

三、急性髓系白血病伴成熟型（acute myeloid leukemia with maturation, FAB M_2）

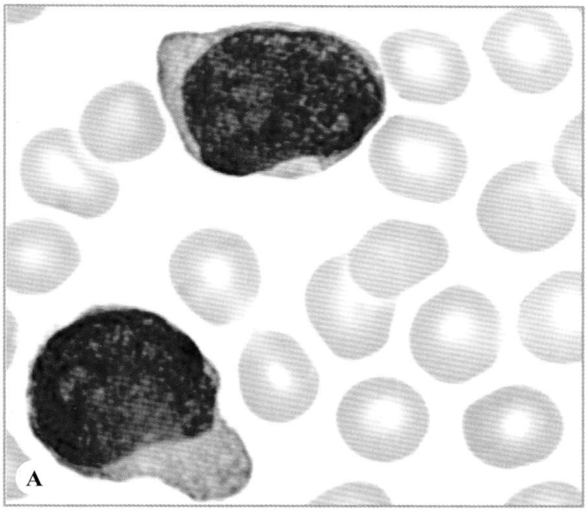

▲ 图 15-3A　外周血原粒细胞（1000×）

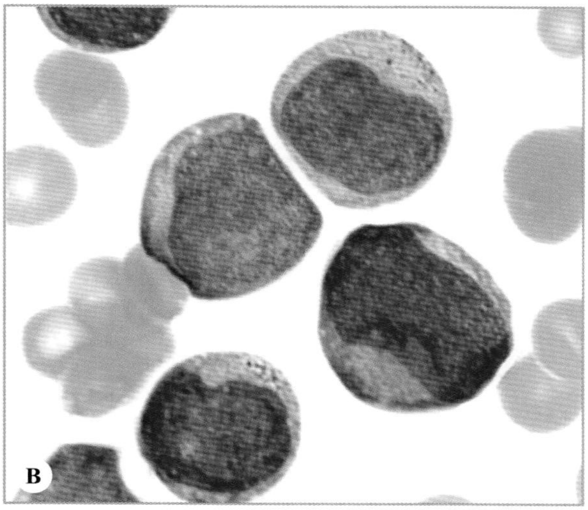

▲ 图 15-3B　外周血原粒细胞（1000×）

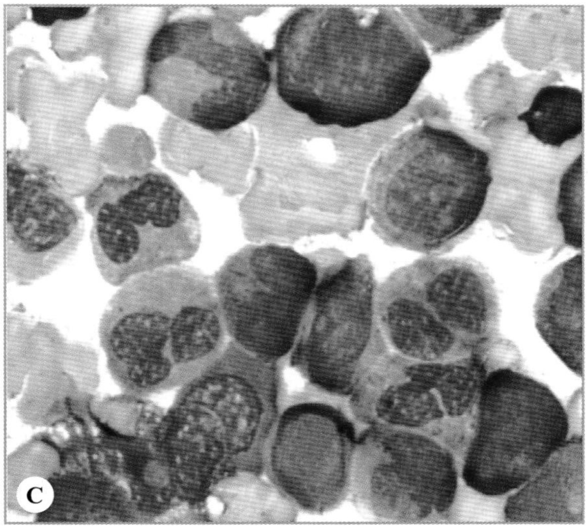

▲ 图 15-3C　骨髓（500×）

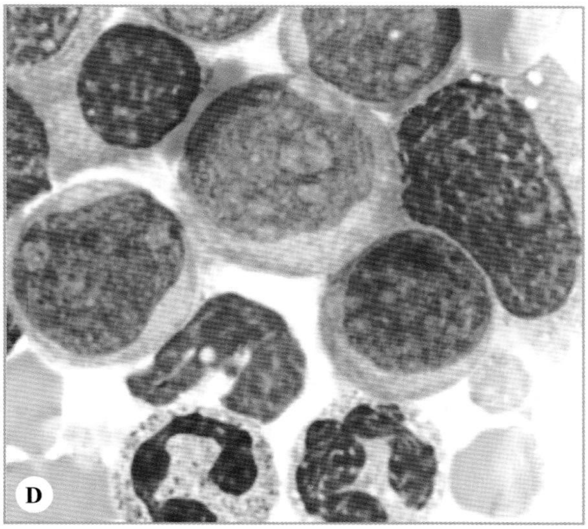

▲ 图 15-3D　骨髓（1000×）

形态学

外周血：部分原始细胞可见奥氏小体（图 15-2）

骨髓：部分原始细胞含有大的嗜天青颗粒，核周淡染区可见奥氏小体

- 20%≤原始细胞<90%
- 粒细胞系≥10%
- 单核细胞系<20%

细胞化学染色

髓过氧化物酶：阳性（图 15-2E）

苏丹黑 B：阳性（图 15-2F）

遗传学：急性髓系白血病伴重现性遗传异常出现 t（8；21）亚型。此亚型中，原始细胞胞体大，嗜碱性胞质内有大量嗜天青颗粒，核周淡染区明显

免疫表型：$CD13^+$，$CD33^+$，$CD65^+$，$CD11b^+$，$CD15^+$，$HLA\text{-}DR^{\pm}$

四、急性早幼粒细胞白血病伴 PML-RARA, FAB M_3 型（acute promyelocytic leukemia with PML-RARA FAB M_3）

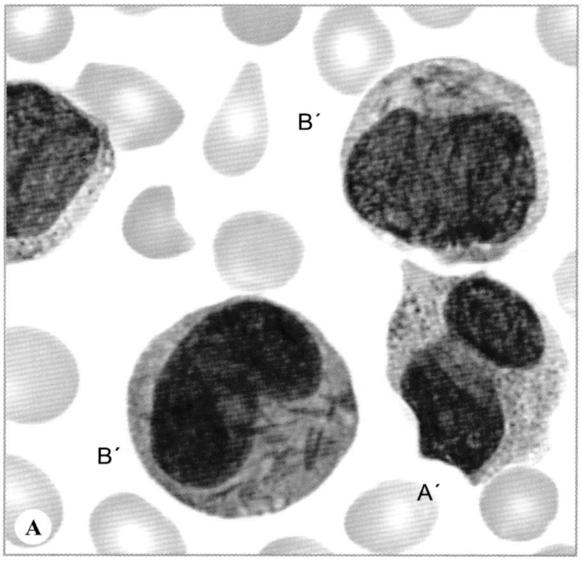

▲ 图 15-4A　外周血

A´. 颗粒增多的异常早幼粒细胞（1000×）；B´. 柴捆细胞

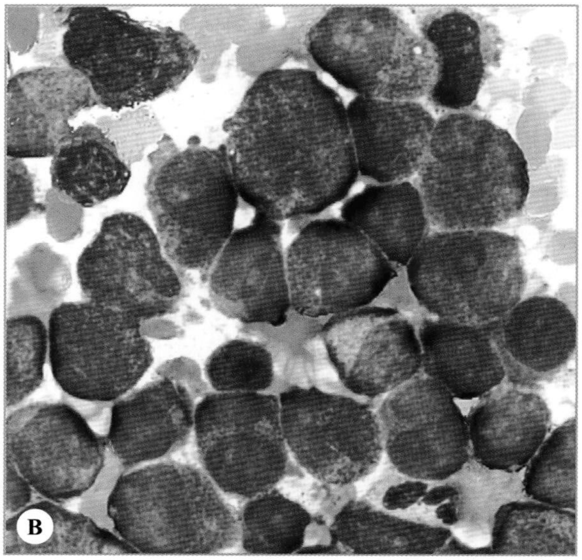

▲ 图 15-4B　骨髓（500×）

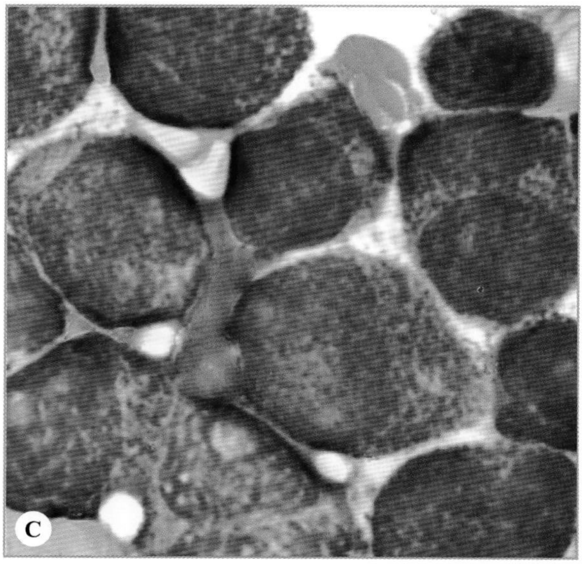

▲ 图 15-4C　骨髓（1000×）

形态学

外周血：白细胞计数可偏低或仅轻度升高；颗粒增多的异常早幼粒细胞胞质呈粉红色至紫色，核可折叠或呈双叶。可见大量奥氏小体，成柴捆状，可见裂红细胞

骨髓：颗粒增多的异常早幼粒细胞胞质呈粉红色至紫色，核可折叠或呈双叶。部分可见大量奥氏小体

细胞化学染色

髓过氧化物酶：强阳性（图 15-2E）

苏丹黑 B：强阳性（图 15-2F）

遗传学：无论原始细胞或早幼粒细胞计数如何，*PML-RARA* 基因阳性足以诊断 AML 伴重现性遗传学异常[1]

免疫表型：$CD13^{\pm}$，$CD33^{+}$，$CD34^{-}$，$HLA^{-}DR^{-}$，$CD15^{-}$，$CD65^{-}$，$CD117^{+}$

注：急性早幼粒细胞白血病可致弥散性血管内凝血。

[1] 在诊断时异常早幼粒细胞可视为原始细胞。

五、急性早幼粒细胞白血病伴 PML-RARA：微颗粒型（少颗粒型），FAB M_3 [acute promyelocytic leukemia with PML-RARA：microgranular variant（hypogranular）variant FAB M_3]

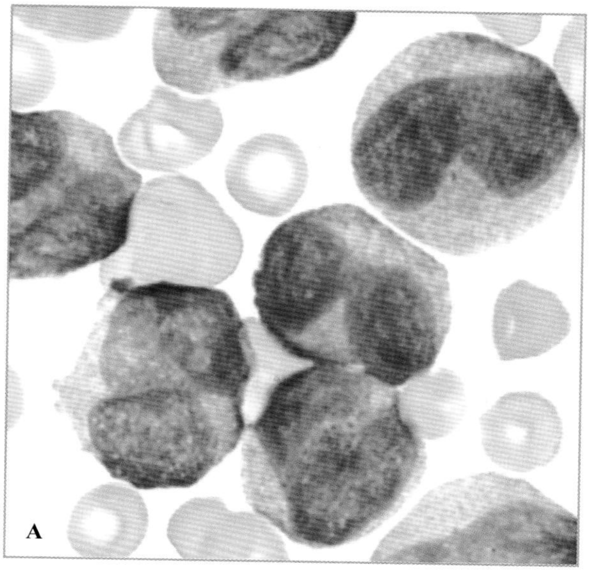

▲ 图 15-5A　外周血（1000×）

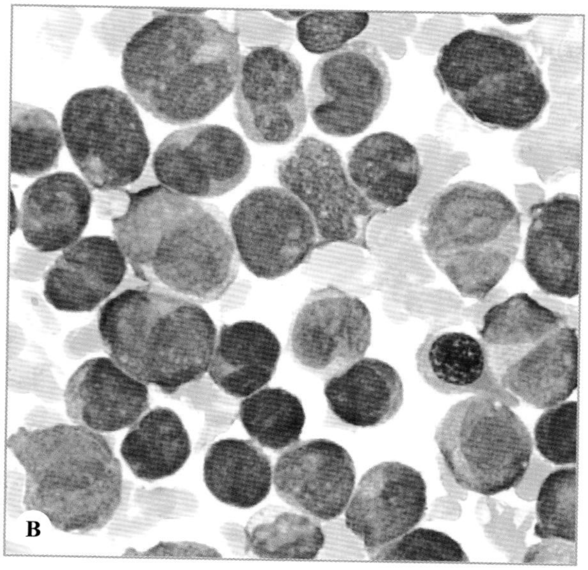

▲ 图 15-5B　骨髓（500×）

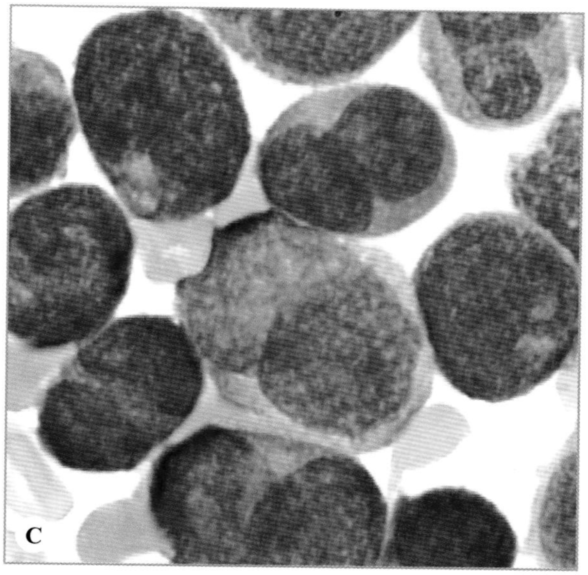

▲ 图 15-5C　骨髓（1000×）

形态学

外周血：白细胞计数显著升高，核凹陷明显；胞质颗粒细小导致呈颗粒缺失样，但在电镜下可观察到

骨髓：微颗粒型早幼粒细胞伴明显的核凹陷

细胞化学染色

髓过氧化物酶：强阳性（图 15-2E）

苏丹黑 B：强阳性（图 15-2F）

遗传学：无论原始细胞或早幼粒细胞计数如何，*PML-RARA* 基因阳性足以诊断 AML 伴重现性遗传学异常

免疫表型：$CD13^{\pm}$，$CD33^{+}$，$CD34^{-}$，$HLA^{-}DR^{-}$，$CD64^{+}$，$CD117^{\pm}$，$CD15^{-}$，$CD65^{-}$

注：微颗粒型早幼粒细胞可能与幼单核细胞相混淆。

六、急性粒单核细胞白血病（acute myelomonocytic leukemia, FAB M_4）

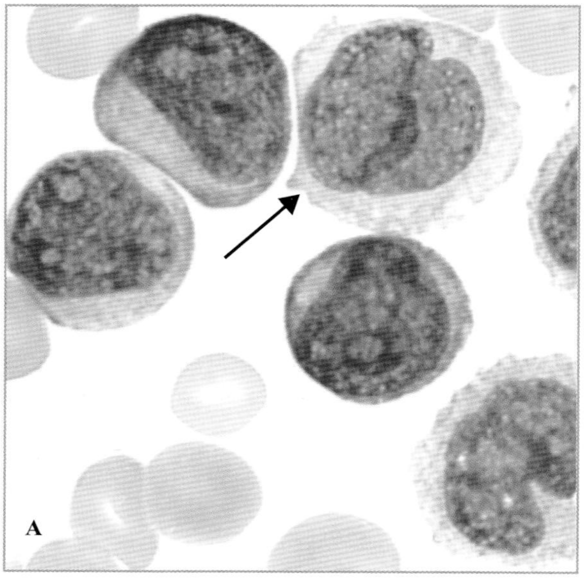

▲ 图 15–6A　外周血（1000×）

箭示幼单核细胞

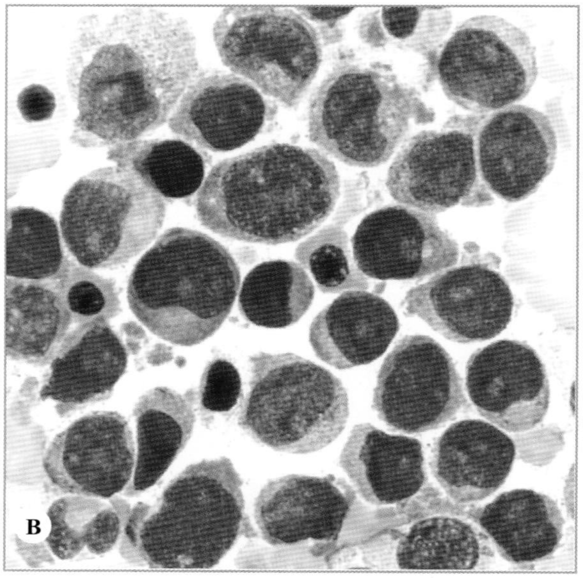

▲ 图 15–6B　骨髓（500×）

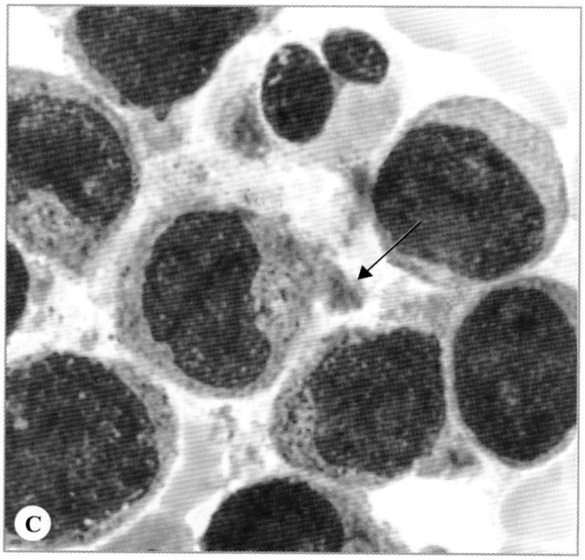

▲ 图 15–6C　骨髓（1000×）

箭示伪足

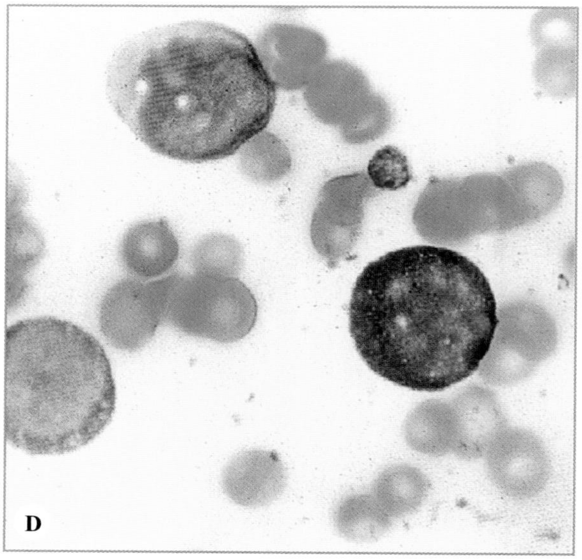

▲ 图 15–6D　氯乙酸 AS-D 萘酚酯酶染色（特异性）阳性

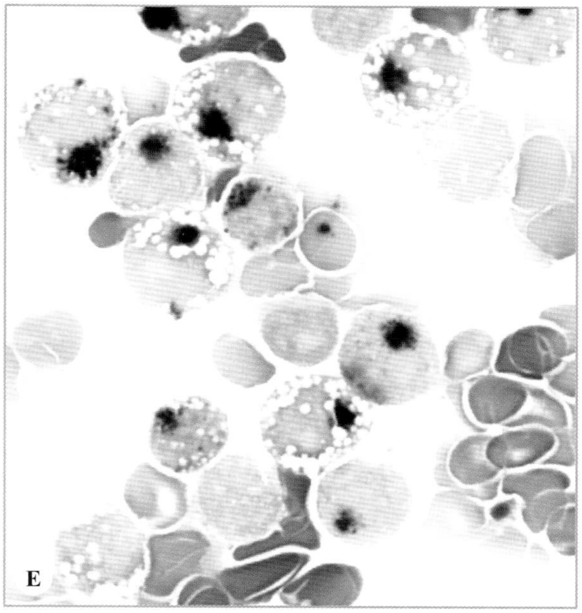

▲ **图 15-6E　髓过氧化物酶染色阳性（500×）**
图片由 George Girgis，CLS，IU Health 提供

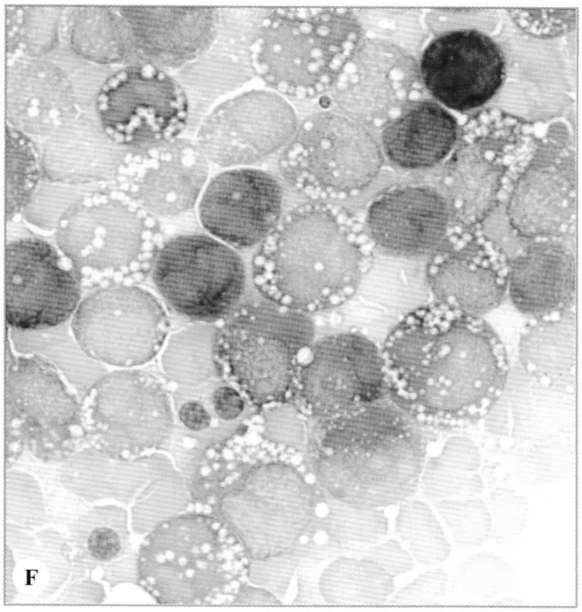

▲ **图 15-6F　α- 丁酸萘酚酯酶染色阳性（1000×）**
图片由 George Girgis，CLS，IU Health 提供

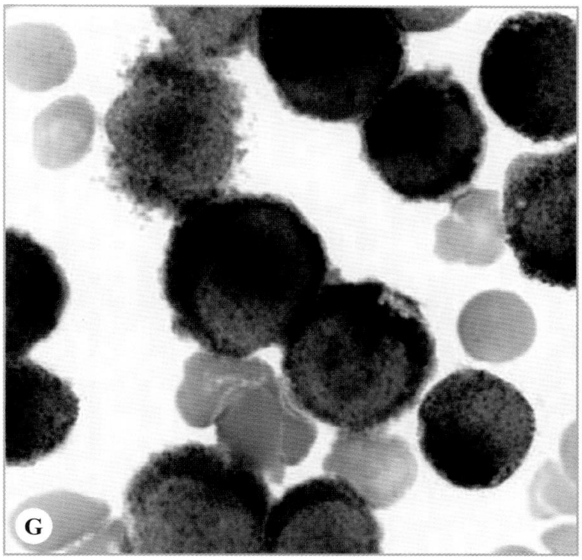

▲ **图 15-6G　α- 醋酸萘酚酯酶染色阳性（非特异性）**[1]

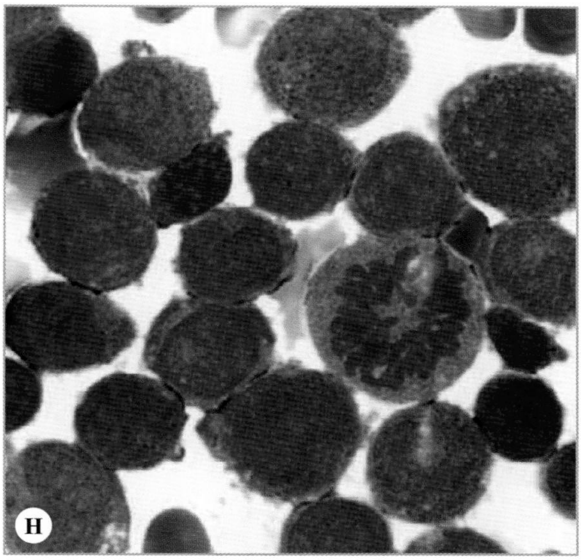

▲ **图 15-6H　α- 醋酸萘酚酯酶染色被 NaF 抑制**[1]

[1] 译者注：原著图片遗漏，已补充（已征得原著同意）。

形态学

外周血：可见原粒细胞、早幼粒细胞和其他未成熟的粒系前体细胞；可见原单核细胞、幼单核细胞、单核细胞；通常比在骨髓中所见的更成熟，部分可见奥氏小体（图 15-2B）

骨髓：原单核细胞核圆形，胞质丰富，胞质中度至重度嗜碱性；可见伪足、空泡和奥氏小体；核染色质细致，可见一个或多个明显核仁；幼单核细胞核折叠扭曲，染色质细致，核仁明显；胞质嗜碱性弱于原单核细胞，颗粒更明显，偶见大的嗜天青颗粒和空泡；嗜酸性粒细胞常增多，可见大量未成熟大颗粒

细胞化学染色

髓过氧化物酶：≥3% 原始细胞阳性（图 15-6E）

特异性酯酶：氯乙酸 AS-D 萘酚酯酶在粒细胞中呈阳性，在单核细胞中呈弱阳性（图 15-6D）

非特异性酯酶

- α- 醋酸萘酚酯酶在单核细胞中呈弱阳性或阴性（图 15-6G）；被 NaF 抑制（图 15-6H）
- α- 丁酸萘酚酯酶在单核细胞中呈阳性或阴性（图 15-6F）

遗传学

重现性遗传学异常：未明确

注：inv（16）或 t（16;16）伴异常嗜酸性粒细胞不在此类范畴内。

免疫表型：$CD13^+$，$CD33^+$，$CD14^+$，$CD4^+$，$CD11b^+$，$CD64^+$，$CD15^+$，$CD36^+$

七、急性髓系白血病伴 inv（16）（p13.1; q22）或 t（16; 16）（p13.1; q22）; CBFB-MYH11（acute myeloid leukemia with abnormal marrow eosinophils, FAB M_4E_0）

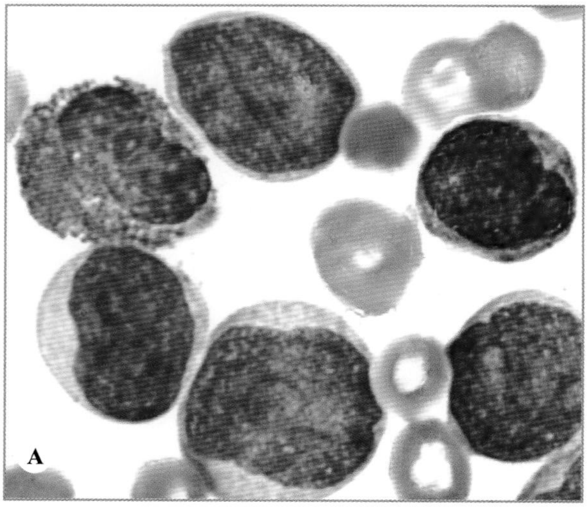

▲ 图 15-7A　外周血（1000×）

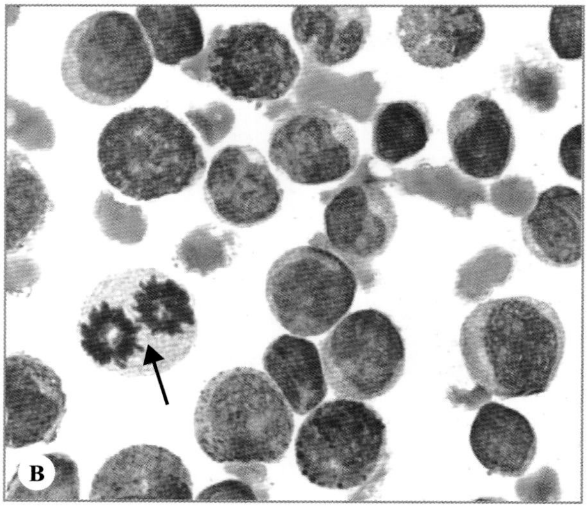

▲ 图 15-7B　骨髓（500×）

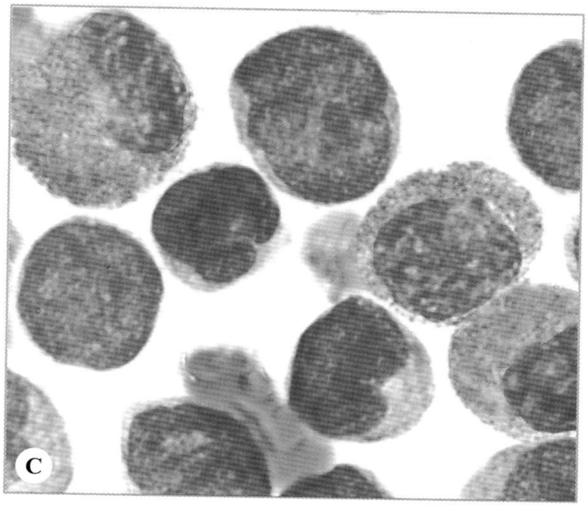

▲ 图 15-7C 骨髓（1000×）

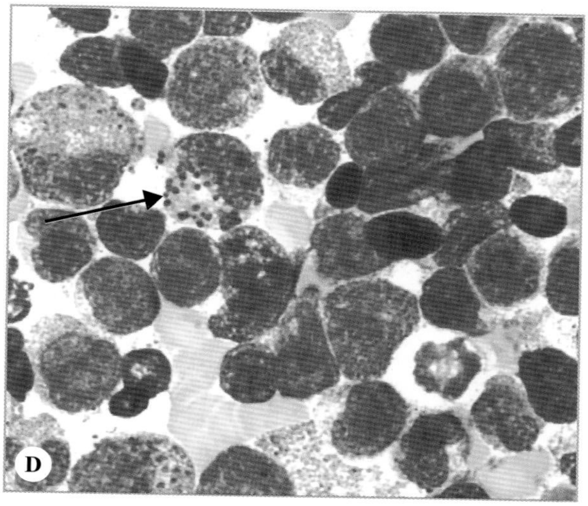

▲ 图 15-7D 骨髓（500×），含未成熟颗粒（箭）的嗜酸性粒细胞

图片由 George Girgis，CLS，IU Health 提供

形态学

外周血：可见原粒细胞、早幼粒细胞和其他未成熟的粒系前体细胞；可见原单核细胞、幼单核细胞、单核细胞；骨髓部分可见奥氏小体（图 15-2B）

骨髓：原单核细胞核圆形，胞质丰富，胞质中度至重度嗜碱性；可见伪足、空泡和奥氏小体；核染色质细致，可见一个或多个明显的核仁；幼单核细胞核折叠扭曲，染色质细腻，核仁明显；胞质嗜碱性弱于原单核细胞，颗粒更明显，偶见大的嗜天青颗粒和空泡；嗜酸性粒细胞增多且异常，可见大量未成熟大颗粒

细胞化学染色

髓过氧化物酶：≥3% 原始细胞阳性（图 15-6E）

非特异性酯酶：阳性

特异性酯酶：异常嗜酸性粒细胞呈弱阳性

遗传学

重现性遗传学异常：inv（16）；t（16;16）

免疫表型：$CD13^+$，$CD33^+$，$CD14^+$，$CD4^+$，$CD11b^+$，$CD11c^+$，$CD64^+$，$CD15^+$，$CD36^+$

八、急性单核细胞白血病（acute monoblastic and monocytic leukemia, FAB M_5）

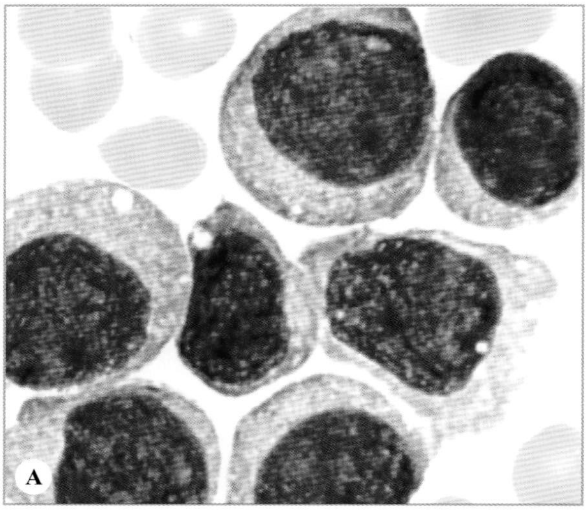

▲ 图 15–8A　外周血：以原单核细胞为主（1000×）

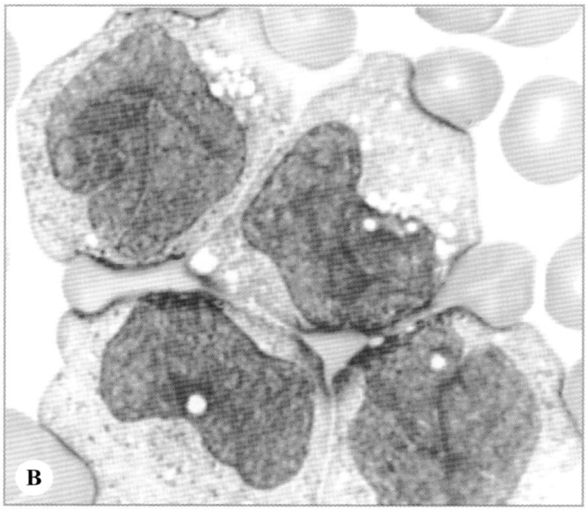

▲ 图 15–8B　外周血：以幼单核细胞为主（1000×）

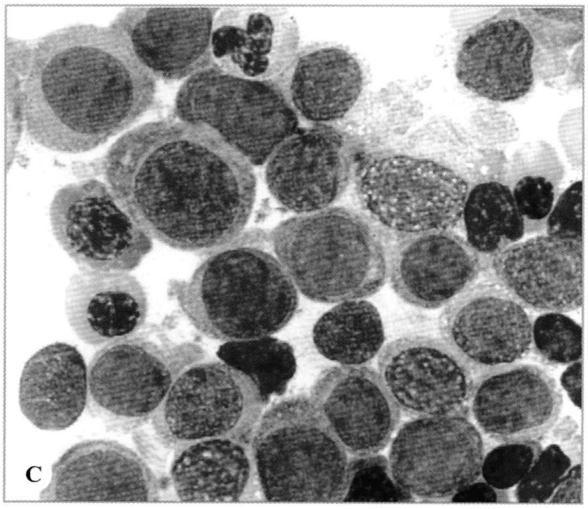

▲ 图 15–8C　以原单核细胞为主（BM，500×）

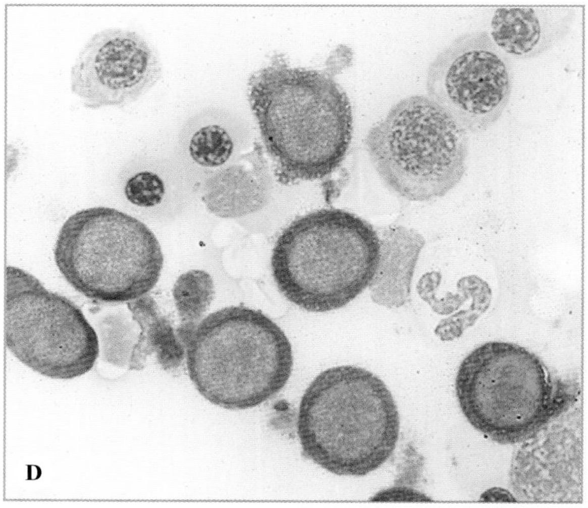

▲ 图 15–8D　α– 丁酸萘酚酯酶（非特异性）染色呈阳性

形态学

外周血：可见原单核细胞、幼单核细胞、单核细胞

骨髓：骨髓细胞粒细胞比例＜20%；单核系细胞比例≥80%

- 原单核细胞：核圆形，胞质丰富，胞质中度至重度嗜碱性；可见伪足、空泡和奥氏小体；核染色质细致，可见一个或多个明显的核仁
- 幼单核细胞：核折叠扭曲，染色质细致，核仁明显；胞质嗜碱性弱于原单核细胞，颗粒更明显，偶见大的嗜天青颗粒和空泡

提示：在原单核细胞白血病中，骨髓细胞的主要类型为原单核细胞，而急性单核细胞白血病的主要细胞类型是幼单核细胞。

细胞化学染色

髓过氧化物酶：阴性（幼单核细胞常呈弱阳性）

非特异性酯酶：阳性

遗传学

重现性遗传学异常：t（9; 11），常见于儿童

免疫表型：$CD14^+$，$CD4^+$，$CD11b^+$，$CD64^+$，$CD68^+$，$HLA\text{-}DR^+$

九、纯红系细胞白血病（acute erythroid leukemia, FAB M_{6b}, pure erythroid leukemia）

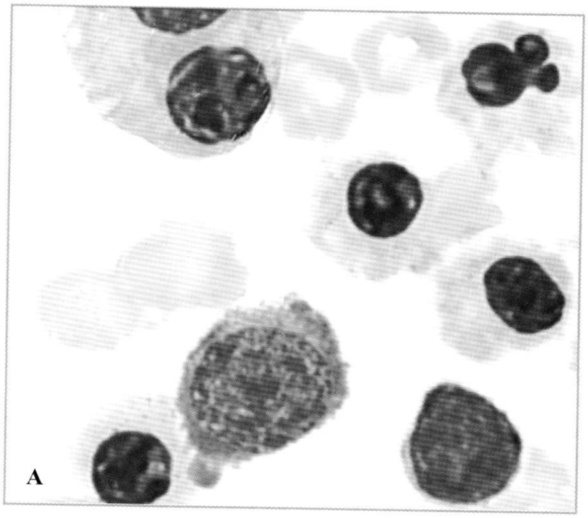

▲ 图 15-9A　外周血（1000×）

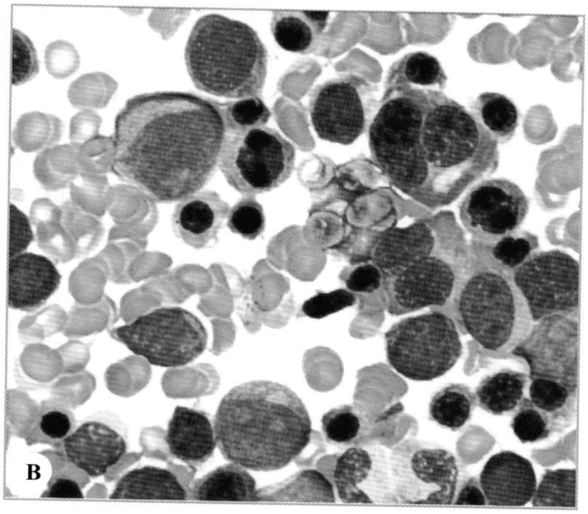

▲ 图 15-9B　纯红系细胞白血病（BM，500×）

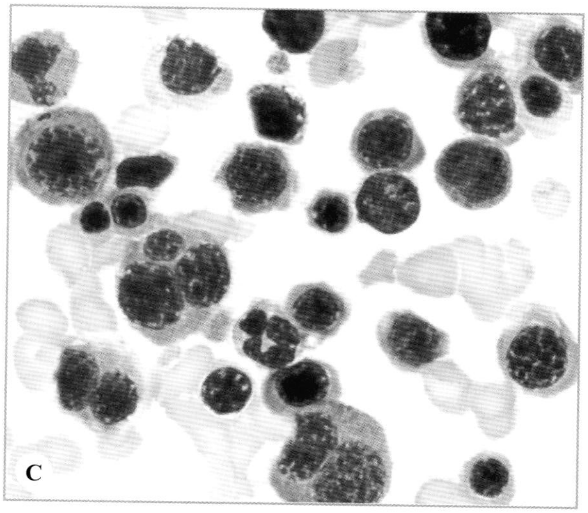

▲ 图 15-9C　纯红系细胞白血病（BM，500×）

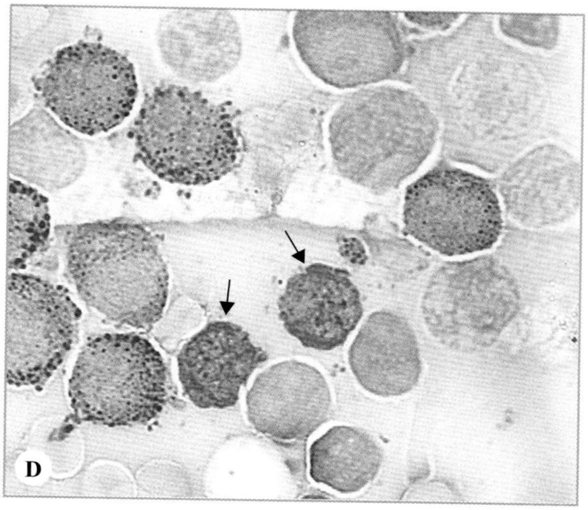

▲ 图 15-9D　过碘酸希夫染色阳性

形态学

外周血：可见发育异常的有核红细胞、多核、伴或不伴核畸形，可见椭圆形巨红细胞、小红细胞、双相红细胞，可见嗜碱性点彩

骨髓：红系前体细胞>80%，原红细胞≥30%（ANC）❶，无髓系原始细胞增多的证据。未成熟的有核红细胞胞质呈强嗜碱性，核圆形，核仁一个或多个，空泡（部分融合）

细胞化学染色

髓过氧化物酶：阴性

苏丹黑 B：阴性

非特异性酯酶：阳性或阴性

过碘酸希夫染色：原红细胞呈块状阳性（图 15-9D）

铁染色：部分可见环形铁粒幼红细胞（图 18-1I）

遗传学

重现性遗传学异常：未明确

免疫表型：$CD71^+$、血型糖蛋白$^+$、血红蛋白 A^+、$CD13^-$、$CD33^-$、$CD117^{\pm}$

❶ 译者注：已修改为 2017 版 WHO 标准（已征得原著同意）。

十、急性巨核细胞白血病（acute megakaryocytic leukemia, FAB M_7）

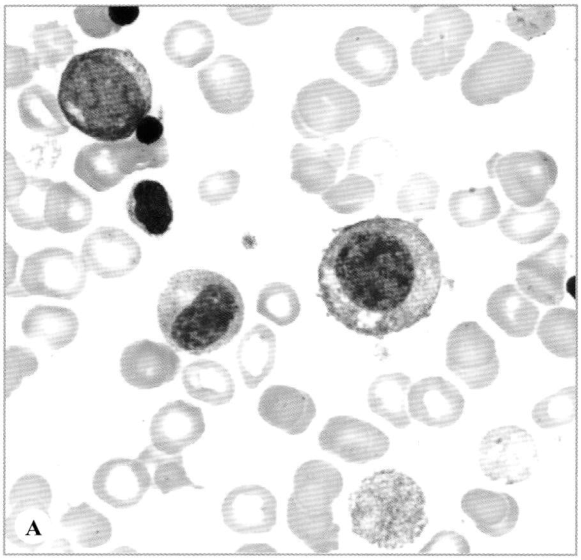

▲ 图 15-10A　外周血（500×）

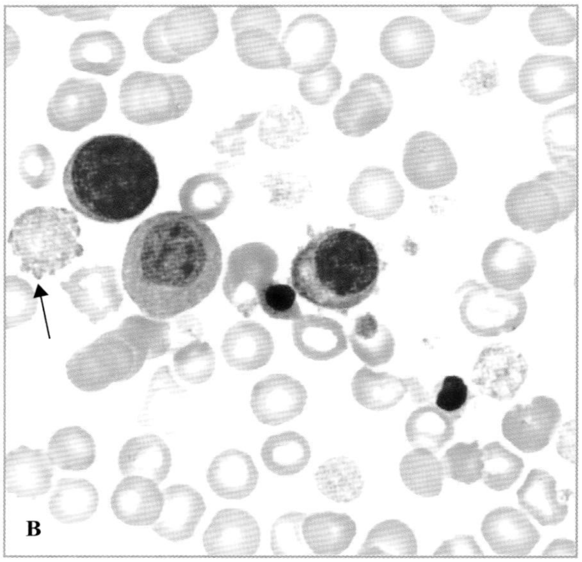

▲ 图 15-10B　外周血（500×）

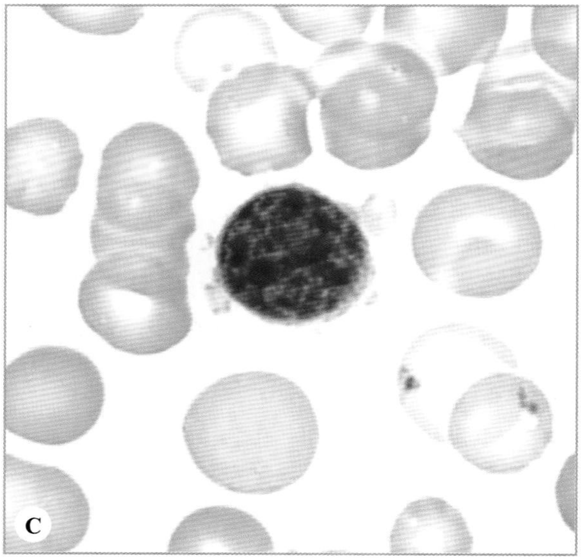

▲ 图 15-10C　小巨核细胞（PB，1000×）

形态学

外周血：原始细胞可见明显空泡，部分可见小巨核细胞（图 15-10C 和图 18-3E）。大原巨核细胞碎片（箭），边缘不规则。中性粒细胞颗粒减少

骨髓：骨髓穿刺通常干抽。原始细胞≥20%，其中原巨核细胞占原始细胞的 50% 以上可存在中等和大型原始细胞

- 小原巨核细胞：类似原始淋巴细胞，核圆形，染色质致密，胞质少
- 大原巨核细胞：染色质细致，可见核仁，胞质丰富，嗜碱性，无颗粒，可见空泡

细胞化学染色

髓过氧化物酶：阴性

苏丹黑 B：阴性

特异性酯酶：阴性

过碘酸希夫染色：阳性或阴性

非特异性酯酶：点状阳性

遗传学

重现性遗传学异常：未明确

注：婴幼儿中可见 t（1; 22）（p13; q13）。

免疫表型：$CD41^+$，$CD61^+$，$CD36^+$，$CD42b^+$

十一、急性嗜碱性粒细胞白血病（acute basophilic leukemia）

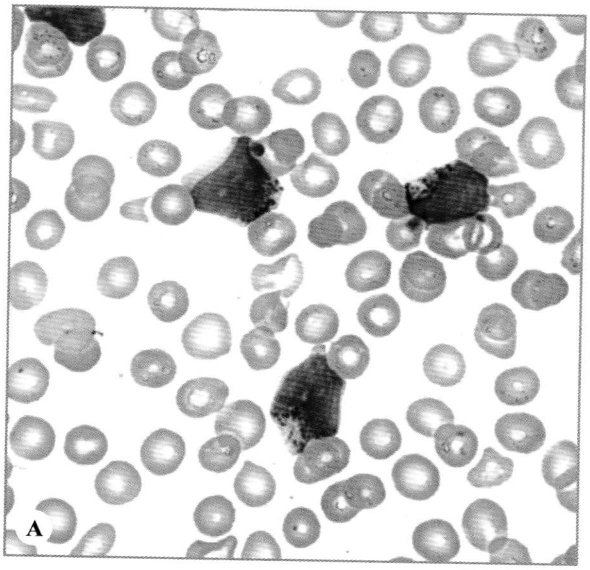

▲ 图 15–11A　急性嗜碱性粒细胞白血病（500×）
图片由 George Girgis, CLS, IU Health 提供

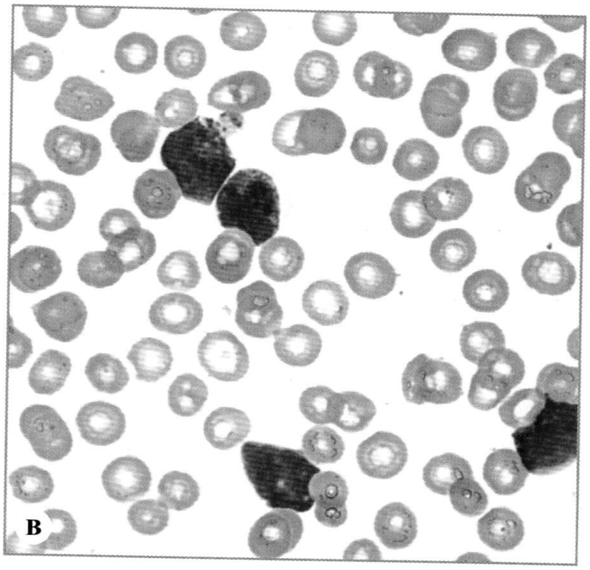

▲ 图 15–11B　急性嗜碱性粒细胞白血病（500×）
图片由 George Girgis, CLS, IU Health 提供

形态学

外周血：原始细胞大小中等，核圆形或不规则，核仁 1～3 个，胞质呈嗜碱性，含嗜碱性颗粒，可见空泡，部分可见发育异常的红细胞

骨髓：同外周血

细胞化学染色

髓过氧化物酶：阴性

苏丹黑 B：阴性

特异性酯酶：阴性

过碘酸希夫染色：呈块状阳性（部分）

非特异性酯酶：阴性

遗传学

重现性遗传学异常：未明确

免疫表型：$CD13^+$，$CD33^+$，$CD123^+$，$CD11b^+$，$CD117^-$，$CD34^\pm$，$CD9^+$

注：非常罕见的白血病。

（黄春秀　刘远智　邹佳臻　文冰冰　译）

第 16 章　前体淋巴细胞肿瘤

Precursor Lymphoid Neoplasms

世界卫生组织将前体淋巴细胞肿瘤分为 B 淋巴母细胞白血病 / 淋巴瘤和 T 淋巴母细胞白血病 / 淋巴瘤两大类。白血病主要是一种外周血液和骨髓疾病，而淋巴瘤的主要受累部位是淋巴系统。因为本书为血细胞图谱，所以在书中只会呈现白血病的形态。急性淋巴细胞白血病（ALL）的分类依据并非以形态学或细胞化学为主，而是结合了细胞遗传学特征、基因和免疫表型三个要素。根据重现性遗传学异常可将 B 淋巴母细胞白血病被细分为九种亚型（框 16–1），而不属于 B-ALL 伴重现性遗传学异常的病例则归类到 B-ALL 非特指型。虽然 50%～70% 的 T-ALL 患者有异常核型，但没有一种异常核型与特异性生物学特征明显相关，因此未按照重现性遗传学异常对 T-ALL 进行进一步细分。

淋巴母细胞既可以是小而均一的，也可以是大小不一的。需要进一步检测以确定其表型和基因型。

框 16–1　B 淋巴母细胞白血病 / 淋巴瘤伴重现性基因异常（世界卫生组织分类）

- B 淋巴母细胞白血病 / 淋巴瘤伴 t（9; 22）（q34; q11.2）；*BCR-ABL1*
- B 淋巴母细胞白血病 / 淋巴瘤伴 t（v; 11q23.3）；*KMT2A*（*MLL*）重排
- B 淋巴母细胞白血病 / 淋巴瘤伴 t（12; 21）（p13.2; q22.1）；*TEL-AML1*（*ETV6-RUNX1*）
- B 淋巴母细胞白血病 / 淋巴瘤伴超二倍体
- B 淋巴母细胞白血病 / 淋巴瘤伴亚二倍体
- B 淋巴母细胞白血病 / 淋巴瘤伴 t（5; 14）（q31; q32）；*IGH/IL3*
- B 淋巴母细胞白血病 / 淋巴瘤伴 t（1; 19）（q23; p13.3）；*TCF3-PBX1*（*E2A-PBX1*）
- B 淋巴母细胞白血病 / 淋巴瘤，*BCR-ABL1* 样
- B 淋巴母细胞白血病 / 淋巴瘤伴 *iAMP21*

引自 Swerdlow SH, Campo E, Harris NL, et al. (editors). *WHO Classification of Tumors of Haematopoietic and Lymphoid Tissues*. 4th ed. Lyon, France: IARC Press; 2008.

一、急性淋巴细胞白血病，小原始细胞（acute lymphoblastic leukemia, small blast）

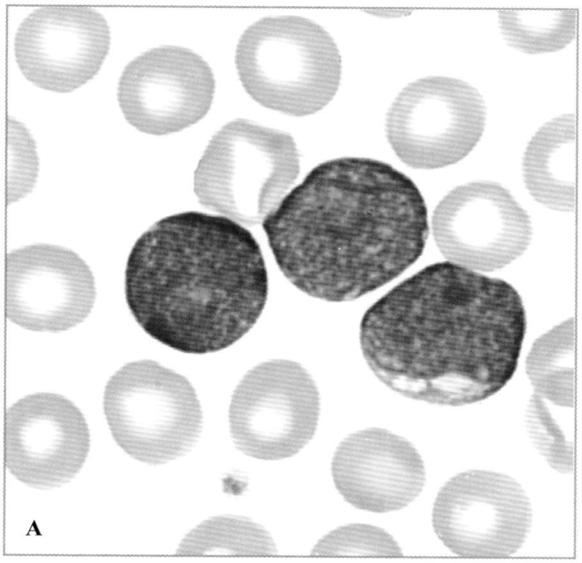

▲ 图 16–1A　外周血（1000×）

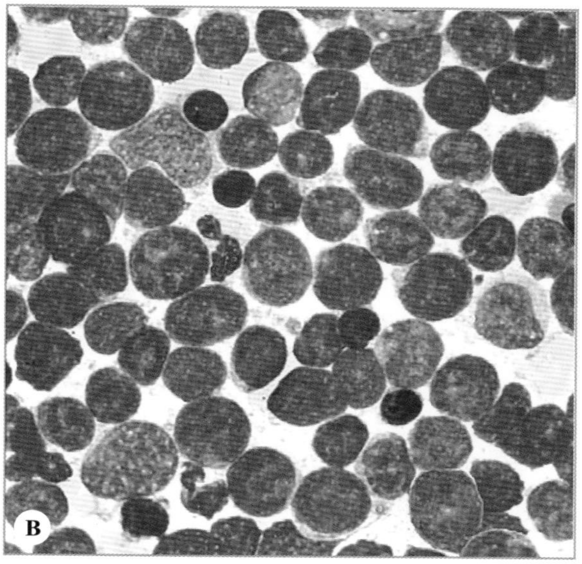

▲ 图 16–1B　骨髓（500×）

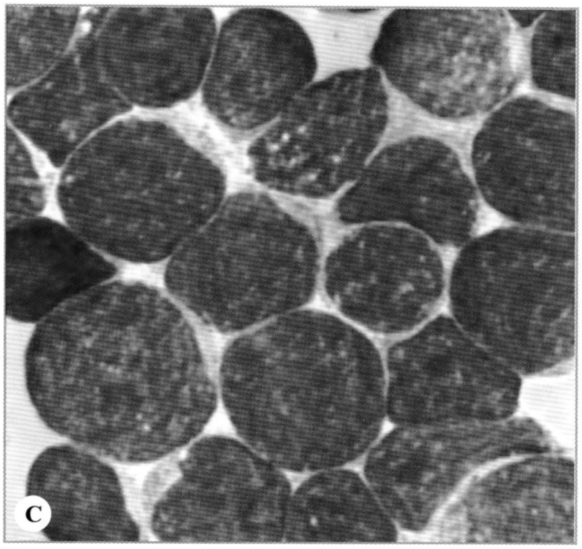

▲ 图 16–1C　急性淋巴细胞白血病，均一的原始细胞（BM，1000×）

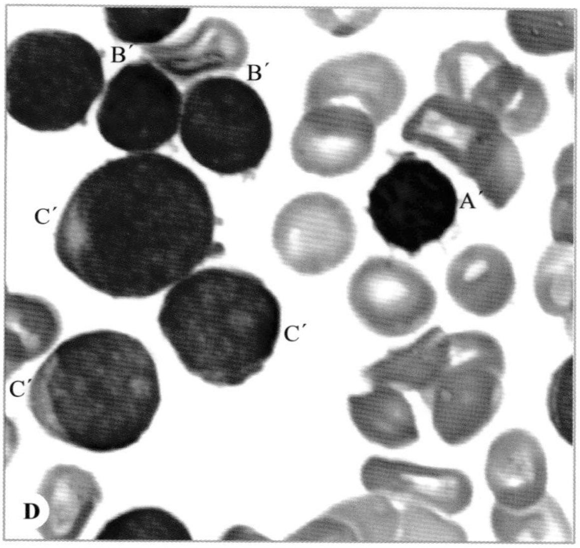

▲ 图 16–1D　骨髓：造血细胞和淋巴母细胞的比较

A′. 正常淋巴细胞；B′. 正常 B 淋巴细胞前体细胞；C′. 原淋巴细胞（1000×）

形态学

外周血：偶见原始细胞，小原始细胞（大小约为静止淋巴细胞的 1～2.5 倍），淡蓝色胞质，染色质聚集，核仁模糊，可见血小板减少

骨髓：均一的原始细胞≥20%

注：正常 B 淋巴细胞前体细胞(未成熟的 B 淋巴细胞）可见于新生儿的骨髓和外周血中，也可见于骨髓造血恢复期的患者。必须注意不要将正常 B 淋巴细胞前体细胞与原淋巴细胞混淆（图 16–1D 和图 23–4）。

二、急性淋巴细胞白血病，大原始细胞（acute lymphoblastic leukemia, large blast）

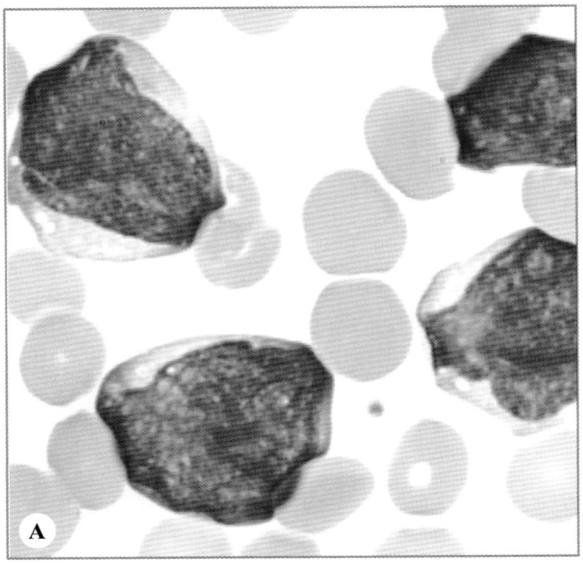

▲ 图 16–2A　外周血（1000×）

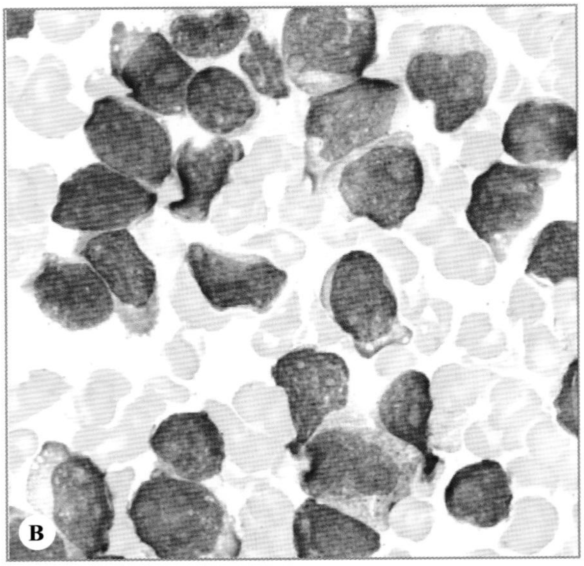

▲ 图 16–2B　骨髓（500×）

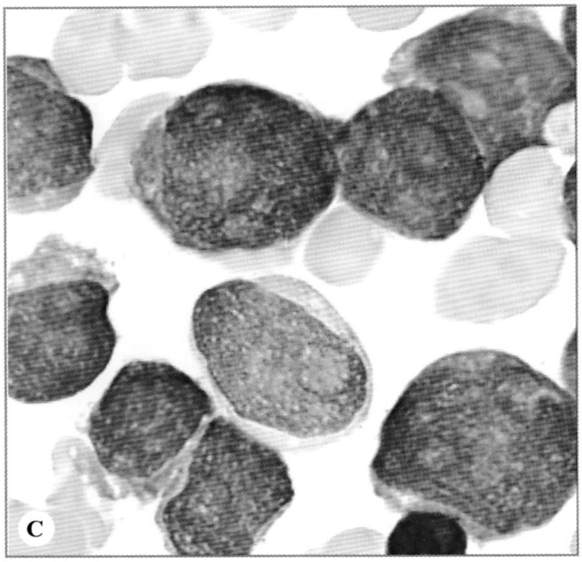

▲ 图 16–2C　骨髓（1000×）

形态学

外周血：原始细胞大小为静止淋巴细胞的 2～3 倍，胞质量中等，核膜不规则，核仁明显，血小板减少，形态上与急性髓系白血病难以区分

骨髓：原始细胞大小不一，数量≥20%

（邹佳臻　王　莹　刘同功　李晓清　译）

第 17 章　骨髓增殖性肿瘤
Myeloproliferative Neoplasms

骨髓增殖性肿瘤（myeloproliferative neoplasms，MPN）是指红细胞、粒细胞和巨核细胞单系或多系过度增殖和积累导致的造血干细胞克隆性疾病。

世界卫生组织（WHO）发布的"造血和淋巴组织肿瘤分类"将该疾病分为四大类。

1. 慢性髓细胞性白血病，*BCR-ABL1*+（chronic myelogenous leukemia，*BCR-ABL1*$^{+}$，CML）。
2. 真性红细胞增多症（polycythemia vera，PV）。
3. 原发性血小板增多症（essential thro-mbocythemia，ET）。
4. 原发性骨髓纤维化（primary myelo-fibrosis，PMF）。

这些肿瘤通常具有相似的临床特征、实验室结果和致病机制（表 17–1）。

WHO 还确定了其他几个罕见的骨髓增殖性肿瘤，本图谱暂未收录。

表 17–1　骨髓增殖性肿瘤的实验室特征

参　数	CML	PV	ET	PMF
白细胞	增加	正常或增加	正常或略有增加	正常、增加或减少
红细胞	正常或减少	增加	正常或略有增多	正常或减少
血小板	正常或增加	正常或增加	增加	正常、增加或减少
分子生物学异常	*BCR-ABL1*	*JAK2 V617F* 或其他 *JAK2* 突变	±*JAK2*	±*JAK2*

CML. 慢性髓细胞性白血病；ET. 原发性血小板增多症；*JAK2*. Janus kinase 2；PMF. 原发性骨髓纤维化；PV. 真性红细胞增多症

一、慢性髓细胞性白血病，BCR-ABL1+（chronic myelogenous leukemia, BCR-ABL1 positive）

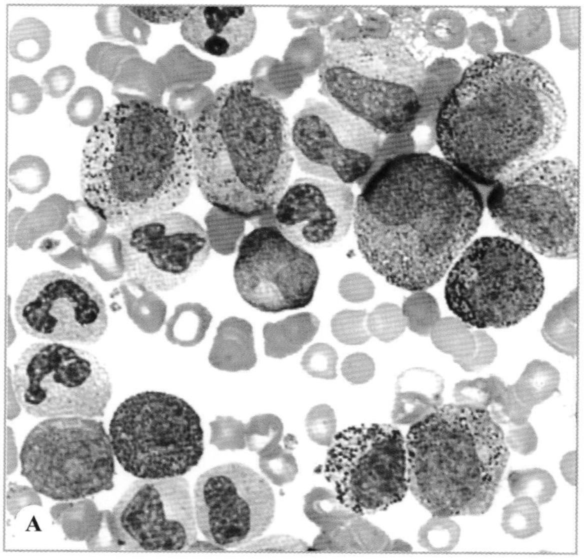

▲ 图 17–1A　未成熟嗜酸性粒细胞和未成熟嗜碱性粒细胞（**PB**，**500×**）

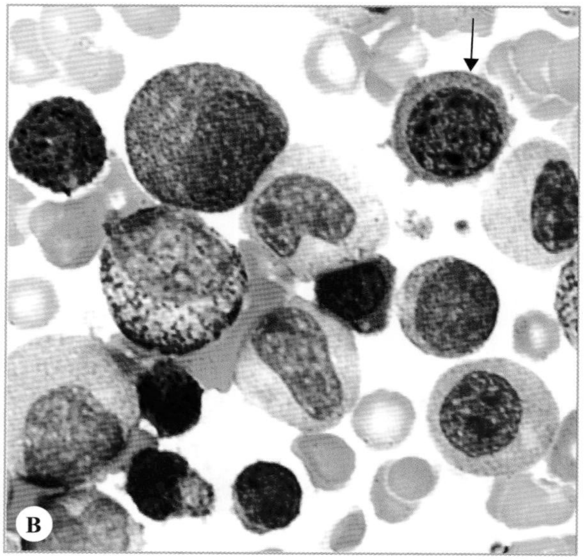

▲ 图 17–1B　外周血可见小巨核细胞（箭）

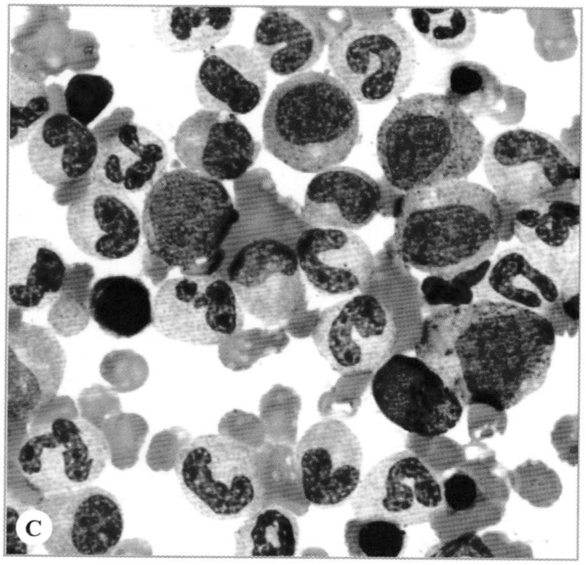

▲ 图 17–1C　粒细胞系，包括多个中性中、晚、杆粒细胞和一个未成熟的嗜碱性粒细胞（**BM**，**500×**）

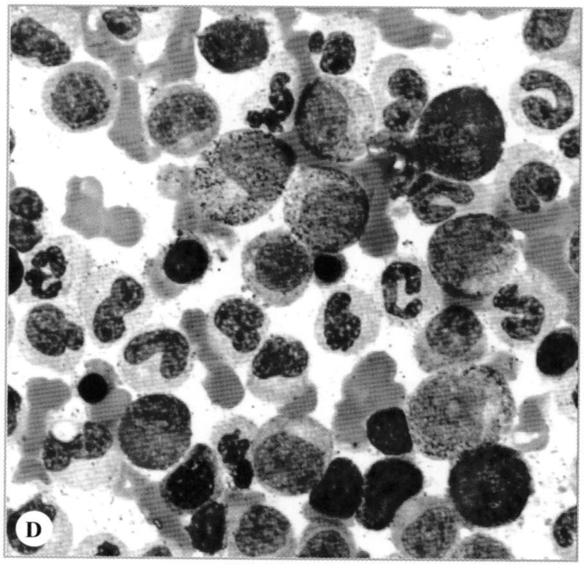

▲ 图 17–1D　嗜酸性粒细胞增多，其中包含未成熟的嗜酸性粒细胞（**BM**，**500×**）

注：*BCR-ABL1* 阳性为诊断慢性髓细胞性白血病的必要条件。

形态学

外周血：慢性期 ❶

白细胞

白细胞计数增多（12×10^9/L～1000×10^9/L）

- 骨髓各阶段的粒细胞增多，以中性中幼粒细胞到中性分叶核粒细胞为主
- 原粒细胞<5%
- 部分可见假 Pelger-Huët 畸形的粒细胞
- 嗜碱性粒细胞增多
- 嗜酸性粒细胞增多
- 单核细胞正常或轻度增多
- 白细胞碱性磷酸酶（LAP）显著降低（图 17-2）

红细胞

红细胞计数正常或减少

血小板

- 正常或增加
- 外周血偶见小巨核细胞

骨髓：慢性期

- 有核细胞增多，以粒细胞为主
- 粒：红比（M：E）增加
- 原粒细胞<5%
- 巨核细胞正常或增加，可能是幼稚的或不典型的
- 部分可见类戈谢细胞（图 22-1A）
- 部分可见海蓝组织细胞（图 22-5A）

---

❶ 在用酪氨酸激酶抑制药治疗之前，CML 会经历从慢性期到加速期再到急变期的过程，并伴随原始细胞、嗜碱性粒细胞、微巨核细胞和发育不良细胞数量的增加。有关慢性髓细胞性白血病进展的完整讨论，请参阅血液学教科书，如 *Rodak* 编写的 *Hematology, 6e*。

二、白细胞碱性磷酸酶染色（leukocyte alkaline phosphatase, LAP）

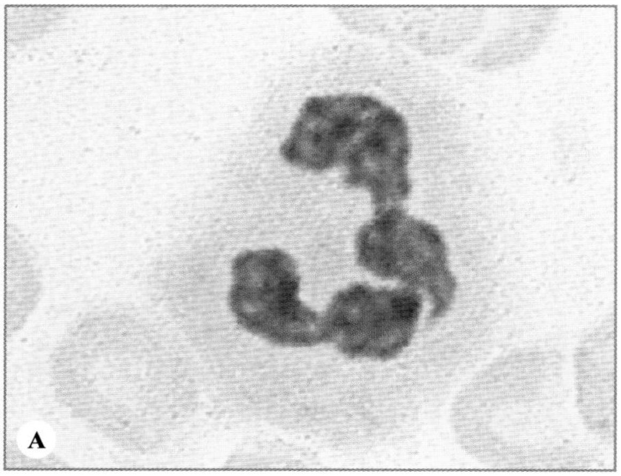

▲ 图 17–2A　LAP（0）（PB，1000×）

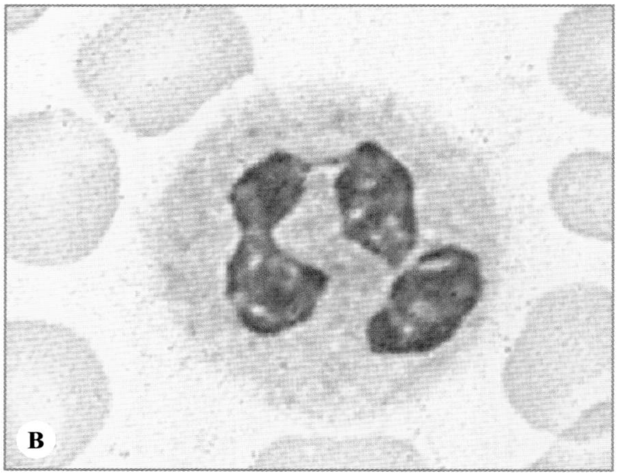

▲ 图 17–2B　LAP（1+）（PB，1000×）

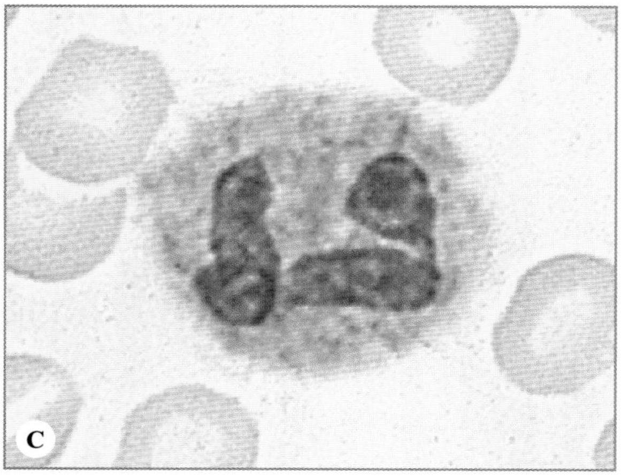

▲ 图 17–2C　LAP（2+）（PB，1000×）

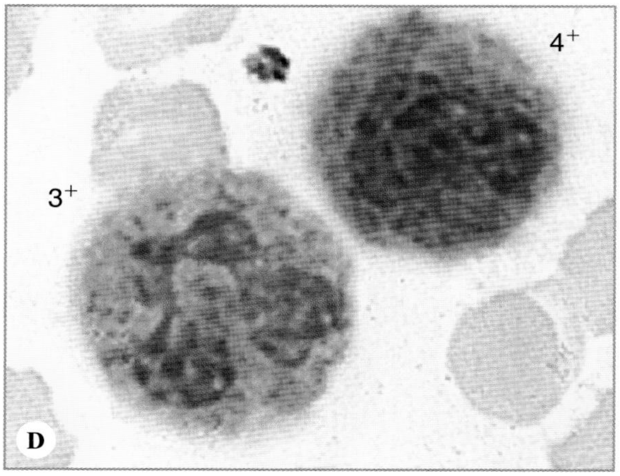

▲ 图 17–2D　LAP（3+、4+）（PB，1000×）

遗传学：*BCR-ABL1* 阳性为诊断慢性髓细胞性白血病的必要条件。

LAP 是一种存在于中性粒细胞次级颗粒中的酶。成熟的中性分叶核粒细胞和中性杆状核粒细胞的 LAP 活性评分为 0～4+。对 100 个中性粒细胞进行评分，并将结果相加作为 LAP 积分。正常的分数为 20～100。未治疗的 CML、阵发性睡眠性血红蛋白尿、铁粒幼细胞贫血和骨髓增生异常综合征可能会出现低分（<20）情况。类白血病反应的得分可能较高（表 17–2）。

表 17–2　外周血中慢性髓细胞性白血病（CML）与类白血病反应的比较

	CML	类白血病反应 *
中性粒细胞	幼稚粒细胞数量增加，以中性中幼粒细胞到中性分叶核粒细胞为主	幼稚粒细胞增加，但没有明显的阶段性峰值
嗜酸性粒细胞、嗜碱性粒细胞	幼稚阶段粒细胞增加	正常
血小板	数量异常，形态异常	正常
生成障碍	可见	不存在，但可能是反应性变化
白细胞碱性磷酸酶	显著降低	增加
BCR/ABL1	阳性	阴性

*. 类白血病反应：非白血病引起的中性粒细胞持续增多，超过 50×10^9/L

三、真性红细胞增多症（polycythemia vera）

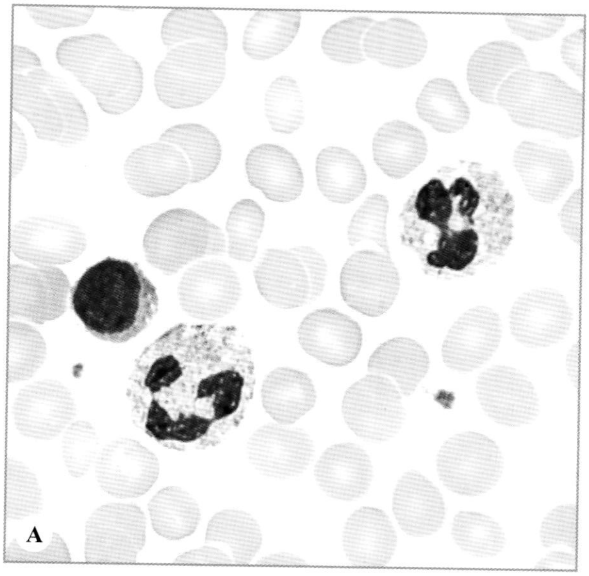

▲ 图 17–3A　外周血（1000×）

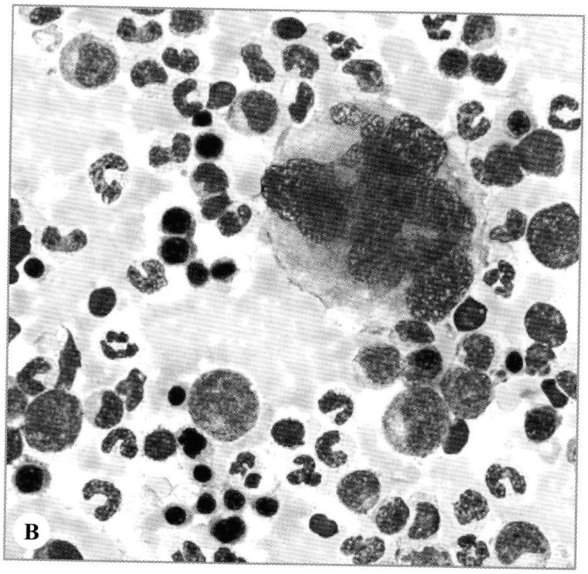

▲ 图 17–3B　骨髓（500×）

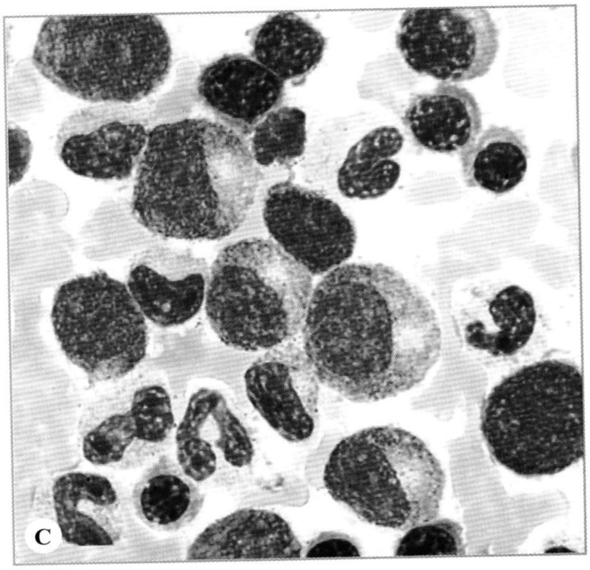

▲ 图 17–3C　骨髓（1000×）

形态学

外周血

白细胞

正常或增加

- 中性粒细胞增多伴少量中性晚幼粒细胞，偶见中性中幼粒细胞
- 早幼粒细胞和原粒细胞少见
- 嗜酸性粒细胞和嗜碱性粒细胞偶见增多

红细胞

绝对红细胞增多

- 男性血红蛋白浓度＞165g/L[1]
- 女性血红蛋白浓度＞160g/L[2]

血小板：正常或增加

骨髓

- 骨髓增生明显活跃
- 粒红比基本正常
- 巨核细胞大小或形态异常

遗传学：在 95% 以上的病例中发现 *JAK2 V617F* 或其他 *JAK2* 突变，但对 PV 无特异性

❶ 在用酪氨酸激酶抑制药治疗之前，CML 会经历从慢性期到加速期再到急变期的过程，并伴随原始细胞、嗜碱性粒细胞、微巨核细胞和发育不良细胞数量的增加。有关慢性髓细胞性白血病进展的完整讨论，请参阅血液学教科书，如 *Rodak* 编写的 *Hematology, 6e*。

❷ 译者注：已修改为 2017 版 WHO 标准（已征得原著同意）。

四、原发性血小板增多症（essential thrombocythemia）

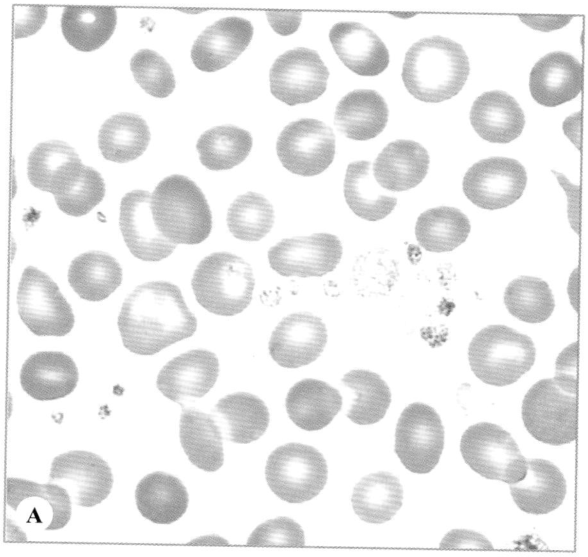

▲ 图 17-4A　外周血（1000×）

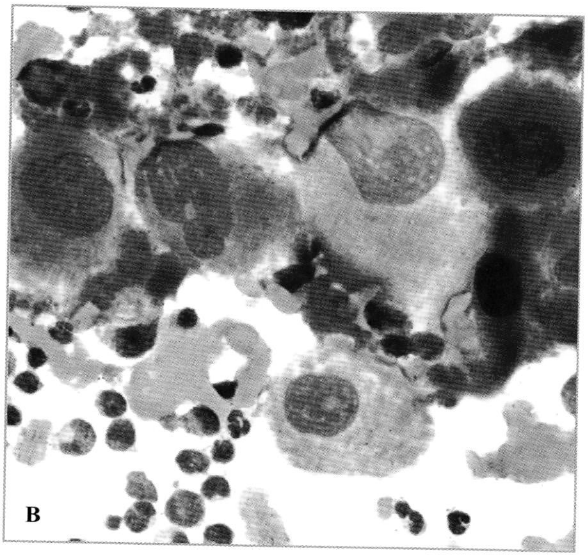

▲ 图 17-4B　骨髓（原始放大倍数 500×）

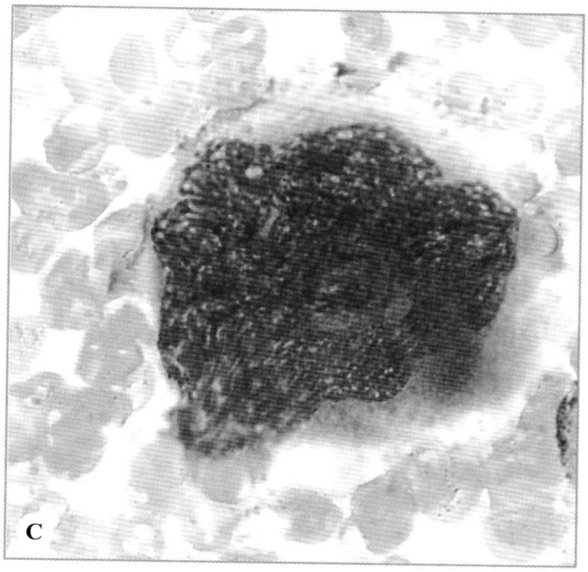

▲ 图 17-4C　骨髓中异常多分叶的巨核细胞（1000×）

形态学

外周血

白细胞

- 正常或略有增加
- 分化和比例正常

红细胞

正常或略有减少

血小板

- 持续血小板计数增多
- 血小板大小不一

骨髓：巨核细胞明显增多

- 胞质丰富的巨大巨核细胞
- 可见分叶过多的巨核细胞
- 轻度粒细胞增多
- 轻度红细胞增多

遗传学：没有特异性的遗传或细胞遗传学异常，但高达 50% 的病例携带 *JAK2 V617F*。*JAK2* 也见于真性红细胞增多症和原发性骨髓纤维化

五、原发性骨髓纤维化（primary myelofibrosis）

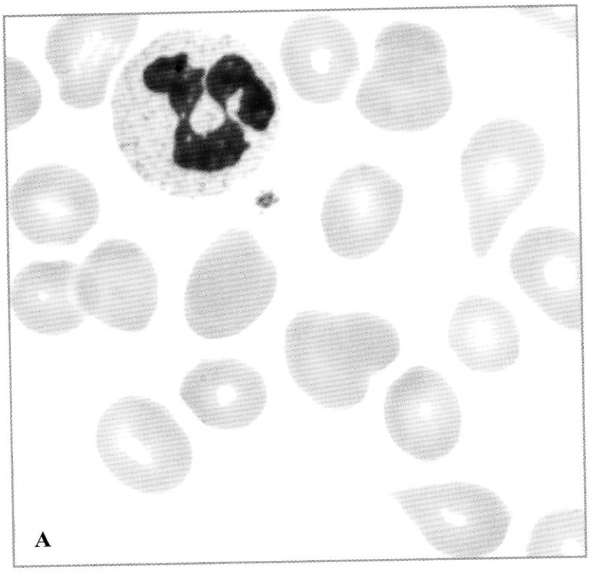

▲ 图 17–5A　早期变化（PB，1000×）

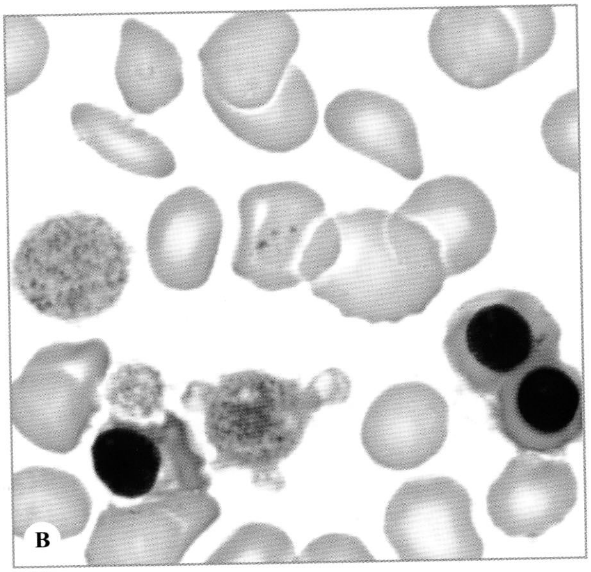

▲ 图 17–5B　晚期变化（PB，1000×）

形态学：

外周血

白细胞

正常，增加或减少

- 可见幼稚粒细胞
- 原粒细胞＜5%

红细胞

正常或减少

- 可见大量泪滴形红细胞，多见有核红细胞及多色素性红细胞

血小板

减少、正常或增加

- 可见畸形的大血小板
- 可见异常的粗大颗粒
- 外周血可见小巨核细胞

骨髓：骨髓穿刺时经常干抽；病理活检可见明显的骨髓纤维化和髓外造血岛，巨核细胞小型化、裸核化、异形化和巨核细胞聚集

遗传学：没有特异性的遗传或细胞遗传学异常，但高达 50% 的病例携带 *JAK2 V617F*。*JAK2* 也见于真性红细胞增多症和原发性血小板增多症

（王　莹　何世平　敖治群　茹进伟　译）

第 18 章　骨髓增生异常综合征

Myelodysplastic Syndromes

骨髓增生异常综合征（myelodysplastic syndromes，MDS）是一种获得性克隆性造血系统疾病，其特征是骨髓细胞异常增生，无效造血导致进行性外周血细胞减少和发育不良，表现为红细胞、白细胞和（或）血小板的成熟障碍。

MDS 是一种临床上存在多种表现形式的异质性疾病；尽管如此，所有类型的 MDS 通常都存在至少两种类型的形态学改变：骨髓细胞造血但血细胞仍进行性减少，以及单系或多系血细胞生成障碍。2017 年世界卫生组织的 MDS 亚型分类列于框 18-1。

框 18-1　骨髓增生异常综合征世界卫生组织分类（2017）

- 骨髓异常增生综合征伴单系病态造血（MDS-SLD）
- 骨髓增生异常综合征伴环形铁粒幼细胞（MS-RS）
- 骨髓增生异常综合征伴多系病态造血（MDS-MLD）
- 骨髓增生异常综合征伴原始细胞增多
- 骨髓增生异常综合征伴孤立性 del（5q）
- 骨髓增生异常综合征，不能分类型
- 儿童骨髓增生异常综合征
- 儿童难治性血细胞减少症

引自 Swerdlow SH, Campo E, Harris NL, Pileri SA, Stein H, Thiele J (Eds): *WHO classification of tumours of haematopoietic and lymphoid tissues*, (Revised 4th edition), IARC: Lyon 2017.

一、红系病态造血（dyserythropoiesis）

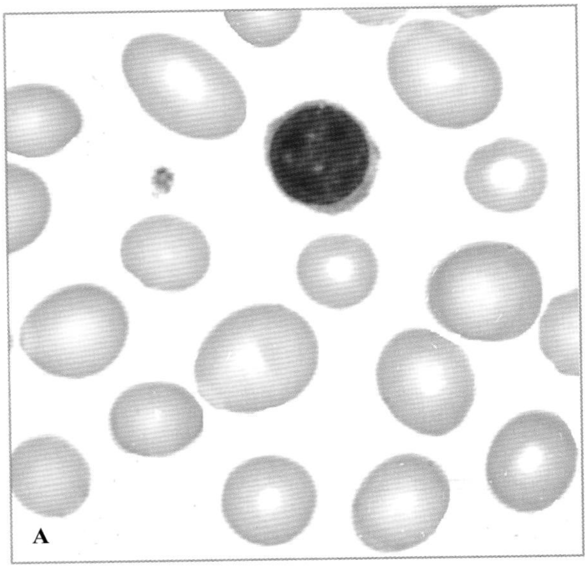

▲ 图 18–1A　椭圆形巨红细胞

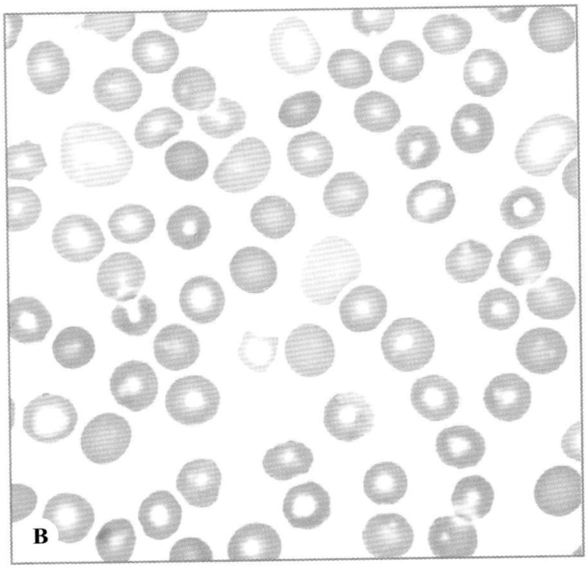

▲ 图 18–1B　红细胞大小不一（PB，500×）

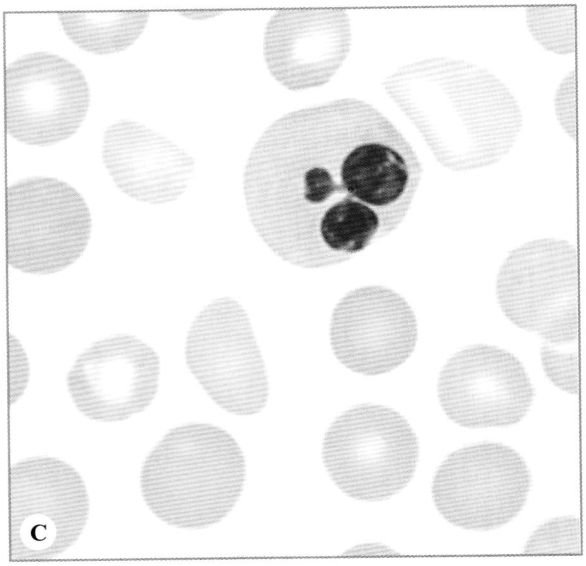

▲ 图 18–1C　有核红细胞畸形核

形态学：可能包括以下任意一种或所有

外周血

- 椭圆形巨红细胞
- 小细胞低色素
- 红细胞大小不一

骨髓

- 多核幼红细胞
- 异常核形状
- 核间桥
- 胞质染色不均匀
- 环形铁粒幼红细胞

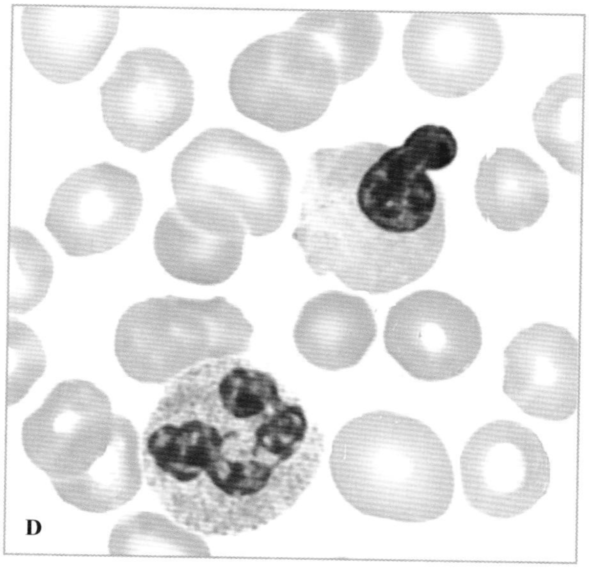

▲ 图 18-1D　有核红细胞核部分丢失

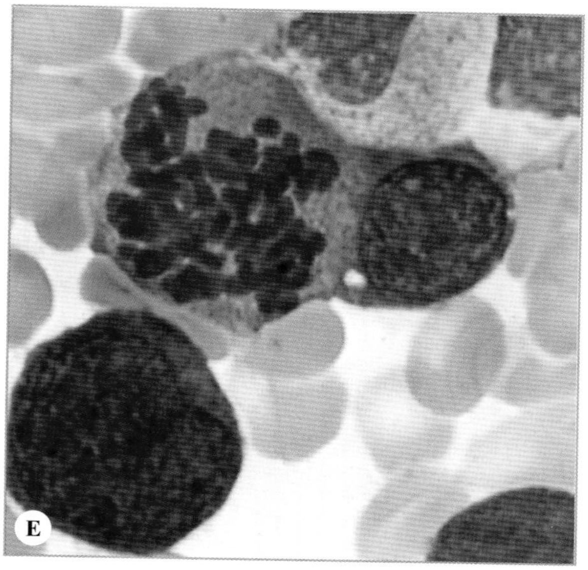

▲ 图 18-1E　有核红细胞异常核型

双核，其中 1 个核在有丝分裂中，2 个核发育不同步（BM，1000×）

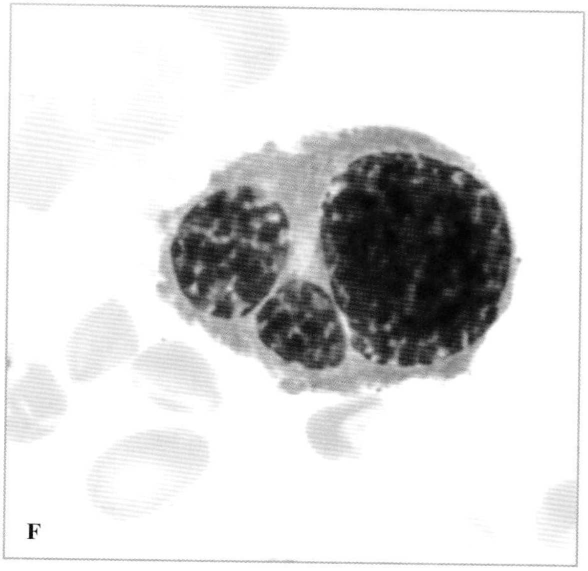

▲ 图 18-1F　有核红细胞有 3 个大小不一的核（**BM，1000×**）

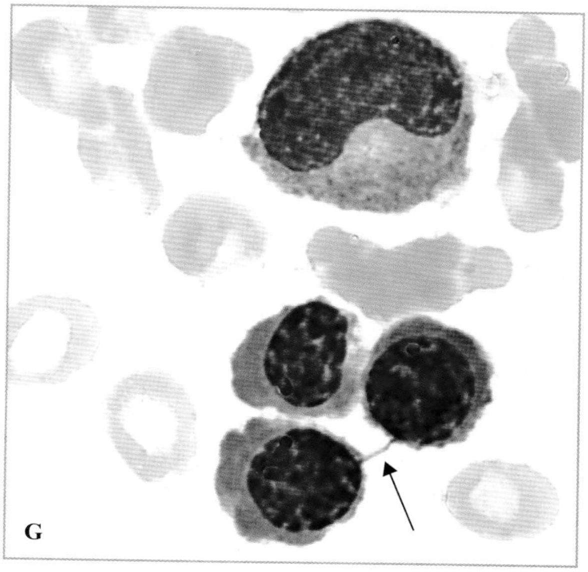

▲ 图 18-1G　有核红细胞核间桥（箭）（**BM，1000×**）

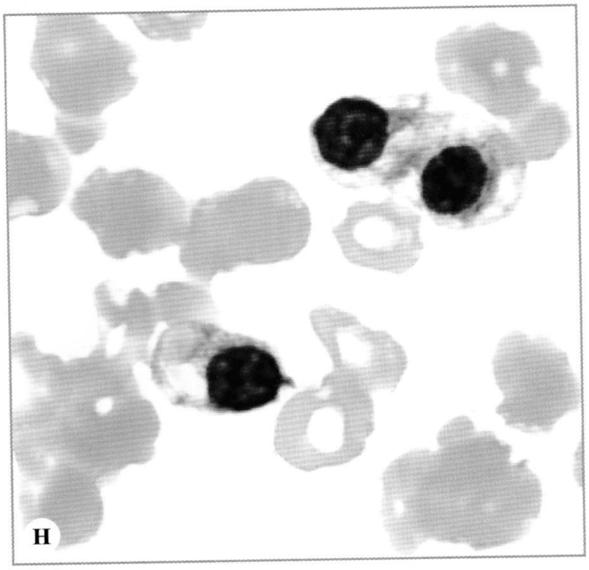

▲ **图 18–1H　胞质染色不均匀的有核红细胞（BM，1000×）**

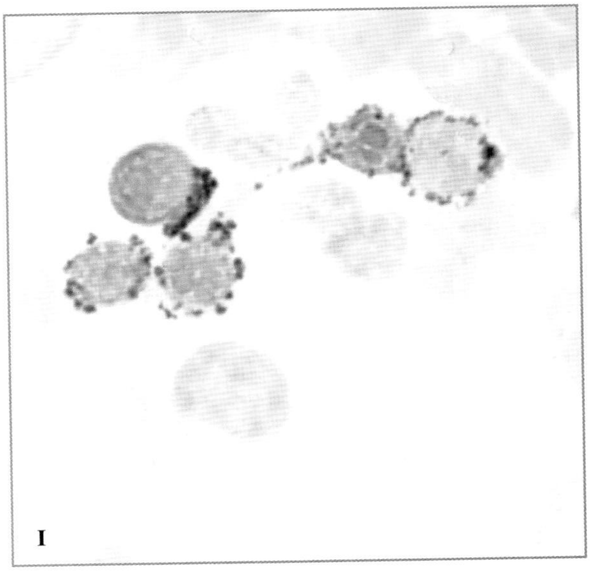

▲ **图 18–1I　环形铁粒幼红细胞（铁染色，BM，1000×）**

指有核红细胞含有至少 5 个铁颗粒，环绕至少 1/3 的细胞核

二、粒系病态造血（Dysmyelopoiesis）

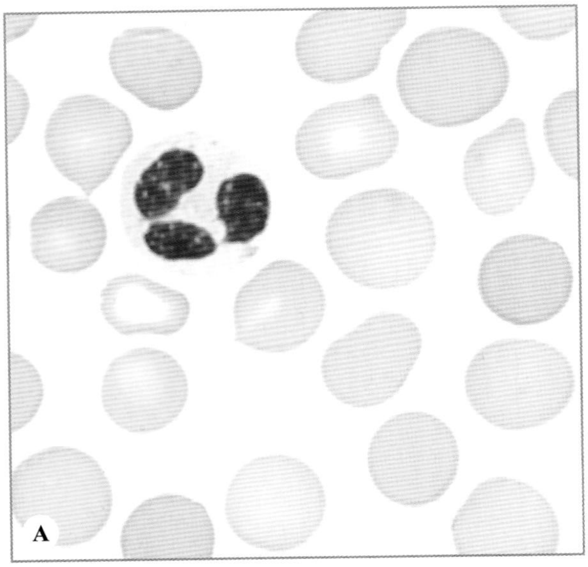

▲ **图 18–2A　颗粒异常**

无颗粒的中性分叶核粒细胞

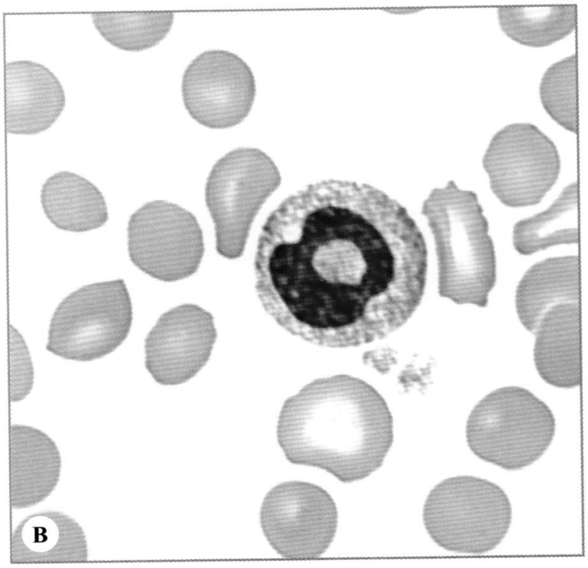

▲ **图 18–2B　异常核形状**

圆形（环形）核中性粒细胞

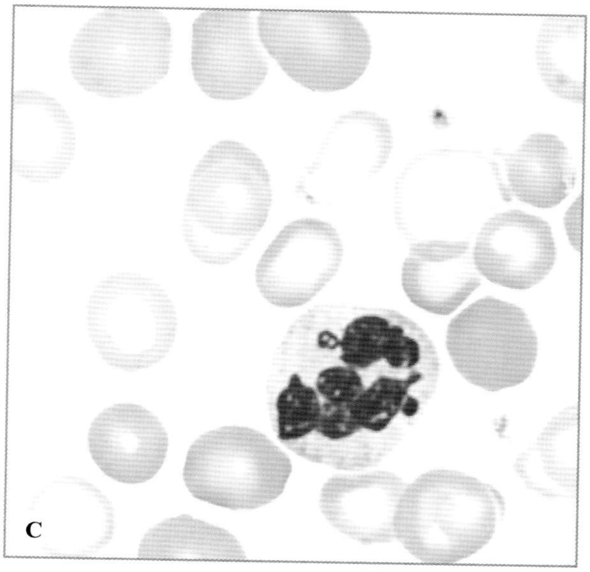

▲ 图 18-2C　**异常核形状**

中性粒细胞核分叶过多，同时细胞质中颗粒减少

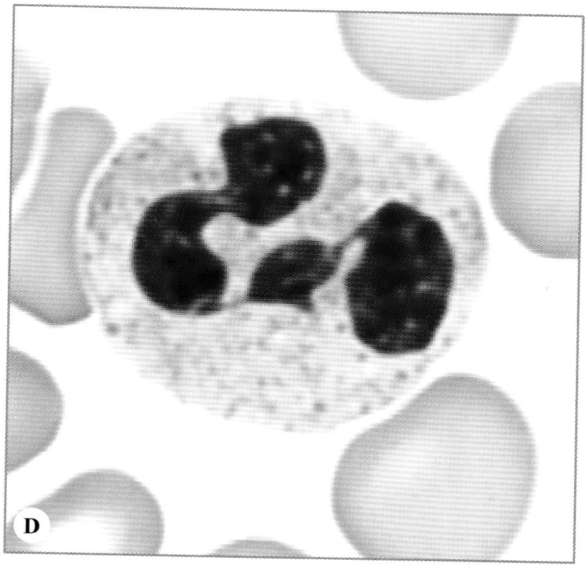

▲ 图 18-2D　**正常中性粒细胞（对照）**

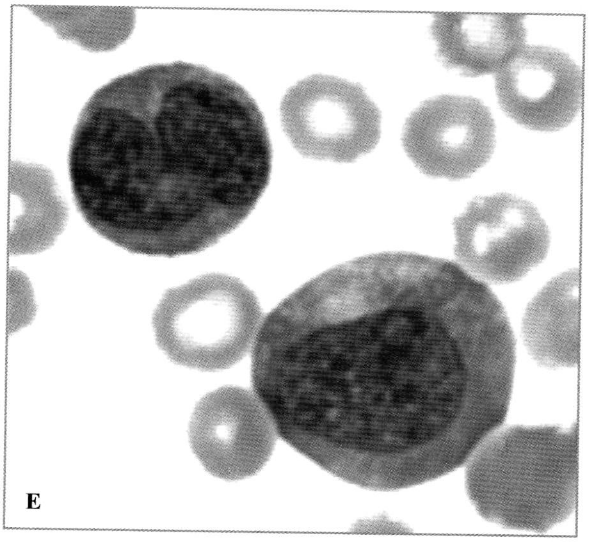

▲ 图 18-2E　**核质发育不平衡的异常中性中幼粒细胞**

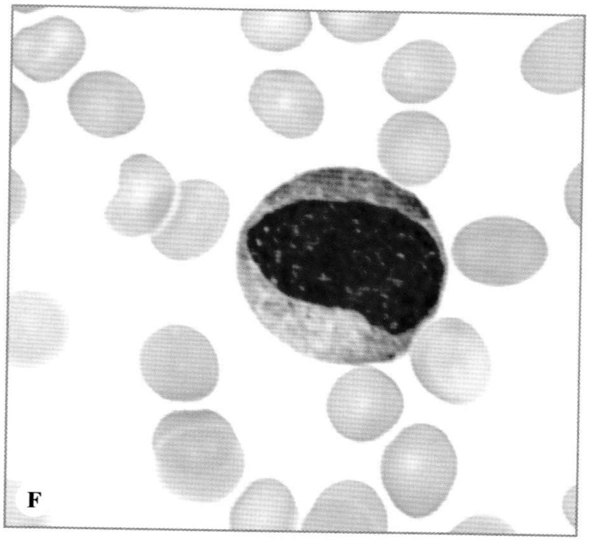

▲ 图 18-2F　**胞质染色不均匀，颗粒分布不均**

该特征并非提示恶性肿瘤，但多发生于 MDS

形态学：可能包括以下任意一种或所有

外周血和骨髓

- 颗粒异常
- 异常核形状
- 核质发育不平衡
- 胞质染色不均匀
- 假 Pelger-Huët 畸形细胞（图 14-1）

三、巨核系病态造血（Dysmegakaryopoiesis）

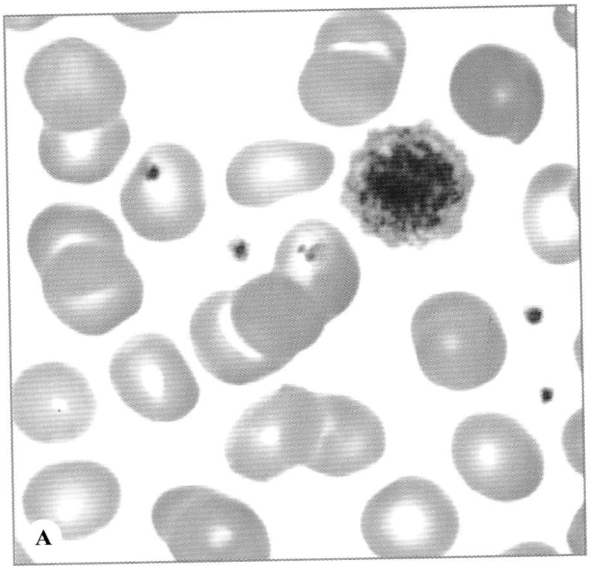

▲ 图 18–3A　巨血小板

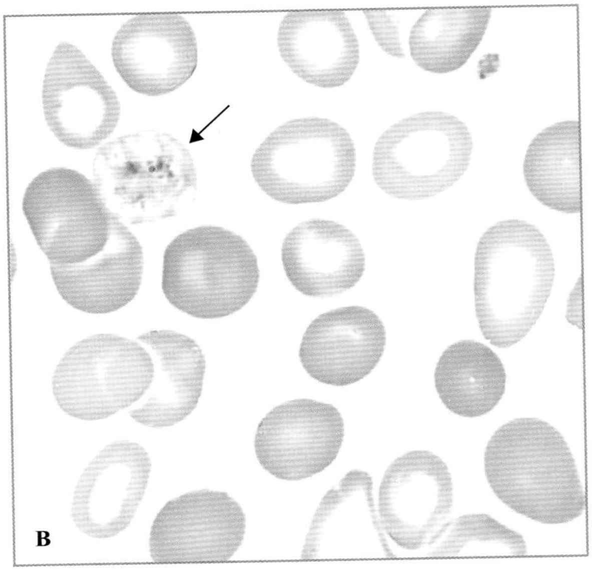

▲ 图 18–3B　血小板颗粒减少或缺失（箭）

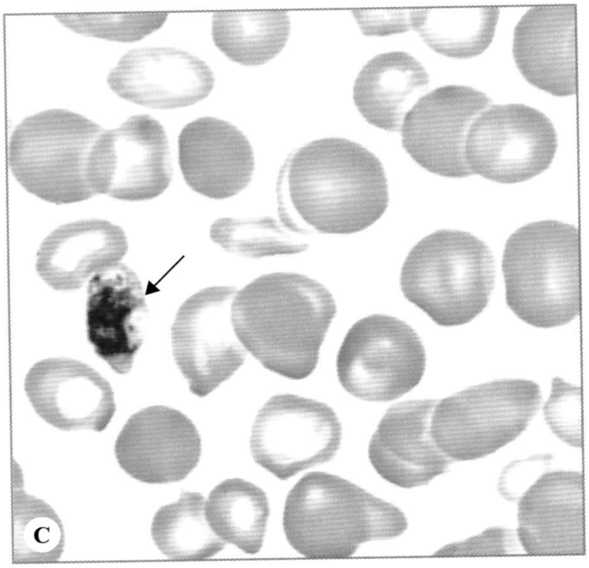

▲ 图 18–3C　血小板颗粒过多（箭）

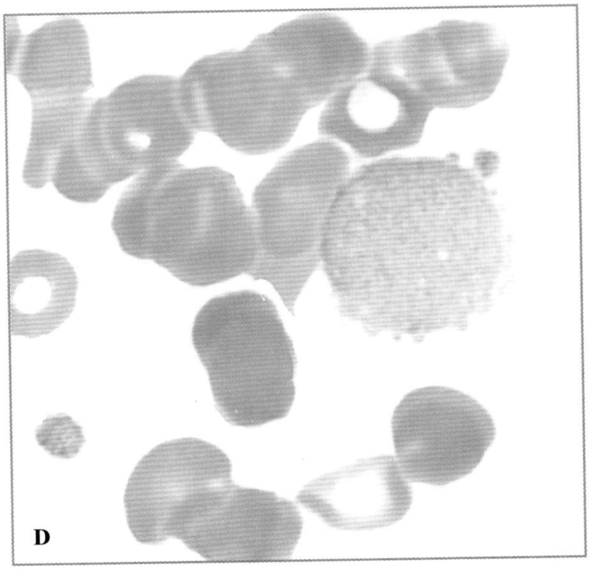

▲ 图 18–3D　巨血小板，颗粒减少或缺失

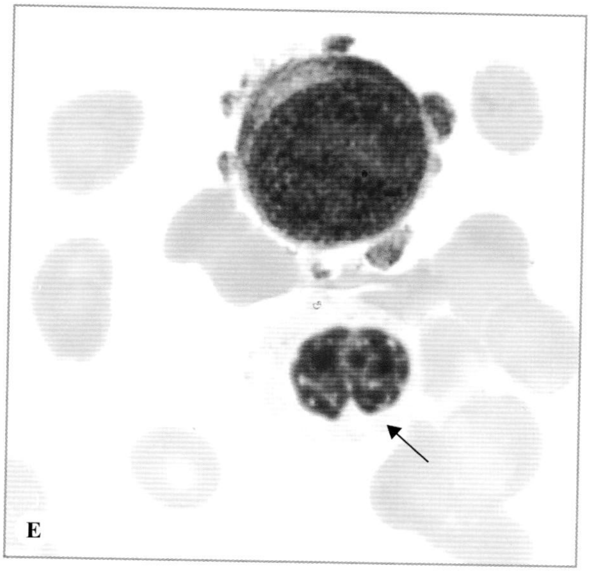

▲ 图 18-3E　外周血微巨核细胞
颗粒减少的细胞（箭）为假 Pelger-Huët 畸形细胞

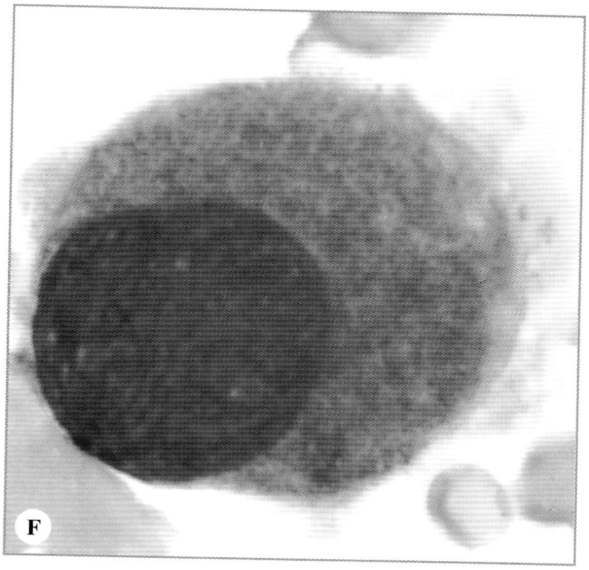

▲ 图 18-3F　大单圆巨核细胞（BM，1000×）

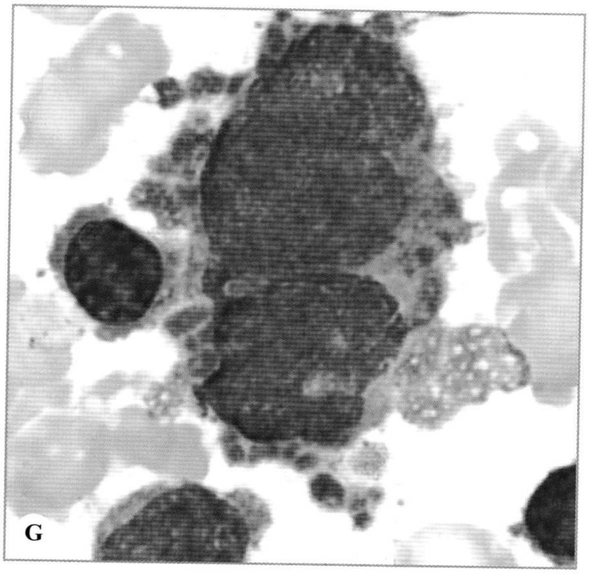

▲ 图 18-3G　核畸形，大小不一的核（BM，1000×）

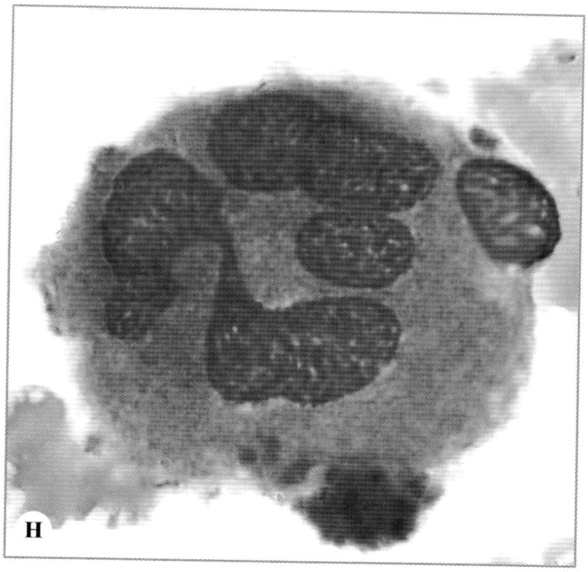

▲ 图 18-3H　异常核形状，核分裂（BM，1000×）

形态学：可能包括以下任意一种或所有

外周血

- 巨大血小板
- 血小板颗粒异常
- 外周血微巨核细胞

骨髓

- 大单圆核巨核细胞
- 核畸形
- 核大小不一
- 核分裂

（何世平　王　莹　方贵玉　周玉利　译）

第 19 章　淋巴细胞增殖性疾病

Mature Lymphoproliferative Disorders

淋巴细胞增殖性疾病通常由单克隆细胞过度增殖所致。虽然这组疾病与淋巴细胞相关，但其形态表现多样。将临床表现和形态学特征与免疫表型相结合是诊断、识别和分类的必要方法。本书仅收录典型案例。

成人持续的淋巴细胞绝对增多应进行进一步的检查，以区分反应性和恶性疾病。反应性淋巴细胞的特征见图 14-7。

一、慢性淋巴细胞白血病（chronic lymphocytic leukemia）

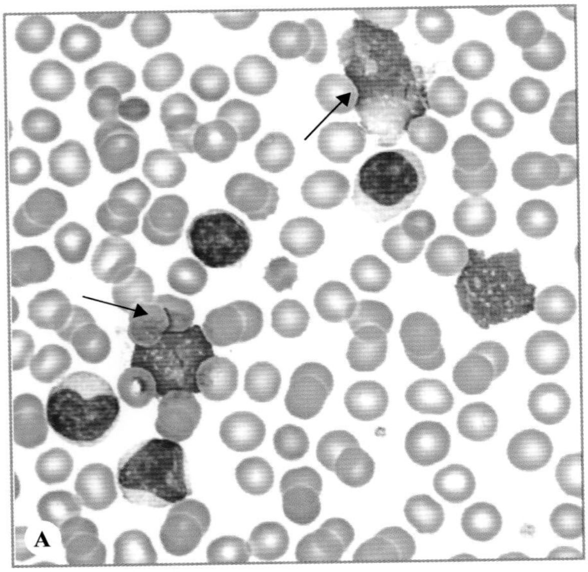

▲ 图 19-1A　**小淋巴细胞与“涂抹”细胞（箭）（PB，500×）**

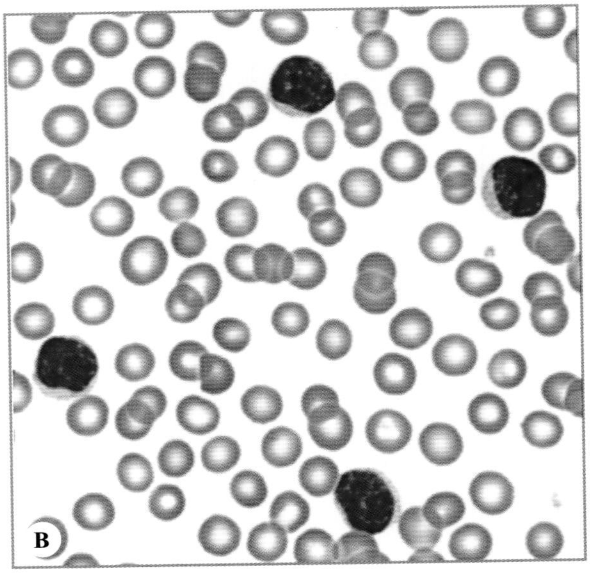

▲ 图 19-1B　**加入白蛋白的涂片**

与图 19-1A 为同一患者样本（PB，500×）。在涂片制备前向血液中添加白蛋白可稳定 CLL 细胞，减少涂抹细胞的形成，确保细胞分类的准确

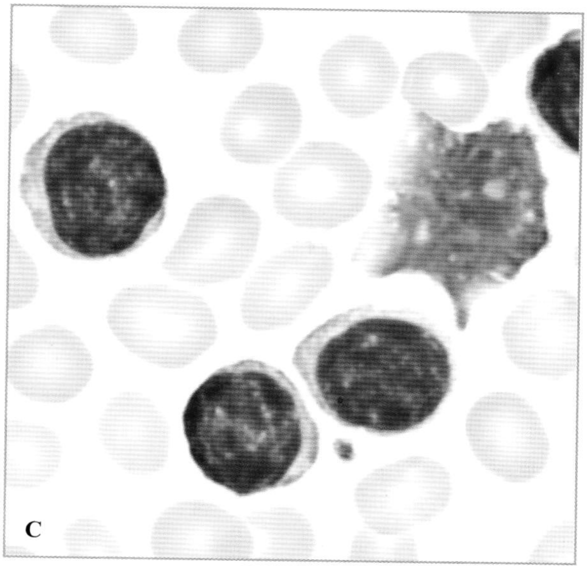

▲ 图 19-1C　带涂抹细胞的小淋巴细胞（PB，1000×）

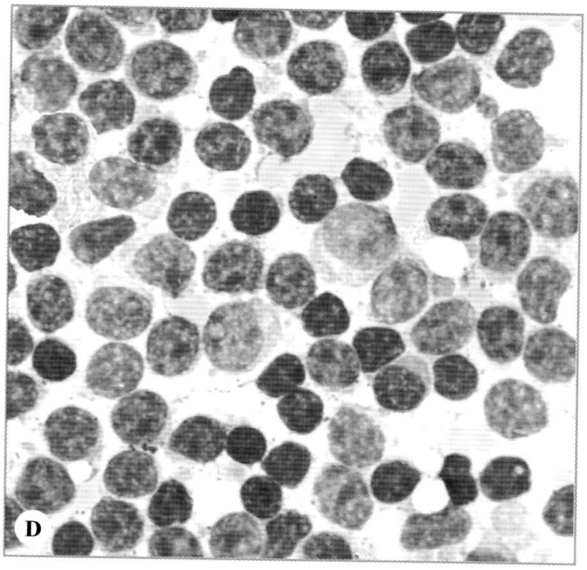

▲ 图 19-1D　骨髓片里的大量淋巴细胞（BM，500×）

形态学

外周血：成熟淋巴细胞核圆形，染色质块状；核仁不明显，胞质少；淋巴细胞形态一致；这些淋巴细胞比正常细胞更易碎，从而易导致"涂抹"细胞或篮状细胞的形成

- 持续的淋巴细胞绝对增多
- 偶见正细胞正色素性贫血（大约 10% 的患者会出现自身免疫性溶血性贫血）
- 偶见血小板减少

骨髓：淋巴细胞≥30%

免疫表型：$CD20^+$，$CD19^+$，$CD5^+$，$CD23^+$，$CD22^+$，$CD79b^+$，$CD43^+$，$CD200^+$，$CD10^-$，$FMC7^-$

二、幼淋巴细胞白血病（prolymphocytic leukemia）

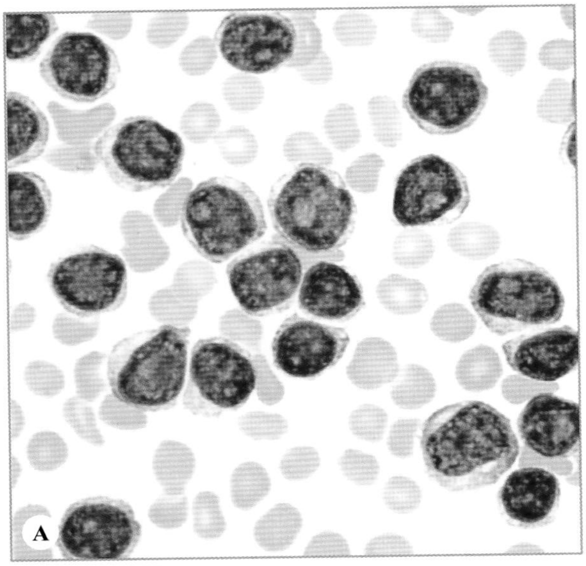

▲ 图 19–2A　外周血涂片中大量有明显核仁的幼淋巴细胞（**PB，500×**）

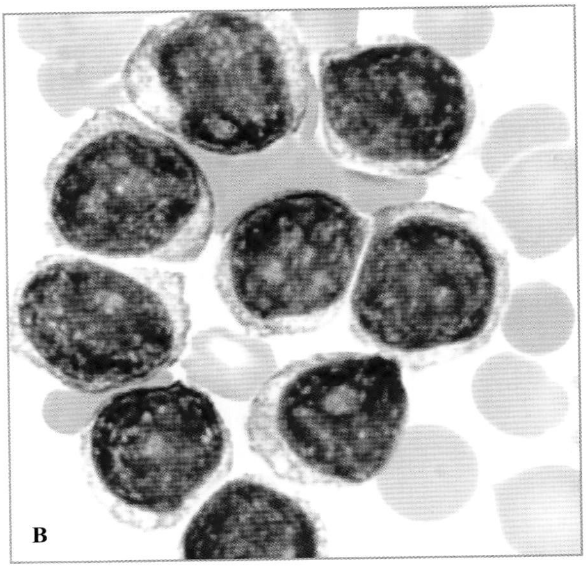

▲ 图 19–2B　外周血涂片中大量有明显核仁的幼淋巴细胞（**PB，1000×**）

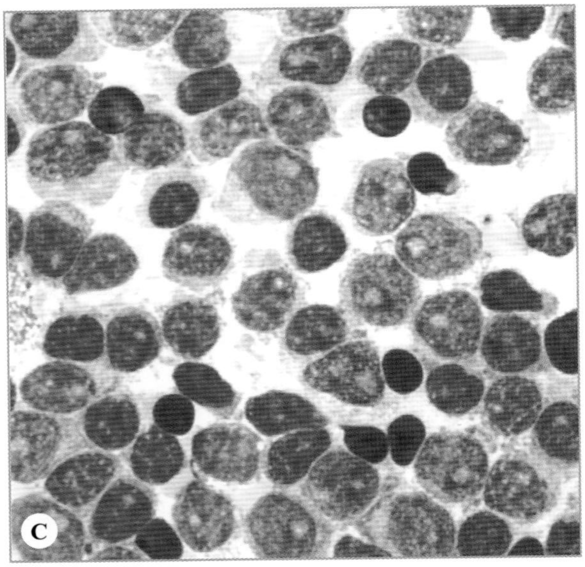

▲ 图 19–2C　骨髓片中大量幼淋巴细胞（**BM，500×**）

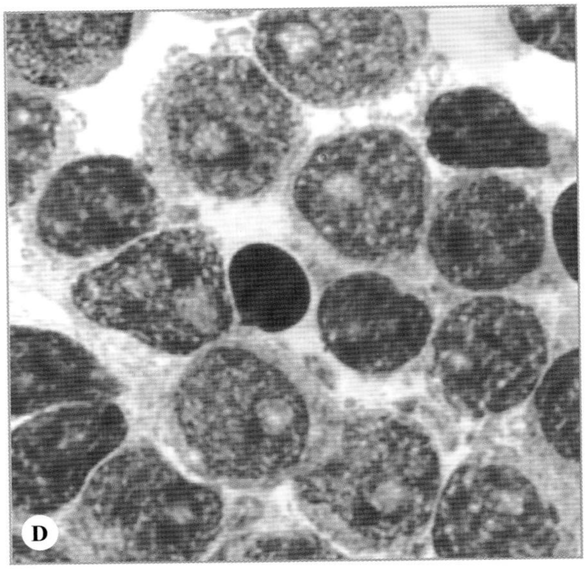

▲ 图 19–2D　骨髓片中大量幼淋巴细胞（**BM，1000×**）

形态学

外周血：中等大小细胞（约为小淋巴细胞的 2 倍）；单个明显的核仁，染色质中度聚集；细胞质呈弱嗜碱性

- 淋巴细胞绝对增多，通常大于 $100 \times 10^9/L$
- 贫血
- 偶见血小板减少

骨髓：主要以幼淋巴细胞为主，少量其余造血细胞

免疫表型：$CD22^+$，$CD79^+$，$CD38^+$，$CD20^+$，$CD19^+$，$FMC7^+$，$CD5^+$，$CD23^+$

三、毛细胞白血病（hairy cell leukemia）

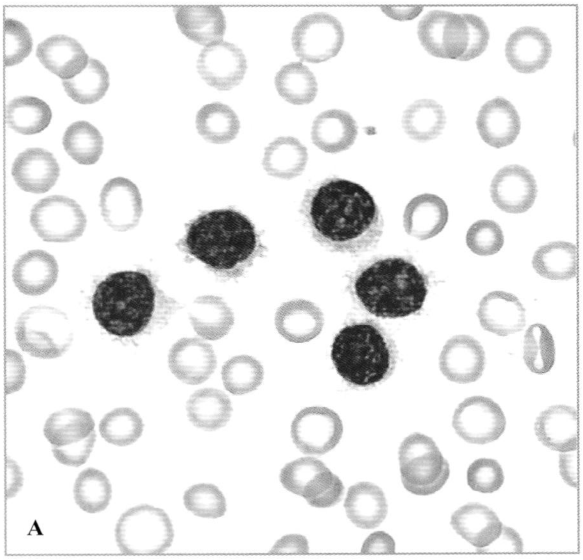

▲ 图 19-3A　外周血涂片中毛细胞（PB，500×）

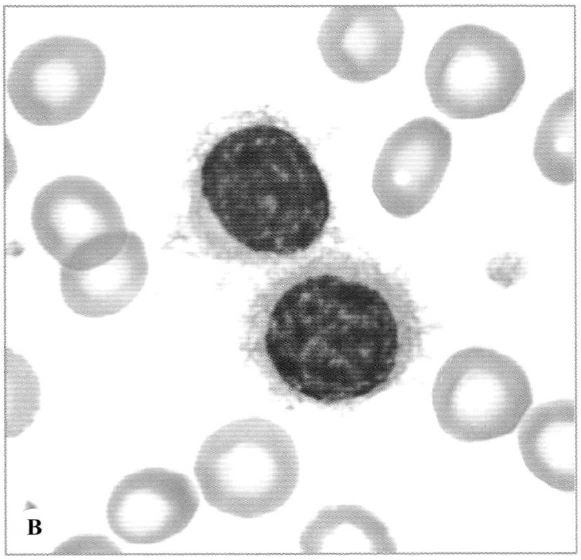

▲ 图 19-3B　外周血涂片中毛细胞，有灰蓝色的毛状突起（PB，1000×）

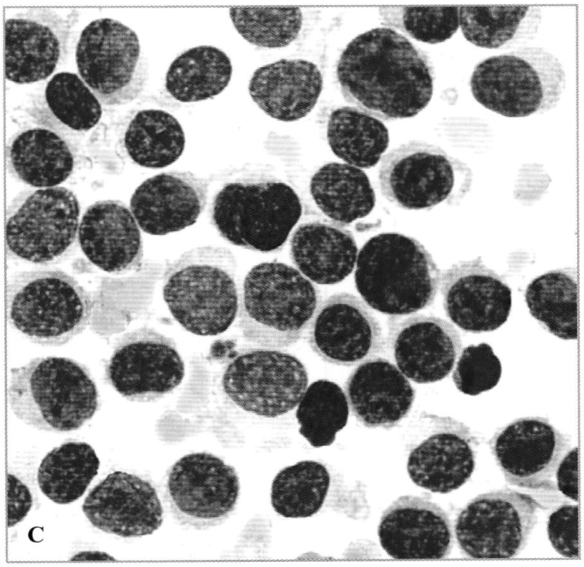

▲ 图 19-3C　骨髓片中大量毛细胞（BM，500×）

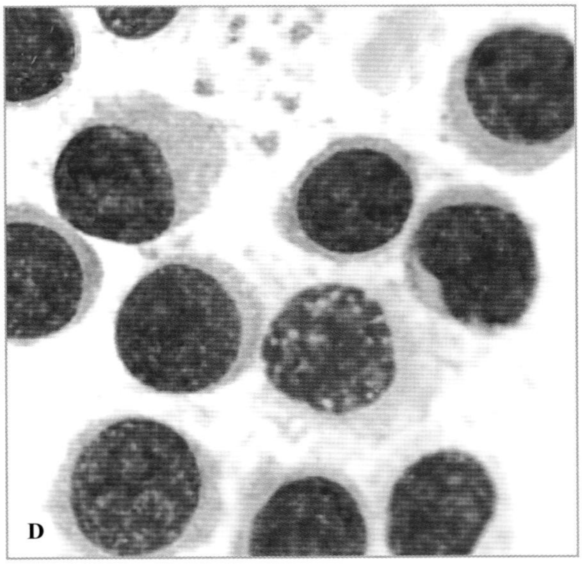

▲ 图 19-3D　骨髓片中大量毛细胞（BM，1000×）

形态学

外周血：中小淋巴细胞，肾形或椭圆形细胞核，染色质分布均匀，偶见核仁，细胞质不均一，有灰蓝色毛状突起

- 全血细胞减少症

骨髓：由于骨髓纤维化而难以吸到骨髓（干抽）；用相差显微镜或电镜更容易区分

免疫表型：$CD19^+$，$CD20^+$，$CD22^+$，$CD11c^+$，$AnnexinA1^+$，$CD103^+$，$CD25^+$，$CD123^+$，$TBX21^+$，$FMC7^+$，$CD200^+$，cyclin $D1^+$，$CD5^-$，$CD10^{\pm}$

四、浆细胞骨髓瘤（plasma cell myeloma）

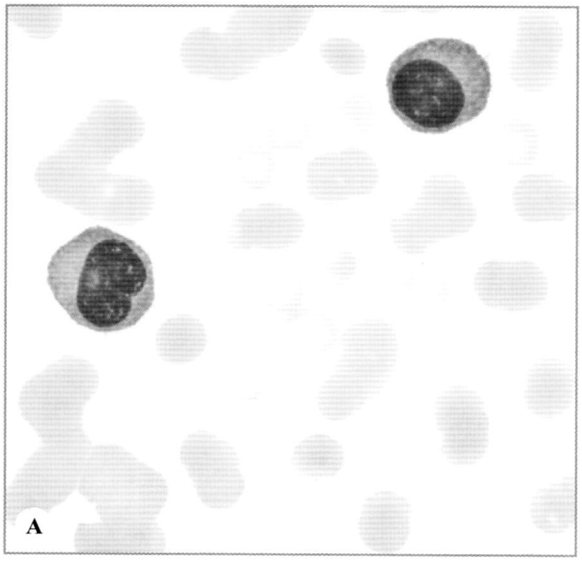

▲ 图 19–4A　浆细胞（PB，500×）

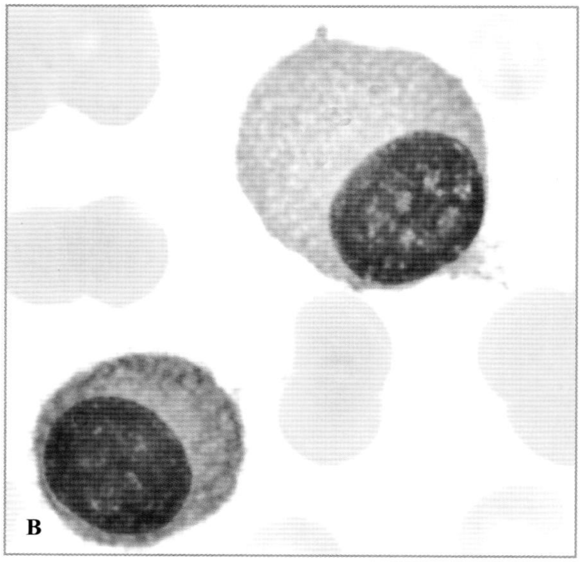

▲ 图 19–4B　浆细胞（PB，1000×）

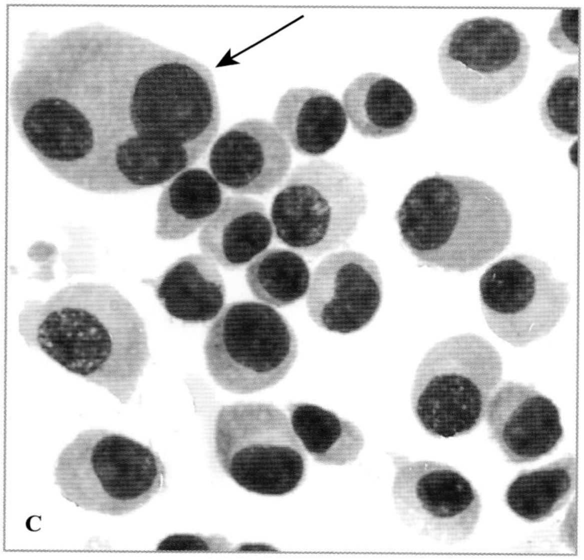

▲ 图 19–4C　浆细胞（箭），多核浆细胞（BM，500×）

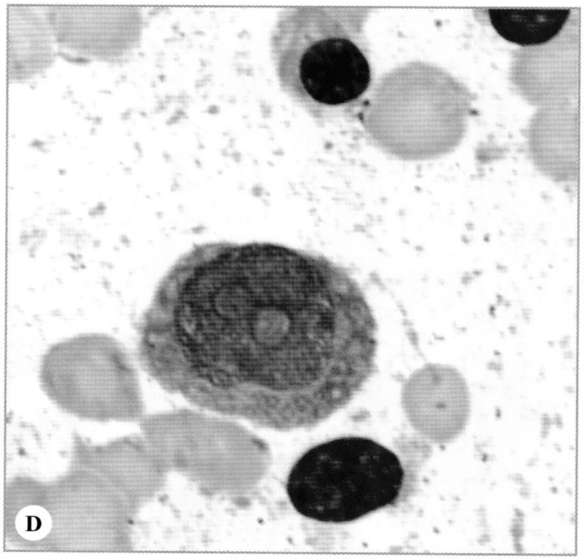

▲ 图 19–4D　浆母细胞，淡蓝色细胞质，核周有不明显淡染区，有 2 个明显的核仁，核偏位（BM，1000×）

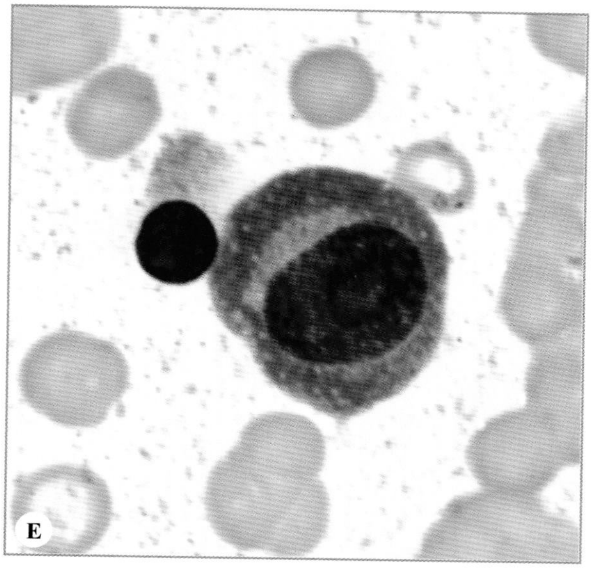

▲ 图 19-4E　幼稚浆细胞，细胞质呈深蓝色，核周有明显淡染区，胞核稍偏位，核仁部分被聚集的染色质掩盖（PB，1000×）

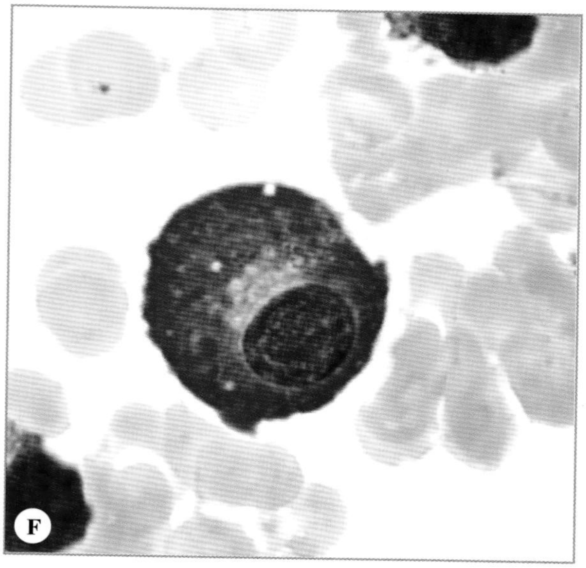

▲ 图 19-4F　火焰浆细胞，多为产生免疫球蛋白 A（IgA）的浆细胞（BM，1000×）

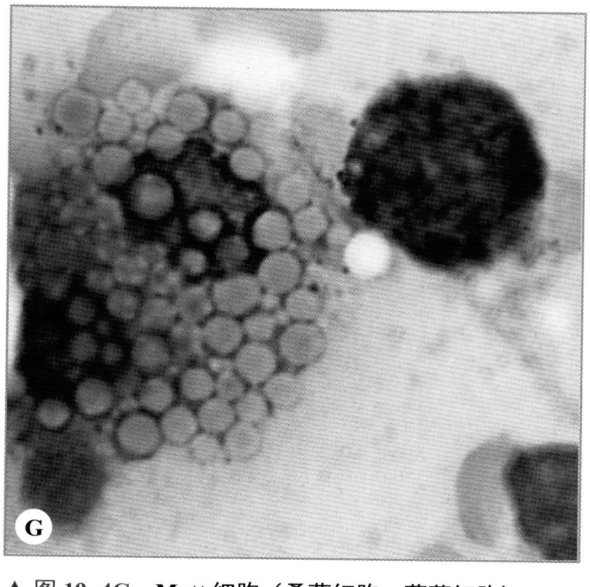

▲ 图 19-4G　**Mott 细胞（桑葚细胞、葡萄细胞）**
含有多个免疫球蛋白圆形球体的浆细胞，染色为粉红色、无色或蓝色（BM，1000×）

形态学

外周血：红细胞呈缗钱状排列，浆细胞少见；偶见中性粒细胞减少症

注：外周血大于 2×10^9/L 浆细胞，或比例＞20%，提示浆细胞白血病。

偶见正细胞正色素性贫血

偶见血小板减少

注：由于存在异常数量的免疫球蛋白，瑞特染色血涂片的背景可呈蓝色。

骨髓：浆细胞≥10%，常≥30%

未成熟浆细胞可大于正常浆细胞；核质比增大；核染色质异常；偶见核仁、多核

细胞质呈淡蓝色至深蓝色；偶见胞质包涵体

免疫表型：$CD138^+$，$CD45^-$，$CD19^-$，$CD27^-$，$CD81^-$，$CD56^\pm$

注：这种疾病可以通过免疫电泳将其与华氏巨球蛋白血症及重链疾病相鉴别。

五、伯基特白血病 / 淋巴瘤（Burkitt leukemia/lymphoma）

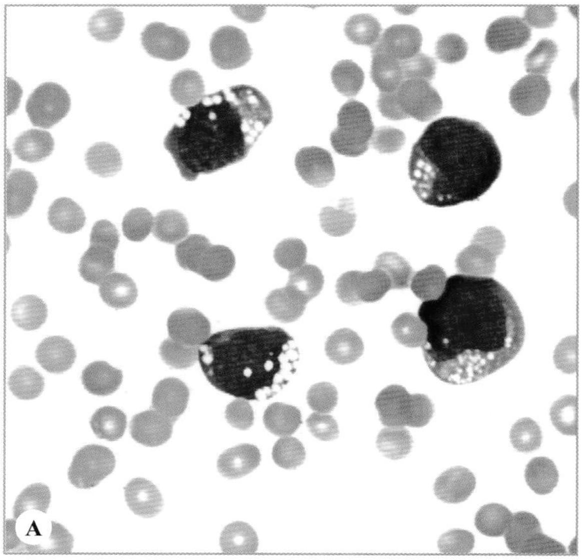

▲ 图 19-5A　外周血（500×）

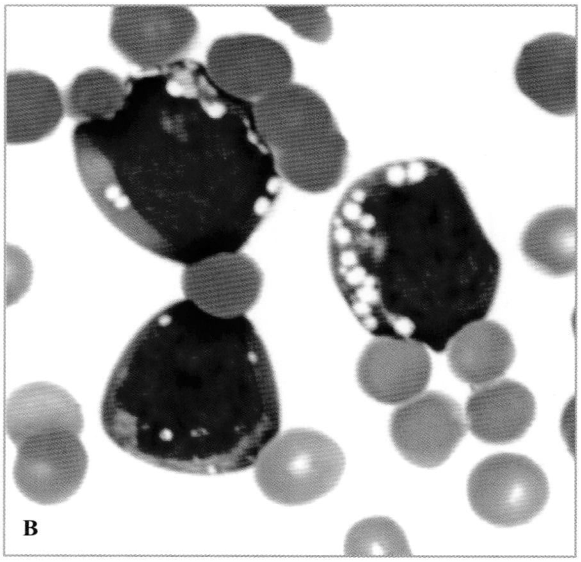

▲ 图 19-5B　外周血（1000×）

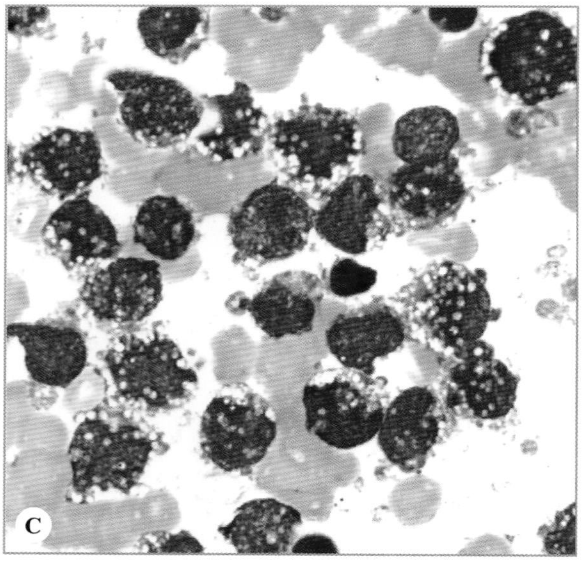

▲ 图 19-5C　骨髓（500×）

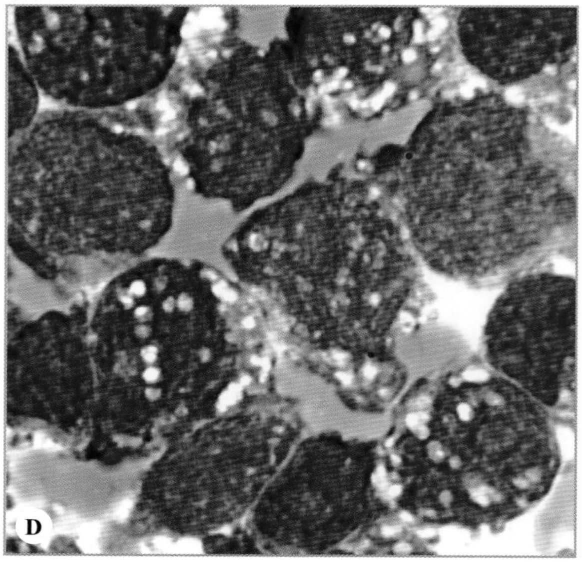

▲ 图 19-5D　骨髓（1000×）

形态学

外周血：细胞大小中等到大，胞质呈深蓝色，可见空泡，核仁不明显

骨髓：胞质强嗜碱性，具有空泡，细胞形态均一

免疫表型：$CD22^+$，$CD79a^+$，$CD38^+$，$CD77^+$，$CD43^+$，$CD23^-$，$CD138^-$，$BCL2^-$，$CD5^-$，$CD20^+$，$CD19^+$，$CD10^+$，TdT-，Ki-67^+（接近 100%），t（8; 14）

六、淋巴瘤（lymphoma）

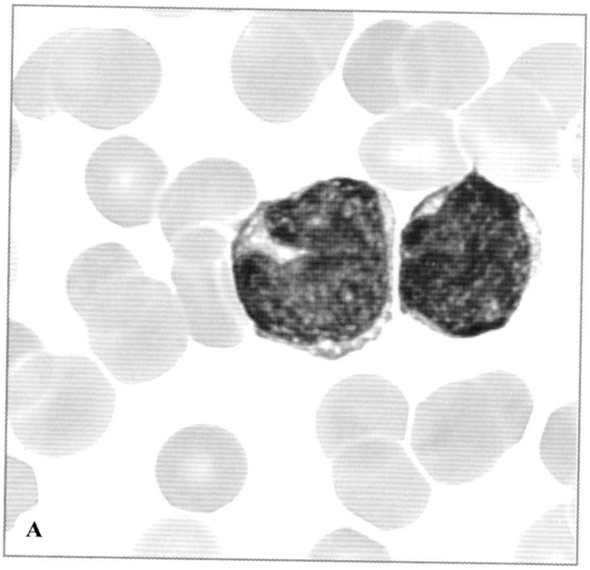

▲ 图 19–6A　核裂隙淋巴瘤细胞（PB，1000×）

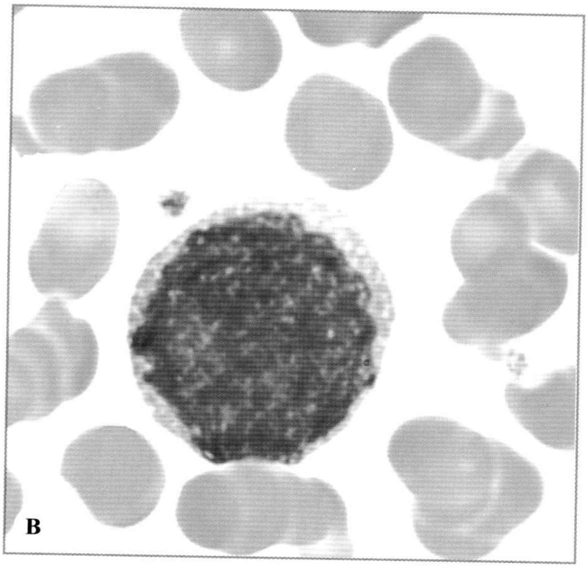

▲ 图 19–6B　大细胞淋巴瘤（PB，1000×）

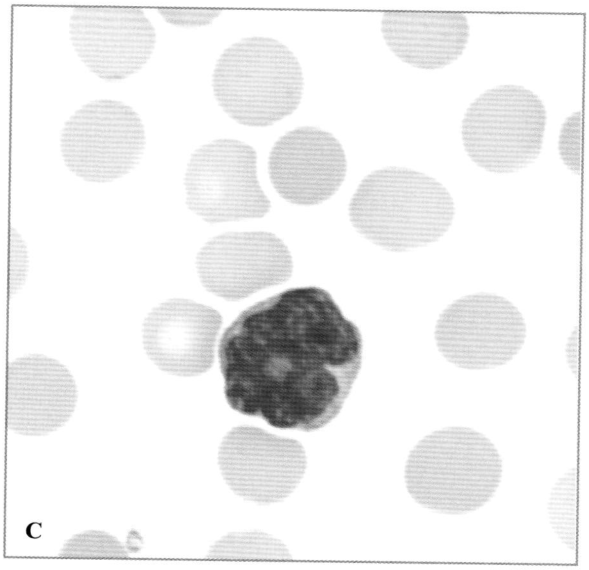

▲ 图 19–6C　具有明显核仁的淋巴瘤细胞（PB，1000×）

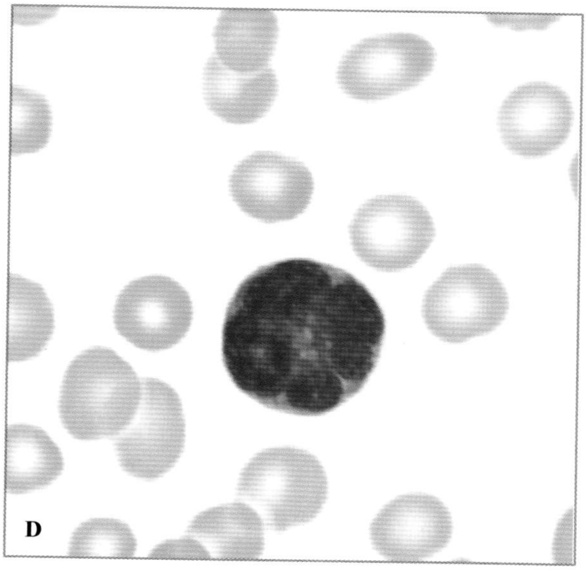

▲ 图 19–6D　“花瓣”样核提示 T 细胞淋巴瘤（PB，1000×）

形态学

外周血：外周血中偶见典型的淋巴瘤细胞

骨髓：不适用

注：淋巴瘤的诊断由淋巴结活检、免疫表型和分子遗传学决定。

（方贵玉　李太晗　王　莹　茹进伟　译）

第 20 章　造血细胞因子使用后的形态学改变

Morphologic Changes After Myeloid Hematopoietic Growth Factors

临床上包括使用促红细胞生成素、促血小板生成素和细胞集落刺激因子，如粒细胞集落刺激因子（G-CSF）和粒细胞 / 巨噬细胞集落刺激因子（G/M-CSF）等细胞因子治疗疾病越来越普遍。这些细胞因子会引起外周血涂片细胞形态发生改变。虽然促红细胞生成素和促血小板生成素很少引起大的变化，但是粒系细胞的形态学改变可能类似于严重感染、急性髓系白血病、骨髓增生异常综合征或骨髓增殖性肿瘤时的变化。其具体变化包括一过性白细胞增多和出现未成熟的粒细胞、空泡变性、巨中性粒细胞、中毒颗粒、杜勒小体、颗粒减少、有核红细胞和小于 5% 的原始细胞[1]。

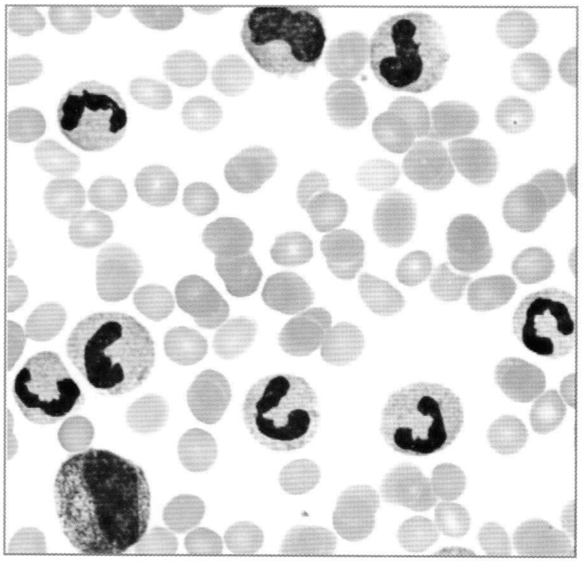

▲ **图 20-1　粒细胞集落刺激因子使用后白细胞增多（PB，500×）**

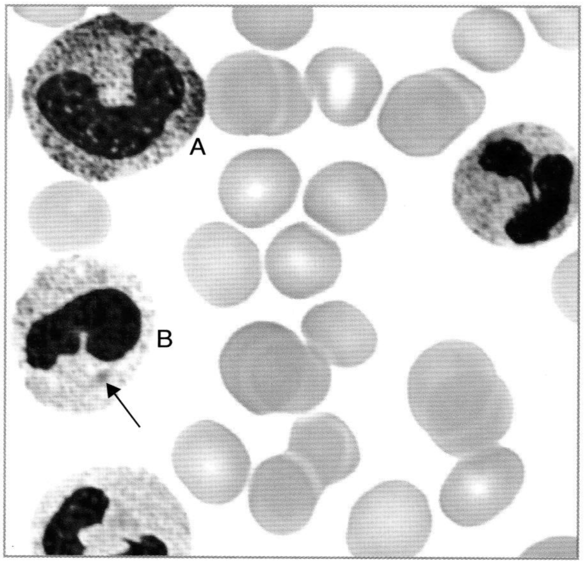

▲ **图 20-2　A. 中性颗粒减少的中性粒细胞含中毒颗粒；B. 箭示杜勒小体**

[1] 引自 Heerema-McKenney A., Arber D.A.Acute myeloid leukemia.In: Hsi E.D.(Editor): Hematopathology.In: Goldblum J.R.(Series Editor): Foundations in Diagnostic Pathology, ed 2.Philadelphia: Elsevier/Saunders, 2012, p. 419-456.

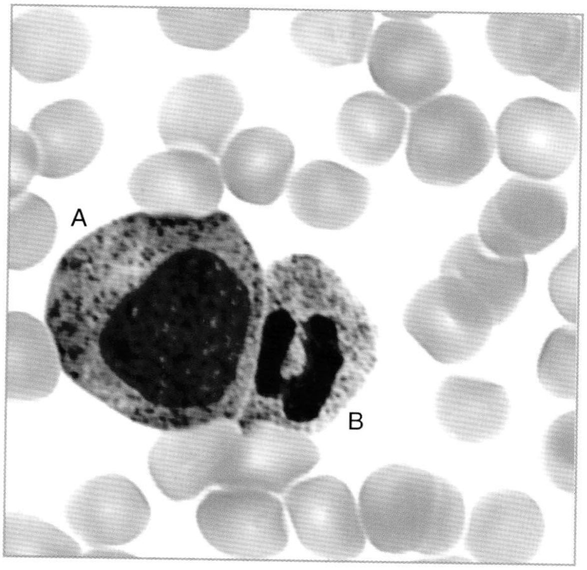

▲ 图 20-3　**A.** 核质发育不平衡的幼稚粒细胞；**B.** 含中毒颗粒的中性粒细胞

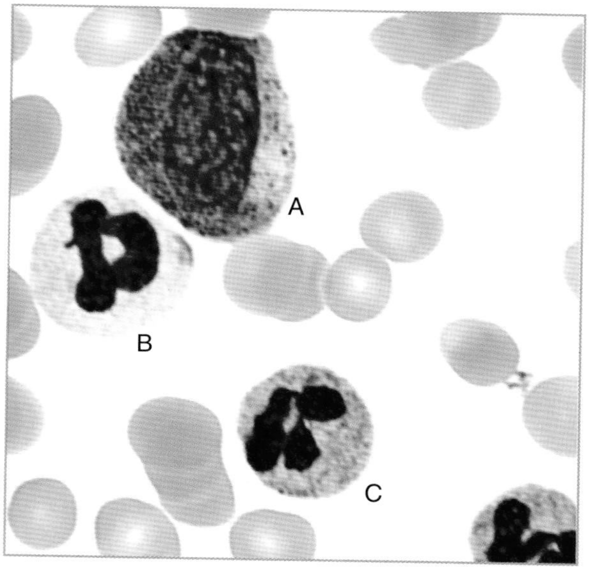

▲ 图 20-4　**A.** 颗粒分布不均，明显核质发育不平衡的中性中幼粒细胞；**B.** 颗粒减少的含杜勒小体的中性粒细胞；**C.** 正常中性粒细胞

（伍　燕　丘创华　张海燕　周玉利　译）

第五篇
其　他
Other

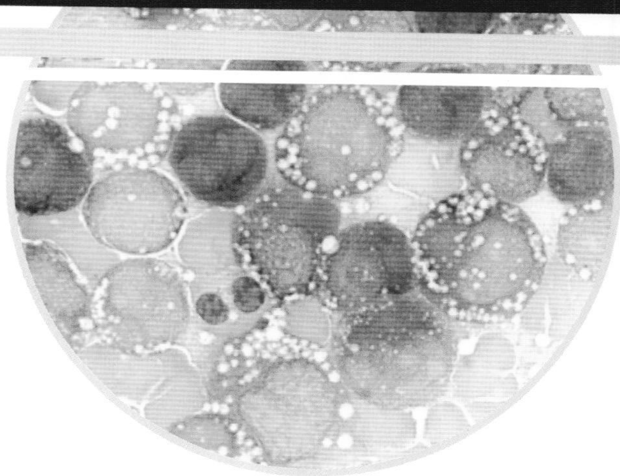

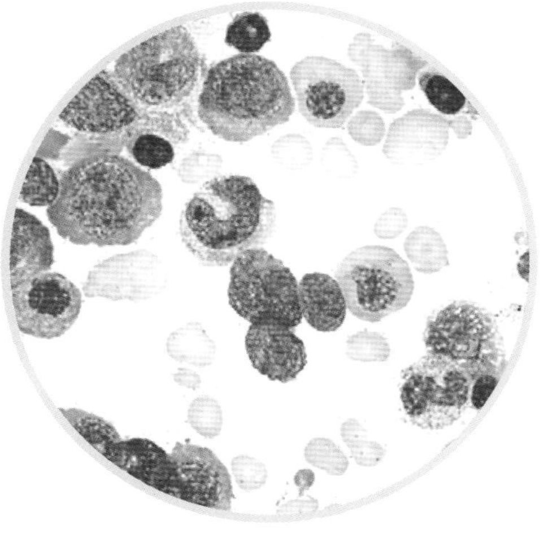

第 21 章　微生物

Microorganisms

一、疟原虫（plasmodium species）

以下图片是在外周血中可以看到的典型的疟疾发展阶段。疟原虫虫种鉴定的详细标准可查询寄生虫学教科书。

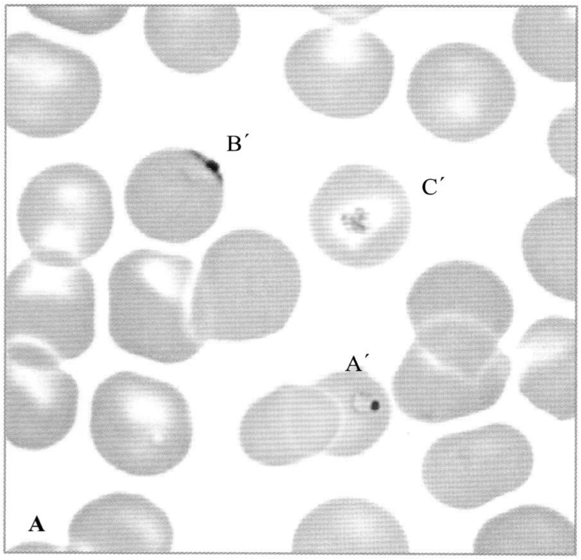

▲ 图 21–1A　疟原虫

A′. 环状体；B′. 红细胞边缘的环状体；C′. 红细胞上的血小板（PB，1000×）。红细胞上的血小板周围通常有光晕或透明区域

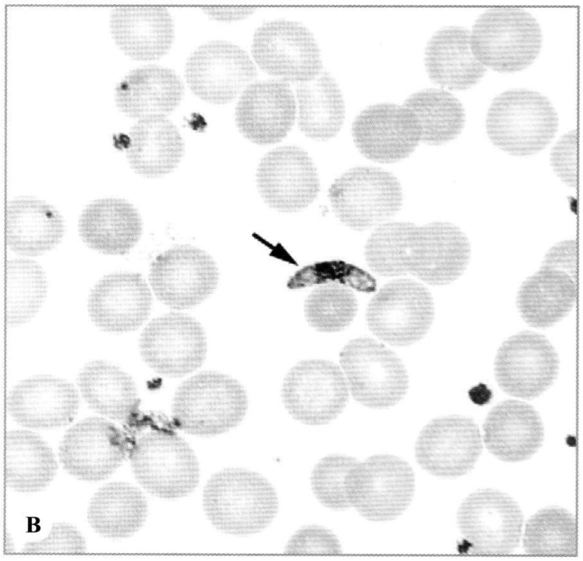

▲ 图 21–1B　外周血薄涂片中的恶性疟原虫月牙形（香蕉形）配子体（箭）（PB，1000×）

图片由 Indiana Pathology Images 提供

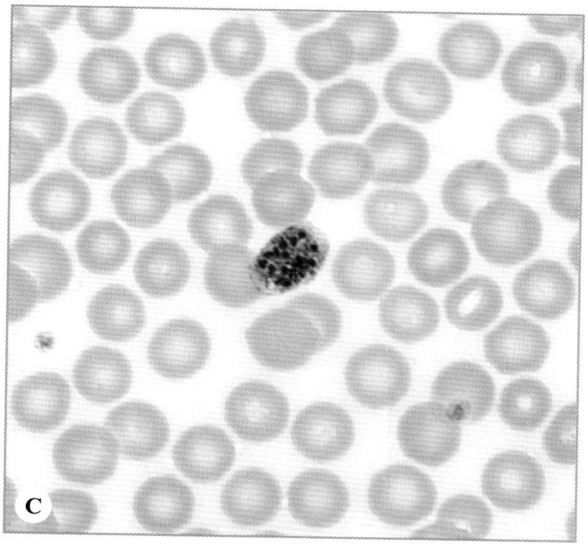

▲ 图 21–1C　外周血薄涂片中的间日疟原虫裂殖体

注意，裂殖子数量和棕色疟色素（图片由 Indiana Pathology Images 提供）

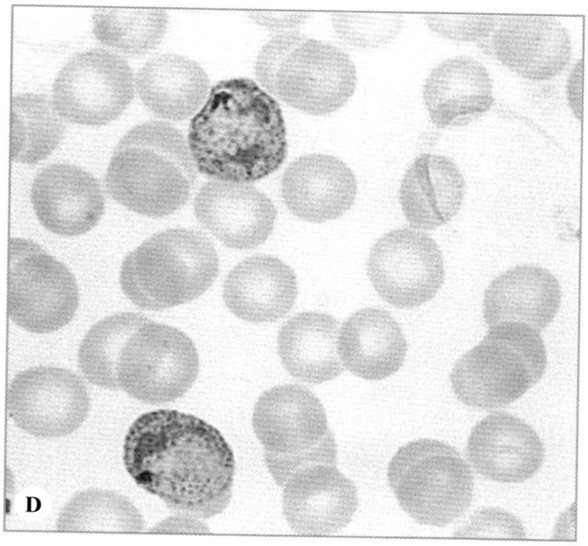

▲ 图 21–1D　外周血薄涂片中的两个间日疟原虫滋养体

注意，受感染的红细胞增大，含有 Schüffner 点彩、大滋养体，外观呈阿米巴样（PB，1000×）[引自 Keohane E.A., Smith L., Walenga J. (Eds.)v (2016). Rodak's hematology: clinical principles and applications. (5th ed.). St. Louis: Saunders Elsevier.)]

二、巴贝虫（Babesia Species）

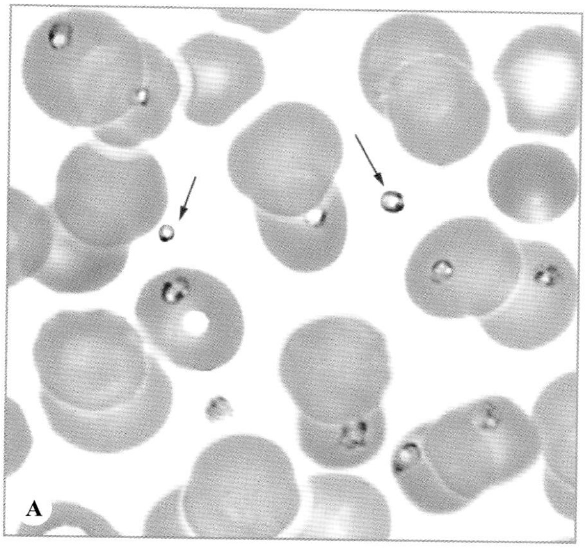

▲ 图 21–2A　田鼠巴贝虫（PB，1000×）

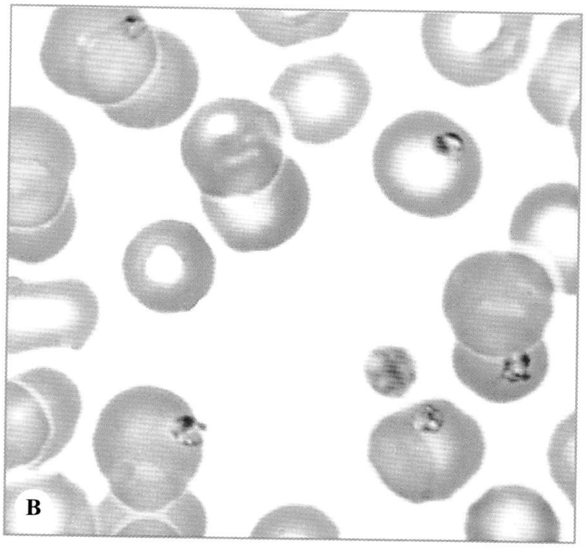

▲ 图 21–2B　田鼠巴贝虫（PB，1000×）

巴贝虫在形态上容易与恶性疟原虫混淆，但巴贝虫缺乏疟色素和生命周期阶段，有助于其区分恶性疟原虫。胞外滋养体（图 21–2A，箭）在巴贝虫中更常见。旅行史是区分巴贝虫和疟原虫的最好方法。

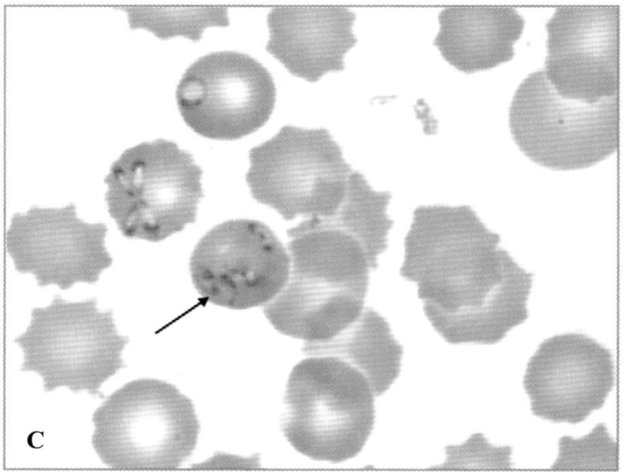

▲ 图 21-2C **典型的马耳他十字形巴贝虫（箭）（PB，500×）**

图片由 George Girgis，CLS，IU Health 提供

三、罗阿丝虫（loa loa）

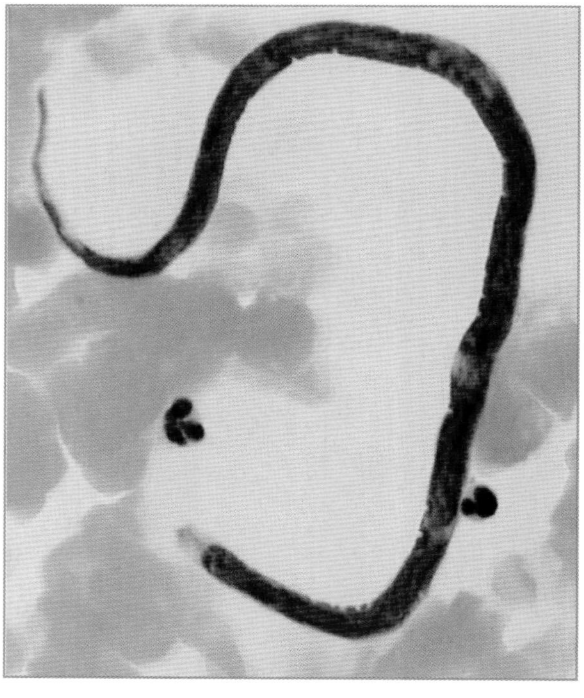

▲ 图 21-3 **罗阿丝虫，微丝蚴（PB，1000×）**

罗阿丝虫是一种微丝蚴（图 21-3），其他丝虫的微丝蚴也可见于外周血中。鉴别微丝蚴比较困难，其方法可查阅寄生虫学或微生物学教科书，如 Mahon 和 Lehman 编写的 *Textbook of Diagnostic Microbiology, 5e*。

四、锥虫（trypanosomes）

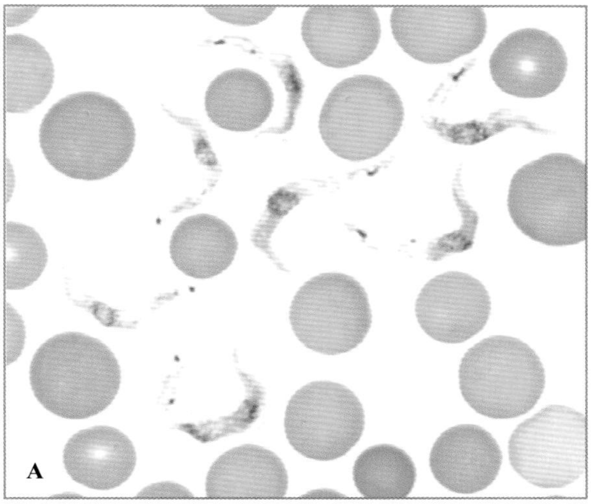

▲ 图 21-4A　布氏冈比亚锥虫（吉姆萨染色，PB，1000×）

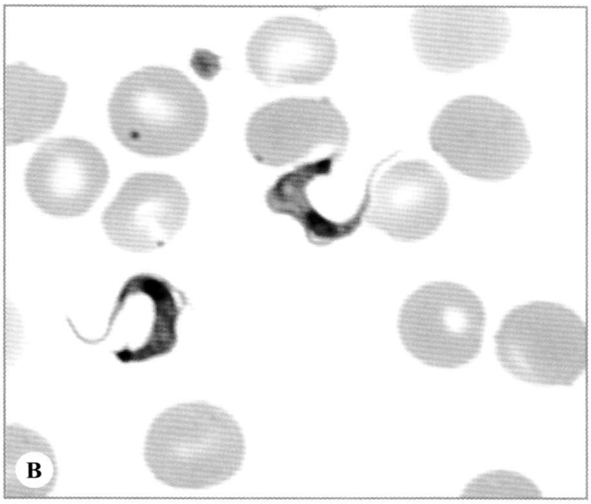

▲ 图 21-4B　克氏锥虫（吉姆萨染色，PB，1000×）

锥虫是一种血鞭毛虫，偶见于外周血中（图 21-4A 和图 21-4B）。在寄生虫学教科书中可以找到其区别特征。

五、真菌（fungi）

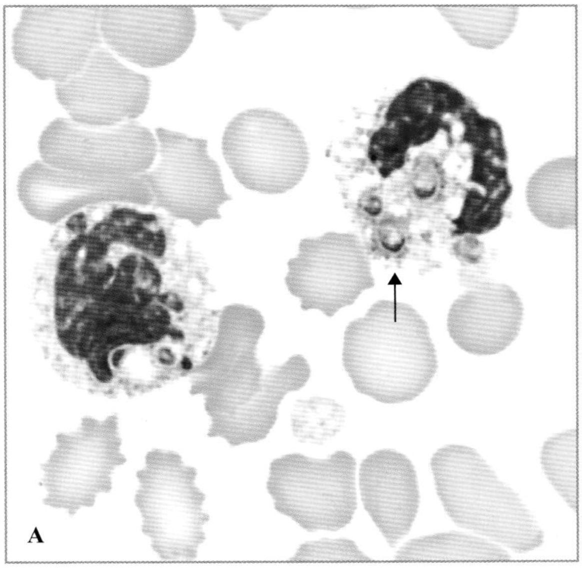

▲ 图 21-5A　中性粒细胞吞噬荚膜组织胞浆菌（箭）（PB，1000×）

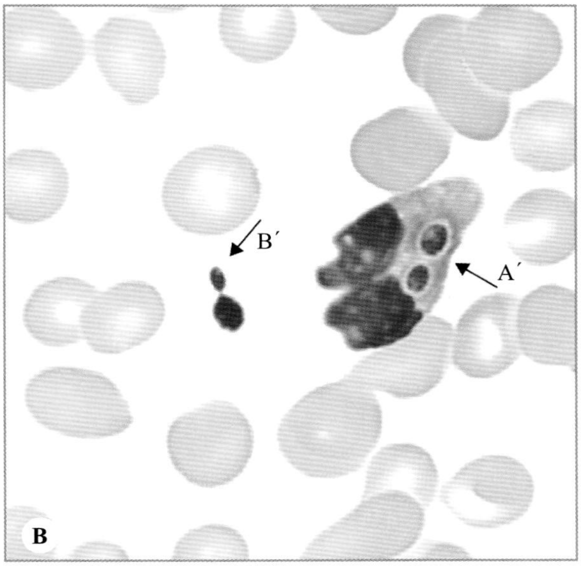

▲ 图 21-5B　免疫缺陷患者外周血细胞内（A′）和细胞外（B′）的酵母菌（PB，1000×）

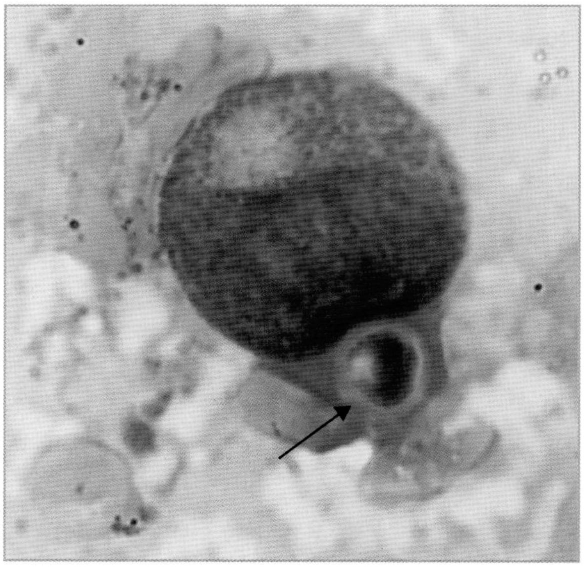

▲ 图 21-5C　新型隐球菌（箭）（BM，1000×）（另见图 24-14）

六、细菌（bacteria）

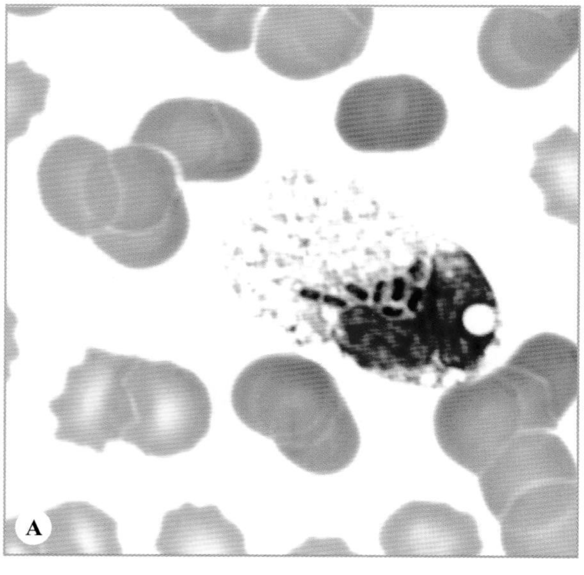

▲ 图 21-6A　被白细胞吞噬的杆菌

注意空泡（PB，1000×）

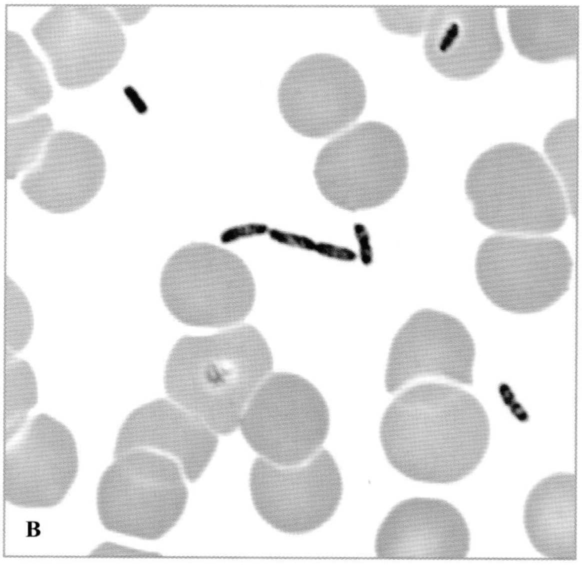

▲ 图 21-6B　与图 21-6A 相同标本的细胞外细菌

仅有胞外细菌表示可能污染，有胞内吞噬细菌存在可以排除污染（PB，1000×）

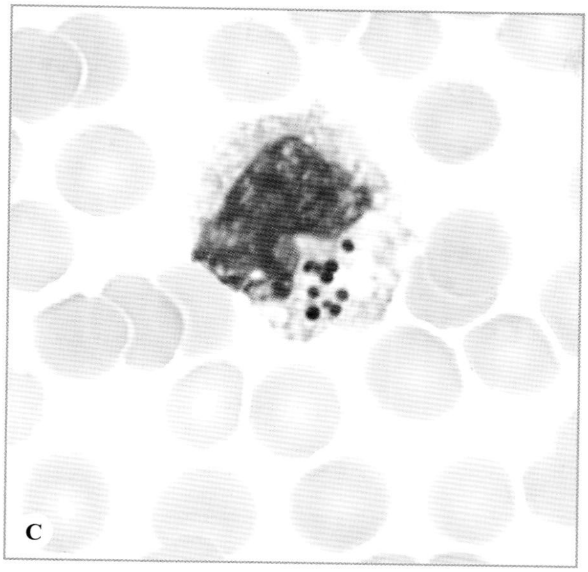

▲ 图 21-6C　被单核细胞吞噬的球菌（**PB，1000×**）

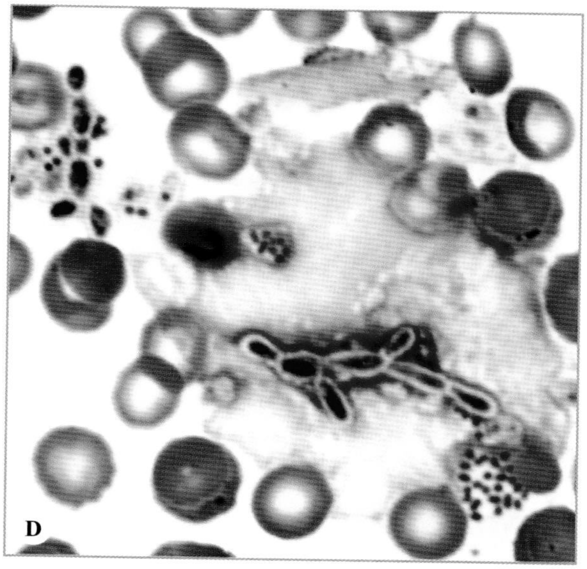

▲ 图 21-6D　多种微生物，包括酵母菌和球菌，极有可能是来自静脉注射管的污染（**PB，1000×**）

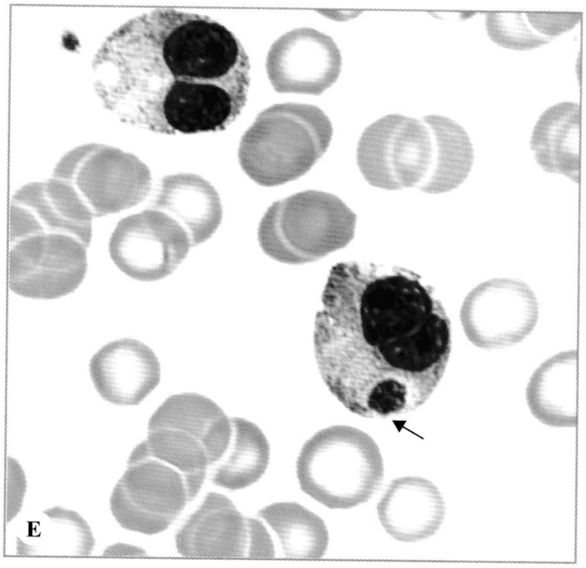

▲ 图 21-6E　中性粒细胞内的嗜吞噬细胞无形体（箭）（**PB，1000×**）

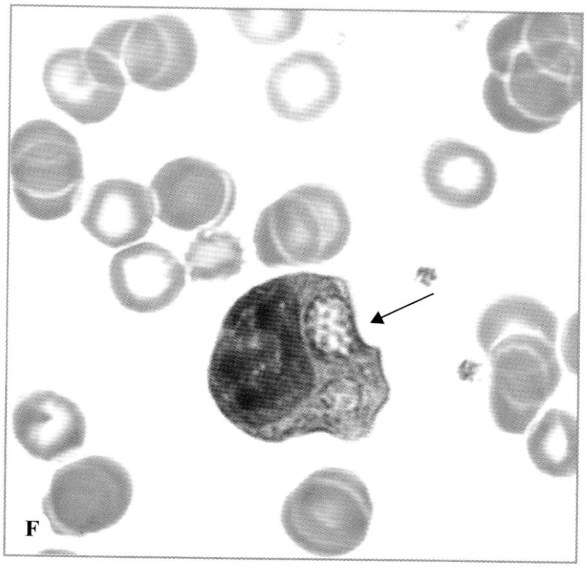

▲ 图 21-6F　单核细胞内的查菲埃立克体（箭）（**PB，1000×**）

图片由 J. Stephen Dumler，MD，Division of Medical Microbiology，The Johns Hopkins Medical Institutions，Baltimore，MD 提供

（聂勇波　伍　燕　何世平　杨斯恬　译）

第 22 章　其他细胞
Miscellaneous Cells

一、系统性疾病的血液学表现（hematologic manifestations of systemic disorder）

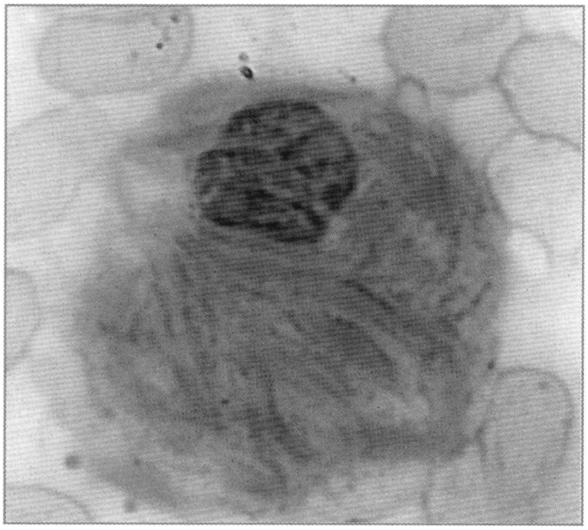

▲ 图 22–1　戈谢细胞（BM，1000×）

戈谢细胞是一种直径为 20～80μm 的巨噬细胞，具有一个或多个小的、圆形或椭圆形的偏位核，胞质呈褶皱的薄纸状。在骨髓、脾脏、肝脏及其他受影响的组织中可见。胞内吞噬的为葡糖脑苷脂。

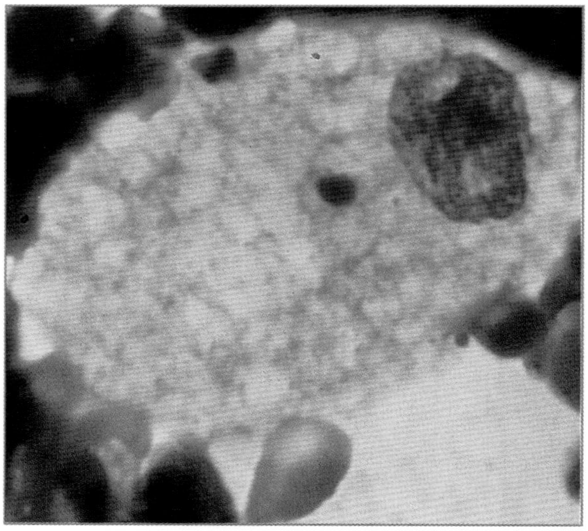

▲ 图 22–2　尼曼 – 皮克细胞（BM，1000×）

尼曼 – 皮克细胞是一种直径为 20～90μm 的巨噬细胞，具有较小的偏位核和泡沫样胞质，见于骨髓和淋巴组织。尼曼 – 皮克病患者的外周血中可见淋巴细胞含有空泡，其空泡内容物为神经鞘磷脂。

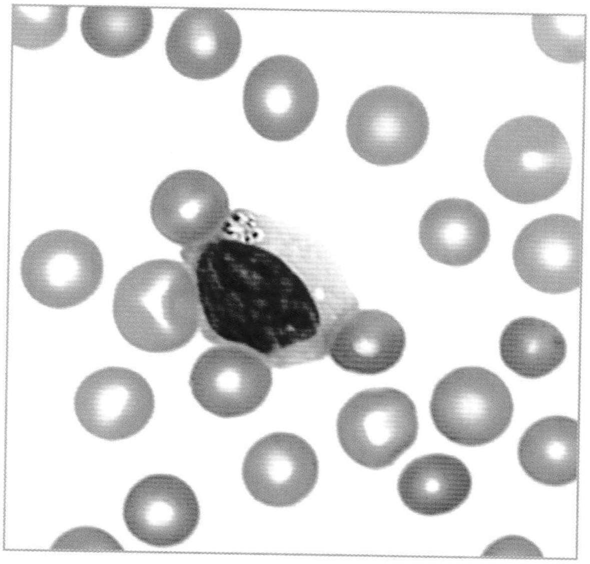

▲ 图 22-3　来自黏多糖贮积症Ⅲ型（**Sanfilippo syndrome**）的淋巴细胞（**PB，1000×**）

这种淋巴细胞的形态特点为外周血淋巴细胞内有嗜天青颗粒，偶尔周围有晕圈。其常见于黏多糖贮积障碍。

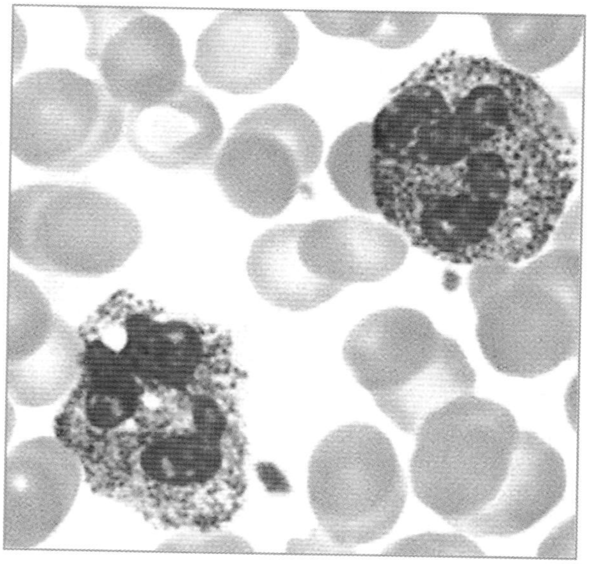

▲ 图 22-4　**Alder-Reilly 畸形（PB，1000×）**

图片由 Dennis P. O'Malley, MD, Clarient, Inc., Aliso Viejo, CA 提供

Alder-Reilly 畸形的形态特点为颗粒深紫色至淡紫色，难以与中毒颗粒区别，可见于中性粒细胞，偶见于嗜酸性粒细胞和嗜碱性粒细胞。

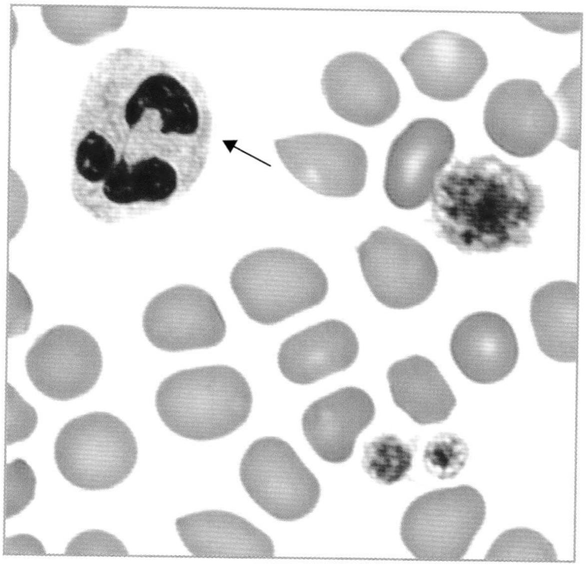

▲ 图 22-5　**May-Hegglin 畸形，箭为类杜勒小体（PB，1000×）**

May-Hegglin 畸形的形态特点为以血小板减少为特征，伴有大血小板，在粒细胞和单核细胞中含有大量类似于杜勒小体的嗜碱性包涵体，无中毒颗粒。这些包涵体在光学显微镜下偶尔可见，但在电镜下常见，其超微结构与杜勒小体不同。

二、Chédiak-Higashi 综合征（Chédiak-Higashi syndrome）

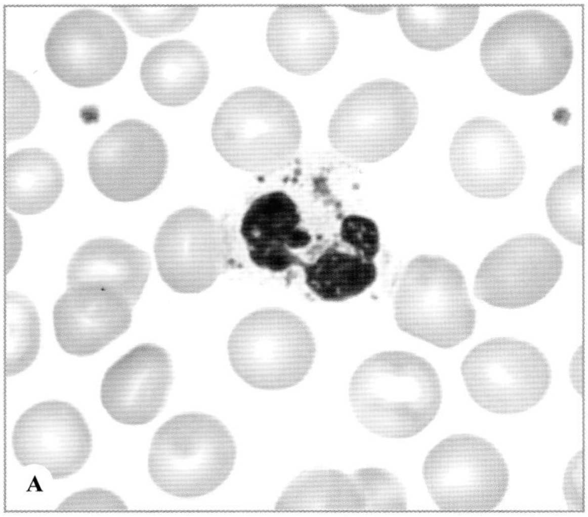

▲ 图 22-6A **Chédiak-Higashi** 异常，含有异常颗粒的中性粒细胞（**PB，1000×**）

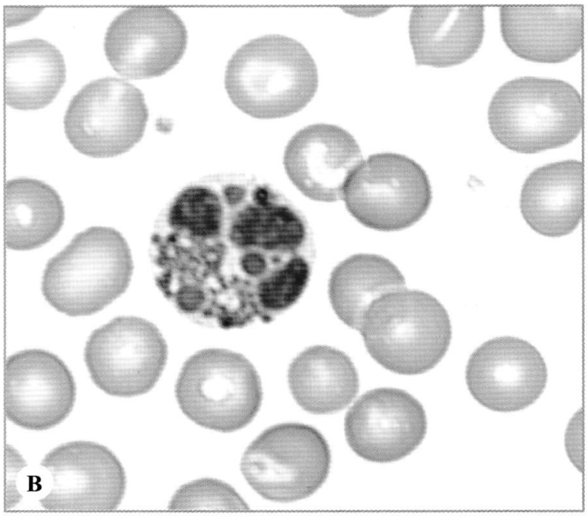

▲ 图 22-6B **Chédiak-Higashi** 异常，含有异常颗粒的嗜酸性粒细胞（**PB，1000×**）

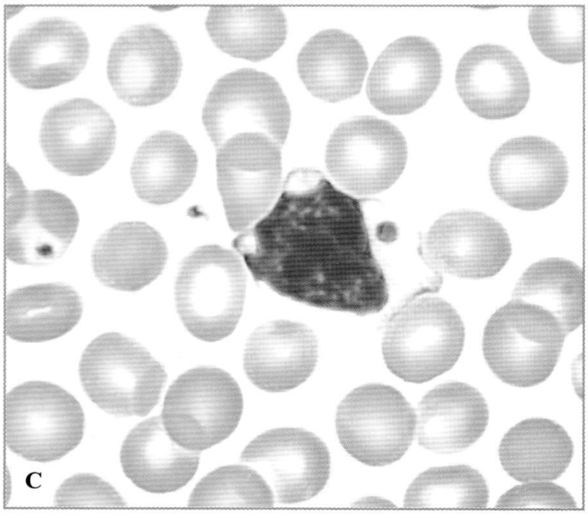

▲ 图 22-6C **Chédiak-Higashi** 异常，含有异常颗粒的淋巴细胞（**PB，1000×**）

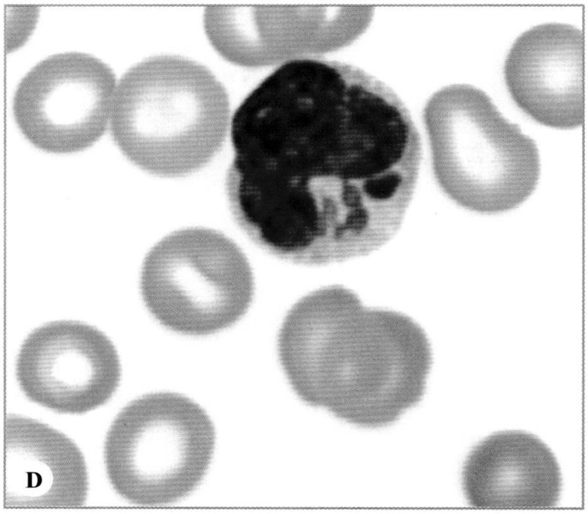

▲ 图 22-6D **Chédiak-Higashi** 异常，含有异常颗粒的单核细胞（**PB，1000×**）

Chédiak-Higashi 综合征的形态特点为粒细胞胞质中含有大量灰蓝色大颗粒。单核细胞、淋巴细胞和嗜酸性粒细胞也可含有大的紫红色颗粒。

三、骨髓中可见的其他细胞（other cells seen in bone marrow）

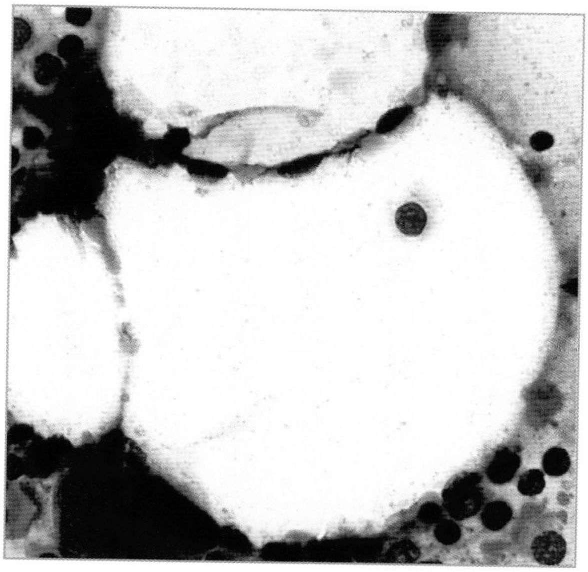

▲ 图 22-7　脂肪细胞（BM，500×）

脂肪细胞的形态特点为细胞大且圆，直径 50～80μm，胞质内充满一个或多个大的脂肪空泡，无色至淡蓝色，核小，圆形至椭圆形，核偏位，染色质粗糙，核仁少见。

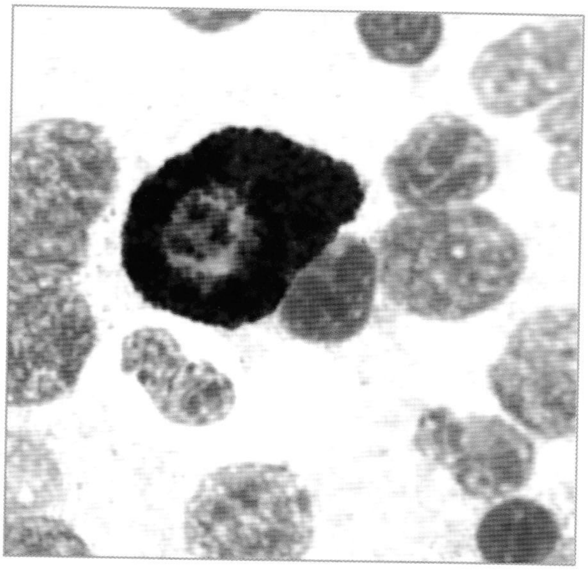

▲ 图 22-8　肥大细胞（BM，1000×）

肥大细胞的形态特点为胞体大（12～25μm），核圆形至椭圆形，胞质无色至淡紫色，含有大量深蓝色至紫黑色颗粒，部分颗粒遮盖细胞核。骨髓细胞中含量少于 1%。在过敏性炎症和过敏反应中数量可增多。

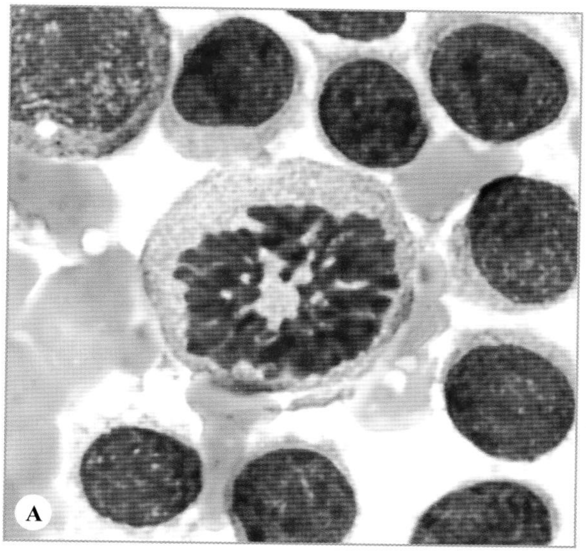

A

▲ 图 22-9A　核分裂象（BM，1000×）

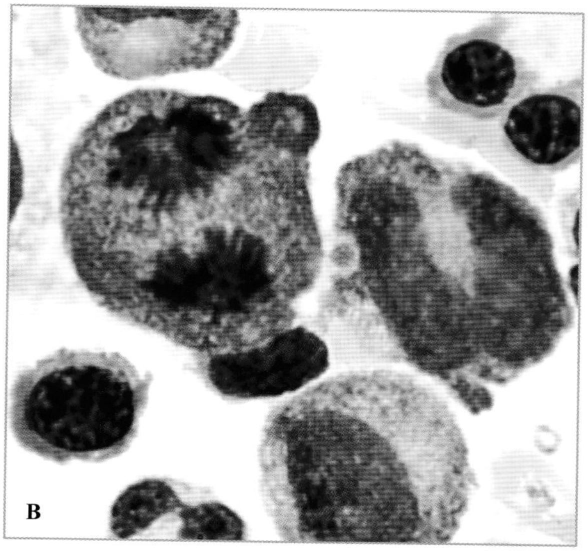

B

▲ 图 22-9B　核分裂象（BM，1000×）

有丝分裂的形态特点为细胞分裂增殖中，核分裂象。在肿瘤疾病中可增多。

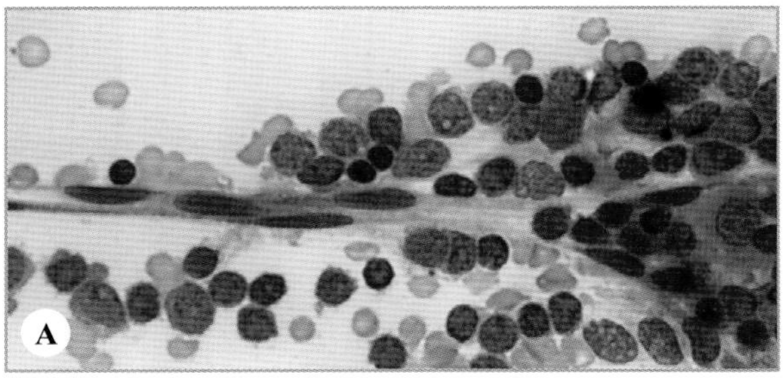

▲ 图 **22-10A** **血管内皮细胞（BM，500×）**

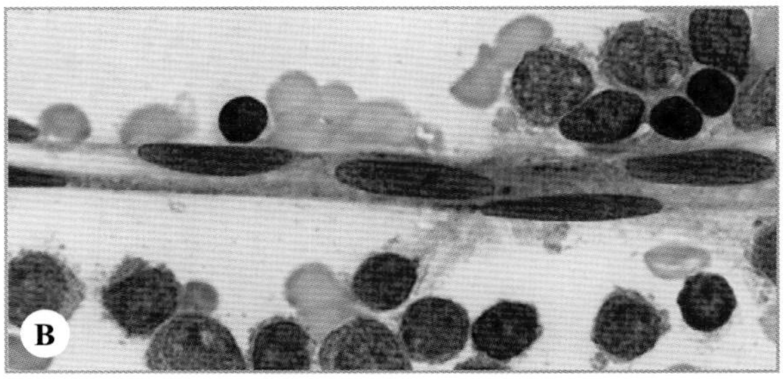

▲ 图 **22-10B** **血管内皮细胞（BM，1000×）**

血管内皮细胞的形态特点为细胞大而细长，20～30μm，核呈卵圆形，染色质致密，核仁不明显。其功能是排列形成血管，外周血中少见。

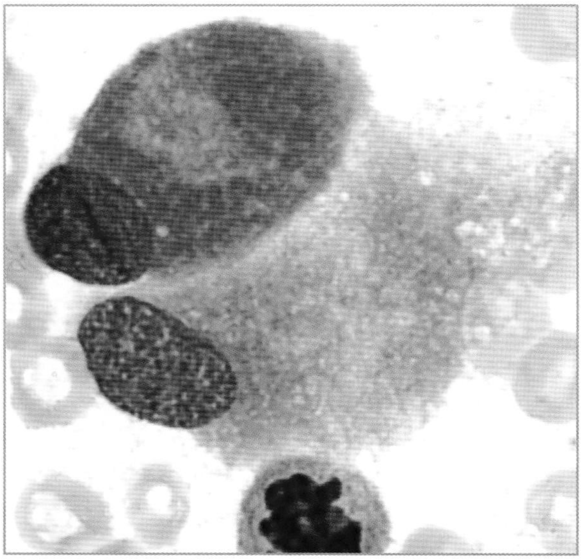

▲ 图 **22-11** **成骨细胞（BM，1000×）**

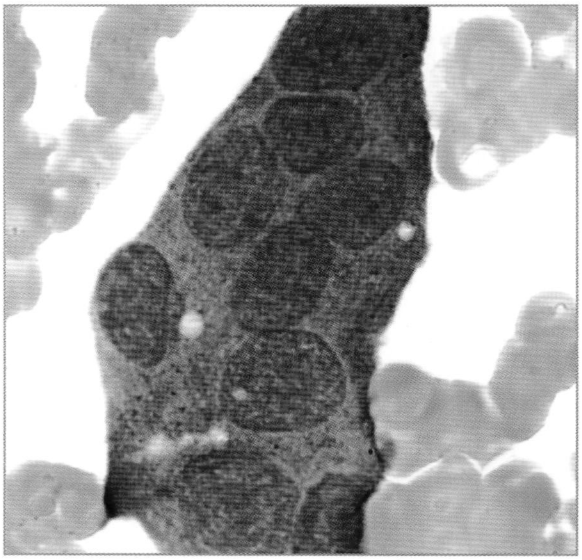

▲ 图 **22-12** **破骨细胞（BM，1000×）**

成骨细胞的形态特点为细胞呈大彗星状或蝌蚪状，30μm，核单个、圆形、部分被挤压至细胞边缘，胞质丰富，淡染区远离胞核；常成群出现；促进骨质合成。易与浆细胞混淆（图 19-4B）。

破骨细胞的形态特点为胞体巨大（>100μm），多个核，胞体边缘不规则，胞核卵圆形分离明显、大小较均匀；胞质呈轻度嗜碱性至强嗜酸性不等；可见粗颗粒；促进骨质吸收。易与巨核细胞混淆（图 4-6A）。

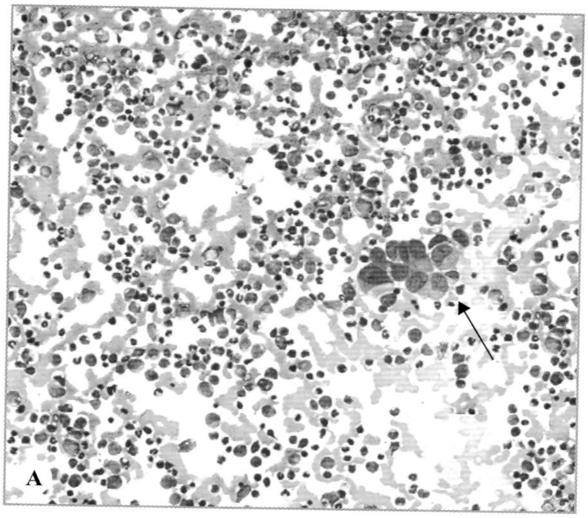

▲ 图 22–13A　**转移癌（BM，100×）**

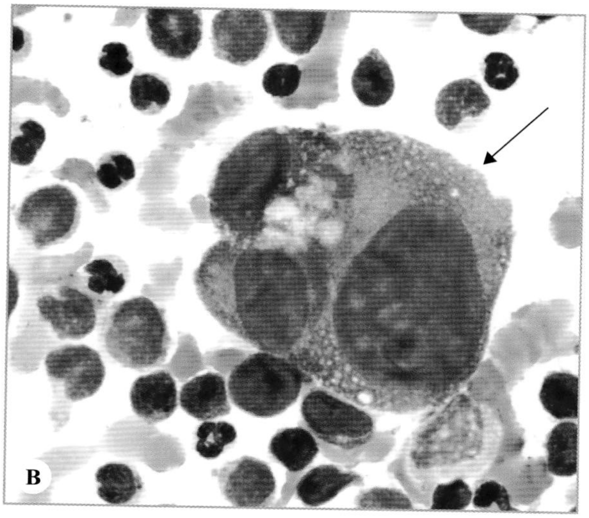

▲ 图 22–13B　**转移癌（箭）（BM，500×）**

转移癌的形态特点为在放大 100 倍的骨髓片中肿瘤细胞常成簇出现，尤其在盖玻片或载玻片边缘附近。在放大 1000 倍的视野中更容易观察到肿瘤细胞的特征。在同一个肿瘤细胞簇中肿瘤细胞的大小和形状各不相同。细胞核大小和染色质特征各不相同，核仁常见。由于细胞成簇，细胞边界不清晰。

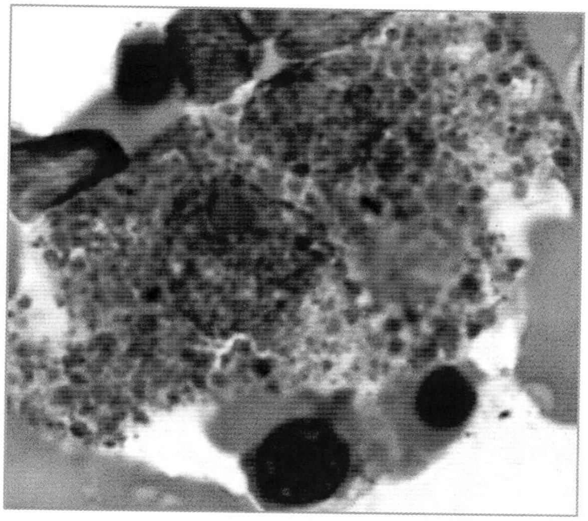

▲ 图 22–14　**海蓝组织细胞（BM，1000×）**

海蓝组织细胞为巨噬细胞，直径 20～60μm，核偏位；胞质中含有数量不等的明显的蓝绿色颗粒；可见于细胞快速增殖性疾病，如骨髓增殖性肿瘤

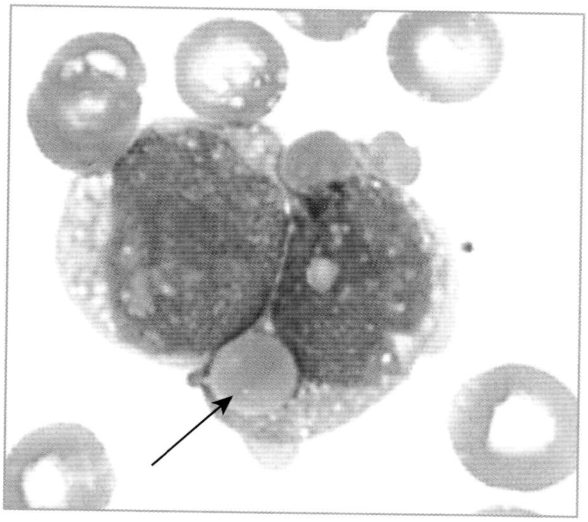

▲ 图 22–15　**噬红细胞作用（BM，1000×）**

箭示吞噬了红细胞的单核细胞或巨噬细胞。可见于输血反应、噬血细胞综合征和淋巴瘤患者的骨髓里

四、外周血涂片杂质（artifacts in peripheral blood smear）

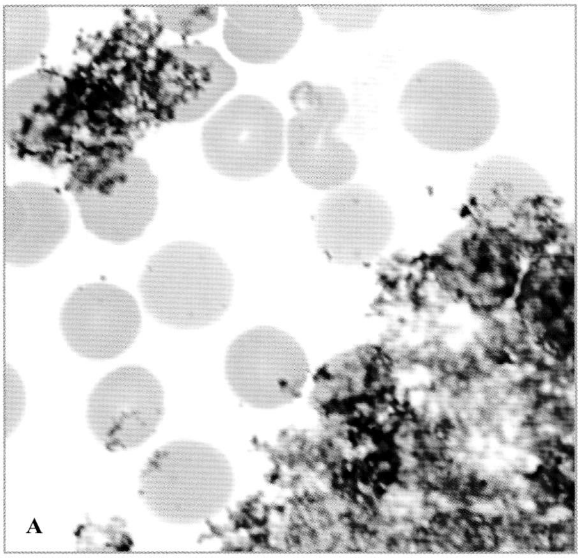

▲ 图 22-16A　染料沉渣（PB，1000×）

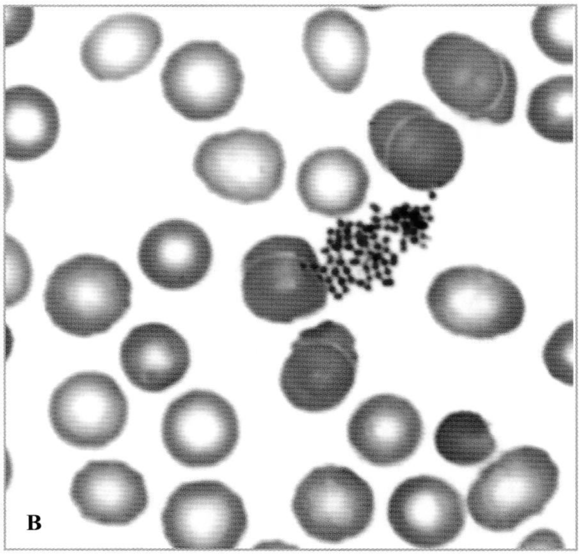

▲ 图 22-16B　外周血涂片细菌与沉渣比较（PB，1000×）

沉渣与细胞不可同时聚焦。如果细胞内存在细菌，则细胞和细菌可同时聚焦。

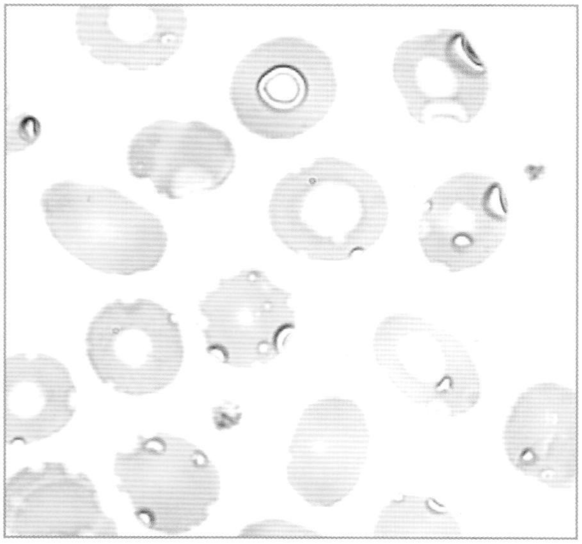

▲ 图 22-17　红细胞未充分干燥（PB，1000×）

血膜未完全干燥造成的高折射区域。

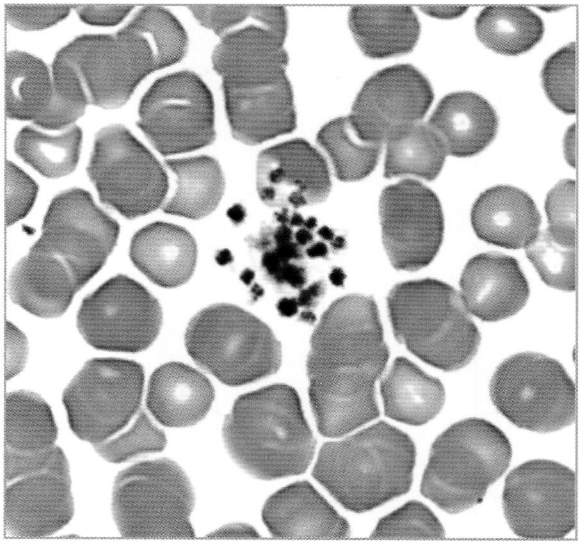

▲ 图 22-18　血小板聚集

图片由 George Girgis, CLS, IU Health 提供

常见于静脉穿刺抽血时血液与抗凝剂混合不充分或延迟，导致血小板聚集（PB，1000×）。

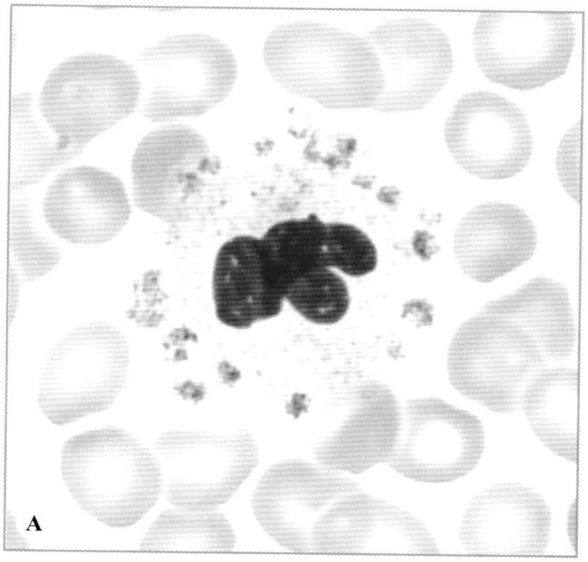

▲ 图 22-19A 血小板卫星现象（PB，1000×）

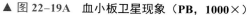

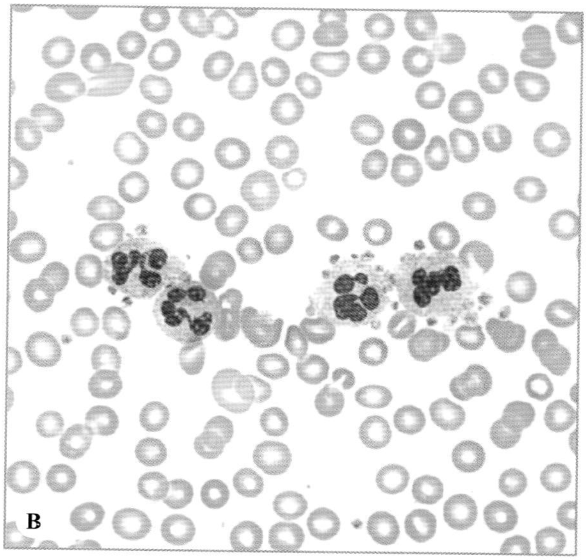

▲ 图 22-19B 血小板卫星现象（PB，500×）

血小板黏附于中性粒细胞边缘。在体外，部分乙二胺四乙酸（EDTA）抗凝血液中会出现此现象，导致血小板计数的假性减低。可以通过更换为枸橼酸钠抗凝剂来解决[1]。

（黄春秀 林志鹏 邹佳臻 范憬超 译）

[1] Keohane EA, Smith L, Walenga J, Eds. *Rodak's Hematology: Clinical Principles and Applications*, (5th ed.). St. Louis: Saunders Elsevier.

第 23 章　新生儿正常外周血细胞形态

Normal Newborn Peripheral Blood Morphology

在健康足月新生儿中，出生后 12h 内收集的外周血具有独特的形态。这些形态变化在出生后将持续 3～5 天，是生理性的，而非病理性的。有关新生儿血液学的更详细讨论，请参阅血液学教科书，如 *Rodak's Hematology: Clinical Principles and Applications, 6e*[1]，或儿科血液学教科书，如 Nathan 和 Oski 编写的 *Hematology of Infancy and Childhood*[2]。全书着手于讲述新生儿，特别是早产儿的异常血液学。本章不赘述这些异常，而是更着重于描述健康新生儿中常见的形态变化。

婴儿刚出生时红细胞呈大红细胞形态，细胞平均体积为 119 ± 9.4fl，出生 12h 后急剧下降。每 100 个白细胞中可以看到 3～10 个晚幼红细胞（有核红细胞），并于 5 天内消失。多色素性红细胞反映了新生儿的红细胞生成活跃。红细胞分布宽度指数为 14.2%～17.8%。偶见少量球形红细胞，从每 2 个视野可见 1 个到每个视野 1 个或多个不等。

新生儿白细胞总数高于成人，新生儿的中性杆状核粒细胞和中性分叶核粒细胞比儿童期中任一阶段的都要高[3]。无任何感染情况下，偶见晚幼粒细胞。单核细胞形态与成人相似。淋巴细胞形态多样，从反应性淋巴细胞到成熟淋巴细胞都有。常可见核仁，但染色质较粗糙，并不像原始细胞细腻。正常 B 淋巴细胞前体细胞（未成熟 B 细胞）偶见于新生儿骨髓和外周血中。需正确地区分正常 B 淋巴细胞前体细胞和病理状态的原始细胞。

---

[1] Keohane E.M., Smith L.J, Walenga J.M (editors): Rodak's *Hematology: Clinical Principles and Applications*, 5th ed. St. Louis, MO. Elsevier/Saunders, 2016.

[2] Orkin S.H. Nathan D.G. Ginsburg D., et al: *Nathan and Oski's Hematology and Oncology of Infancy and Childhood*, 8th ed. Philadelphia, PA, Elsevier/Saunders, 2016.

[3] Ambruso D.R. Nuss R. Wang M. Hematologic Disorders. In: *Current Diagnosis & Treatment: Pediatrics*, 22e. New York, NY, McGraw-Hill, 2014.

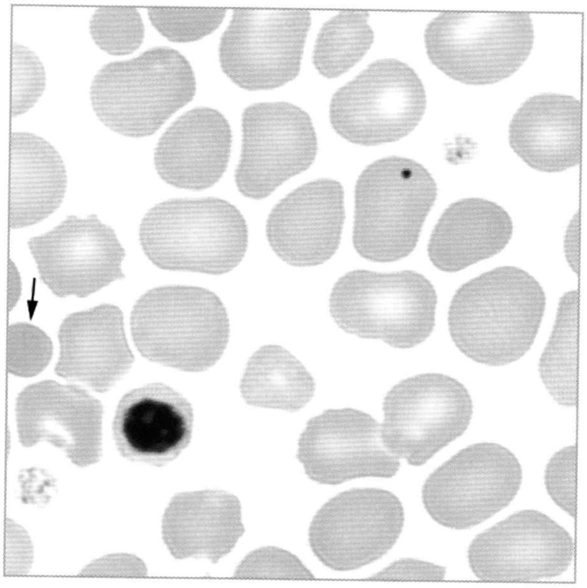

▲ 图 23–1　新生儿外周血显示大红细胞、多色素性红细胞、有核红细胞、豪 – 乔小体和球形细胞（箭）（**PB，1000×**）

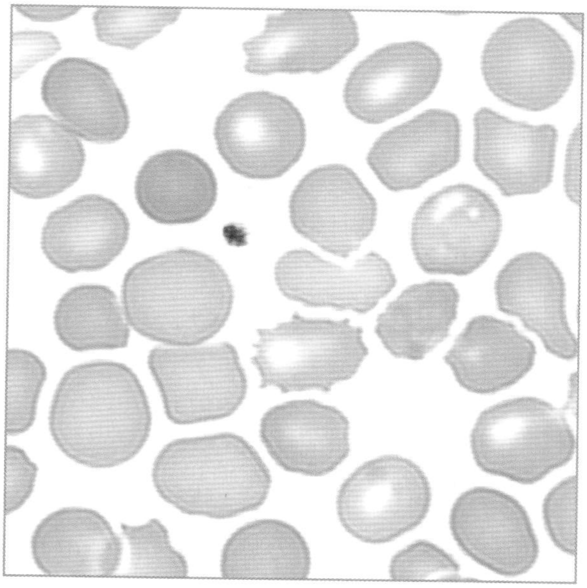

▲ 图 23–2　新生儿外周血显示多色素性红细胞、大小不一、棘形红细胞和球形细胞（**PB，1000×**）

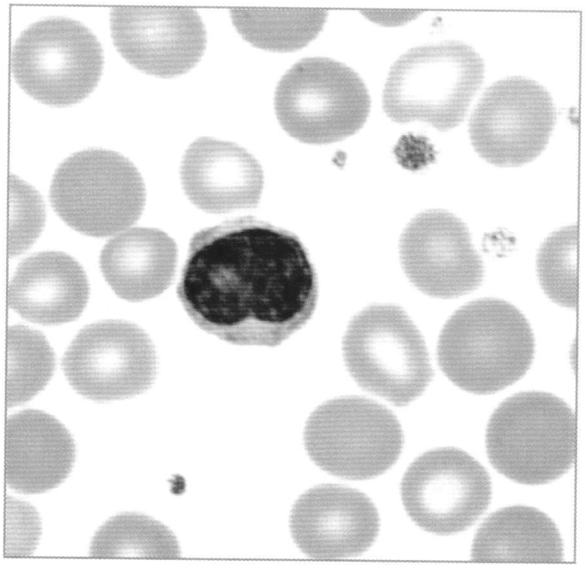

▲ 图 23–3　新生儿外周血淋巴细胞。有核仁，但染色质粗糙（**PB，1000×**）

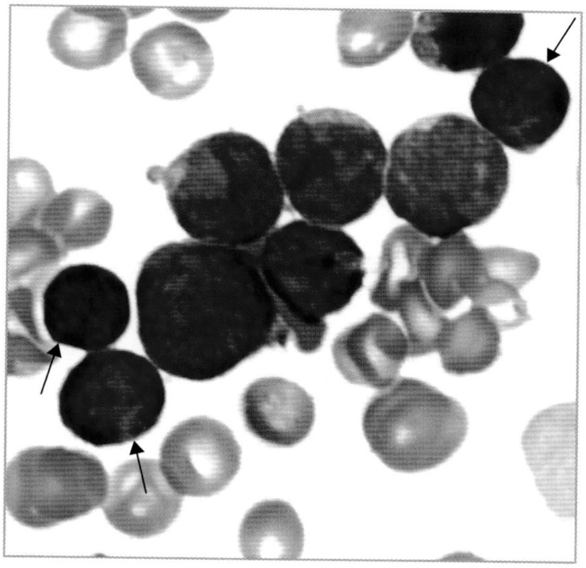

▲ 图 23–4　**急性淋巴细胞白血病的新生儿骨髓可见正常 B 淋巴细胞前体细胞和原淋巴细胞**

正常 B 淋巴细胞前体细胞大小不一，细胞核圆形至卵形，染色质浓集、深染。核仁缺少或模糊。细胞质几乎看不见。箭示正常 B 淋巴细胞前体细胞。大多数其他细胞是原淋巴细胞（BM，1000×）。参见第 16 章（前体淋巴细胞肿瘤）与原淋巴细胞进行比较

（丘创华　张彦鹏　李太晗　文冰冰　译）

第24章 体 液

Body Fluids

体液是指器官周围腔隙内的液体，有润滑和减震的作用，可输送营养物质，收集代谢产物。体液检查包括总量、大体外观、总细胞计数、细胞分类计数、结晶鉴定、生化分析、微生物检查、免疫学研究和细胞学检查。实验室中最常见的体液标本是脑脊液（cerebrospinal fluid，CSF），胸腔、腹腔和心包积液（合称为浆膜腔积液）和滑膜腔积液。在正常情况下，人体存在一定量的脑脊液，其他积液量较少，当其超出正常量时，就要考虑是否为病态表现。

本书主要描述了显微镜下体液里常见的细胞及其他有形成分。有关体液更详细的描述，请参阅血液学或尿液分析教科书，如 *Rodak's Hematology: Clinical Principles and Applications, 6e*[1]，或 *Fundamentals of Urine and Body Fluid Analysis*[2]。

通常由于体液中细胞的数量非常少，标本浓缩后更适合形态学检查。常用细胞离心涂片机制片，用低速离心防止细胞变形，将细胞集中在玻片上呈“纽扣”样。涂片制备需要细胞漏斗、吸收多余液体的滤纸和载玻片，这些配件组成一个夹子，一起低速离心。用滤纸吸掉多余的液体，在载玻片上形成纽扣大小的单细胞层。当制备好的玻片从离心机中取出时，应是干燥的，如果细胞层仍然是湿的，则离心时间需延长。

在准备细胞离心涂片时，应使用定量的液体以产生较固定的细胞量。根据有核细胞的数量，通常需要 2～6 滴液体，如果有核细胞数为≥3 个 /μl，则 5 滴液体所产生的细胞数量足以分类 100 个细胞，对于总数非常多的，可用生理盐水稀释。为了防止回收的细胞数量少且难以定位，应用蜡笔在载玻片上细胞离心涂片的区域做上标记（图 24-1B），或者使用有特别标记的载玻片。

由于离心的作用或细胞总数过多时，细胞会出现变形。离心前可用生理盐水稀释，以防止由于细胞太多而变形。当红细胞数非常多（≥100 万个 /μl）时，应像外周血涂片一样制片（图 1-1）。

体液涂片的检查应在尾部及海岸线上进行，而不是像血涂片一样在体尾交界处城垛样检查。因为细胞体积较大，异常的细胞更容易被推到片子的尾部。

当观察细胞涂片时，整个涂片应该用 10 倍的物镜观察，目的是查找是否有肿瘤细胞。50 倍或

---

[1] Keohane EM, Smith LJ, Walenga JM (Eds): *Rodak's Hematology: Clinical Principles and Applications*, (5th ed.). St. Louis: Saunders Elsevier, 2016.

[2] Brunzel NA: *Fundamentals of Urine and Body Fluid Analysis*, (3rd ed.), (5th ed.). St. Louis: Saunders Elsevier, 2012.

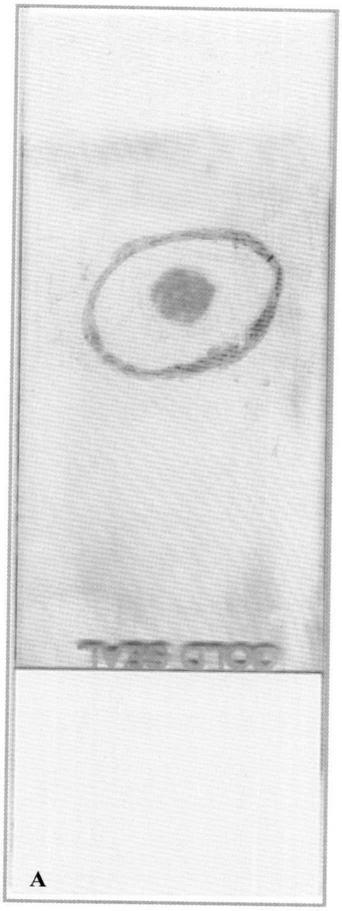

▲ 图 24-1A 瑞特染色片，玻片上标记的圆圈内是细胞集中的位置

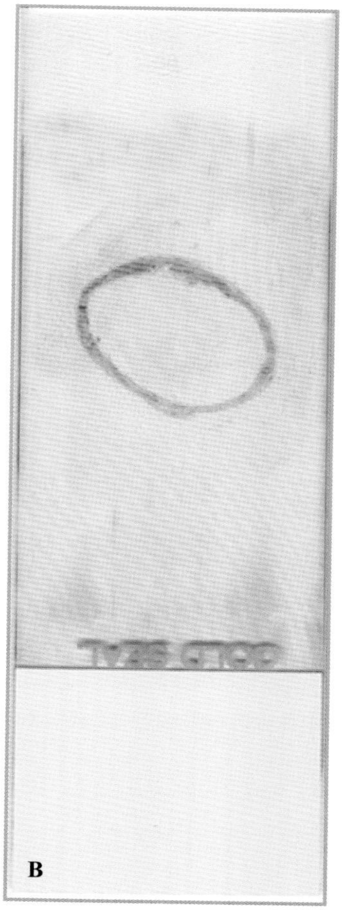

▲ 图 24-1B 细胞极少的脑脊液瑞特染色片，标记位置非常重要

100 倍的油镜用于进行白细胞的分类。为了提高检查的效率，细胞涂片的任何区域都可作为阅片的部分，如果细胞数较少，建议采用传统的模式，从细胞涂片的尾部开始，向另一端城垛样移动。

除了特定的体液细胞（如间皮细胞、巨噬细胞、肿瘤细胞）外，任何在外周血中的细胞都可以在体液中找到。细胞的形态与外周血略有不同，常常会有些变形。还要注意是否存在微生物，如酵母菌和细菌（图 24-12 至图 24-14）。

一、脑脊液常见细胞（cells commonly seen in cerebrospinal fluid）

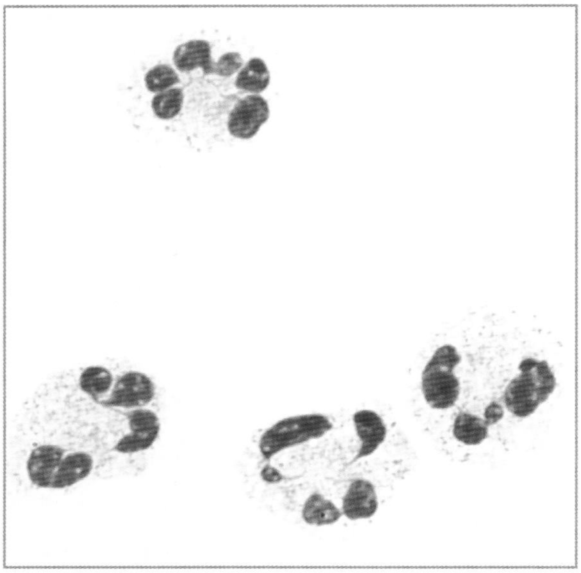

▲ 图 24–2　**中性分叶核粒细胞（CSF，1000×）**

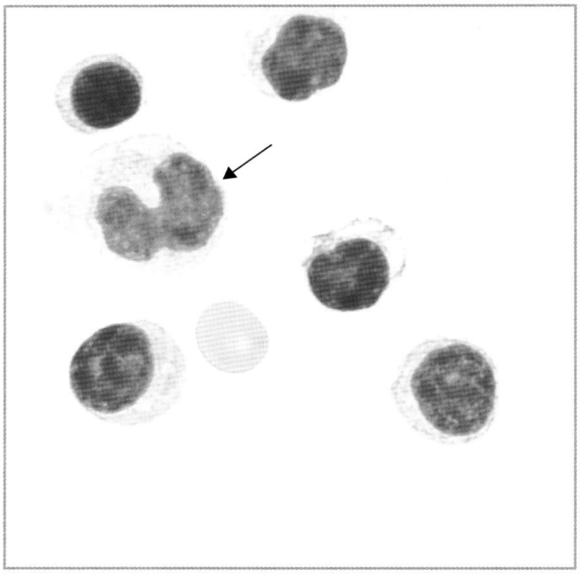

▲ 图 24–3　**淋巴细胞和单核细胞（箭）（CSF，1000×）**

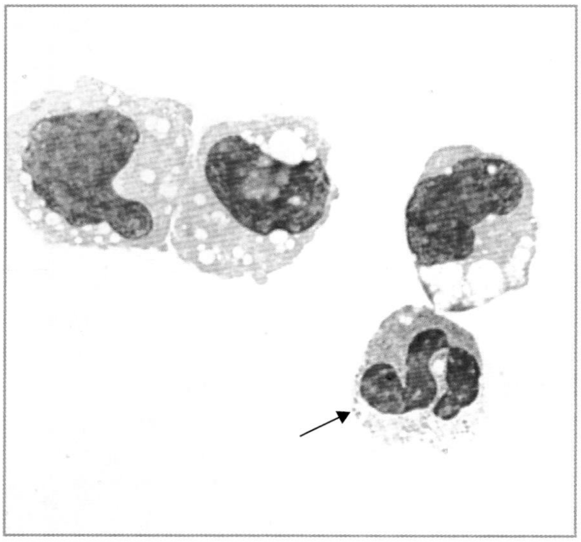

▲ 图 24–4　**单核细胞和中性分叶核粒细胞（箭）（CSF，1000×）**

备注：正常脑脊液可见少量中性粒细胞、淋巴细胞、单核细胞

中性粒细胞数量增加：与细菌性脑膜炎，病毒性、真菌性和结核性脑膜炎的早期阶段，颅内出血，鞘内注射，中枢神经系统（CNS）梗死，恶性肿瘤或脓肿相关

淋巴细胞和单核细胞数量的增加：与病毒性、真菌性、结核性和细菌性脑膜炎、多发性硬化症有关

二、脑脊液偶见细胞（cells sometimes found in cerebrospinal fluid）

反应性淋巴细胞（图 24-5）与病毒性脑膜炎和其他抗原刺激相关。细胞的大小不一；细胞核形状不规则，细胞质或多或少，透明或强嗜碱性为特征。反应性淋巴细胞的描述见图 14-7。

CSF 中急性淋巴细胞白血病的原始细胞与外周血中的原始细胞形态一致（图 24-6，可参见第 16 章）。ALL 累及中枢神经系统并不罕见，CSF 中的原始细胞可能比外周血中发现得更早。

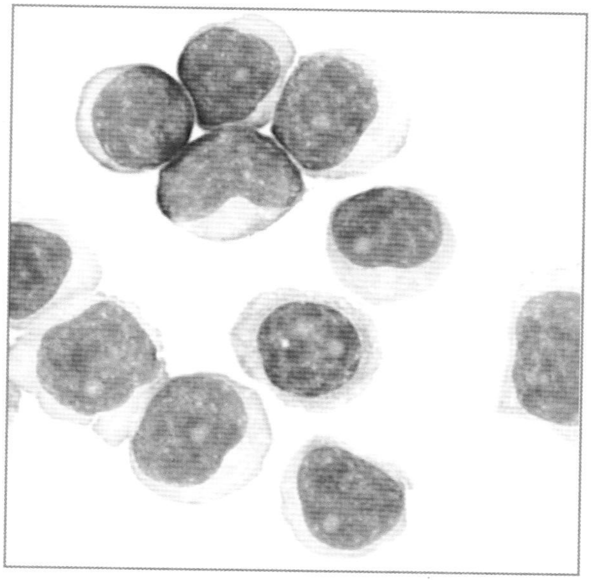

▲ 图 24-5　反应性淋巴细胞（CSF，1000×）

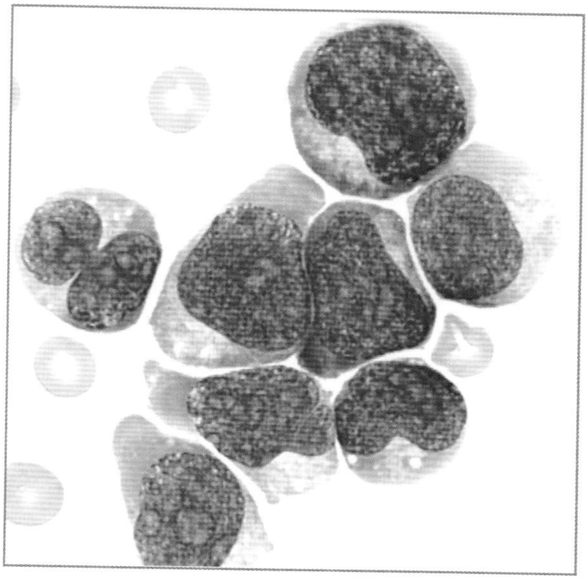

▲ 图 24-6　急性淋巴细胞白血病（CSF，1000×）

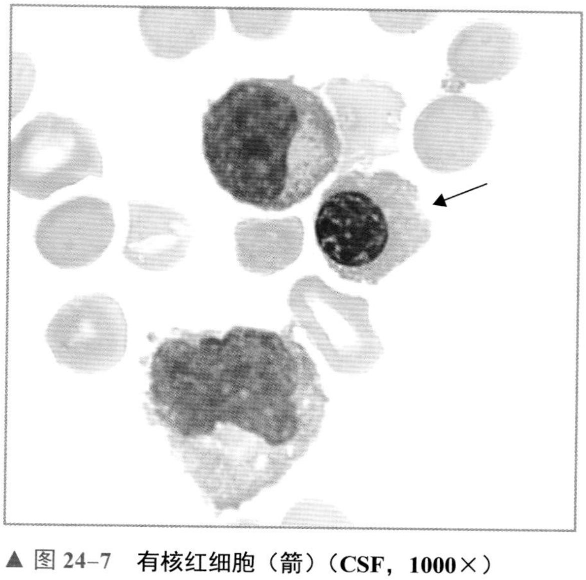

▲ 图 24-7　有核红细胞（箭）（CSF，1000×）

有核红细胞常见于早产儿腰椎穿刺时骨髓污染脑脊液，有核红细胞是携带污染。

三、中枢神经系统出血后脑脊液中的细胞变化（cells sometimes found in cerebrospinal fluid after central nervous system hemorrhage）

下列情况是中枢神经系统出血和反复腰穿的典型反应。

1. 中性粒细胞和巨噬细胞：2～4h 内出现。
2. 红细胞：1～7 天形态完整。
3. 含铁血黄素颗粒和含铁血黄素巨噬细胞：2 天至 2 个月可见。
4. 橙色血质结晶：2～4 周内可见。

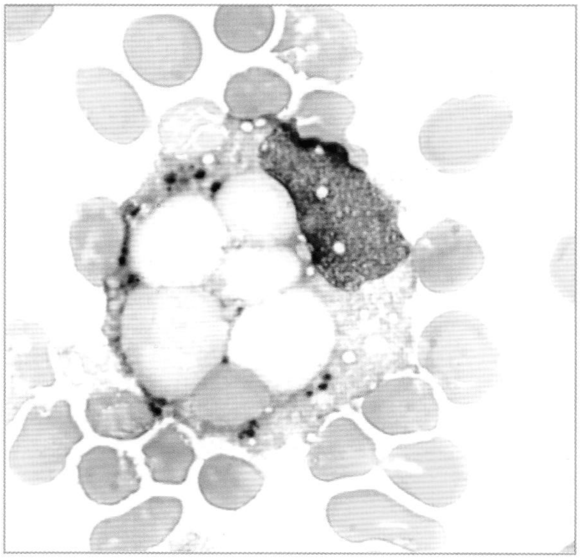

▲ **图 24–8　噬血细胞（CSF，1000×）**

吞噬红细胞的巨噬细胞。红细胞被巨噬细胞内的活性酶消化。消化过程使红细胞颜色变淡，一些巨噬细胞的细胞质中出现空泡

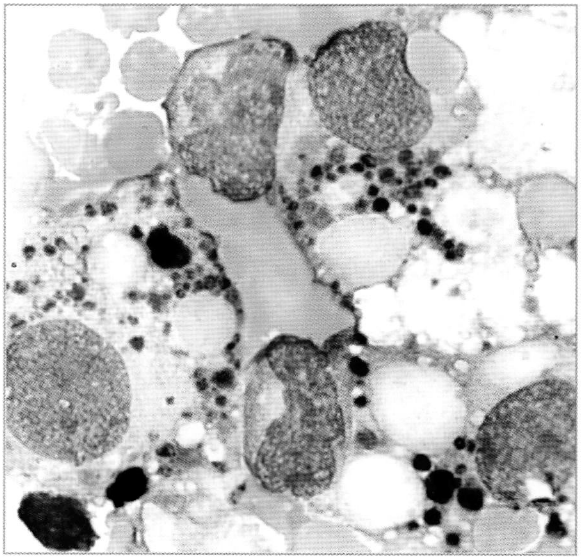

▲ **图 24–9　含铁血黄素颗粒（CSF，1000×）**

由于血红蛋白降解，含有铁的蓝色至黑色颗粒可能在颅内出血后存在于脑脊液中长达 2 个月。胞内吞噬颗粒可用铁染色鉴别

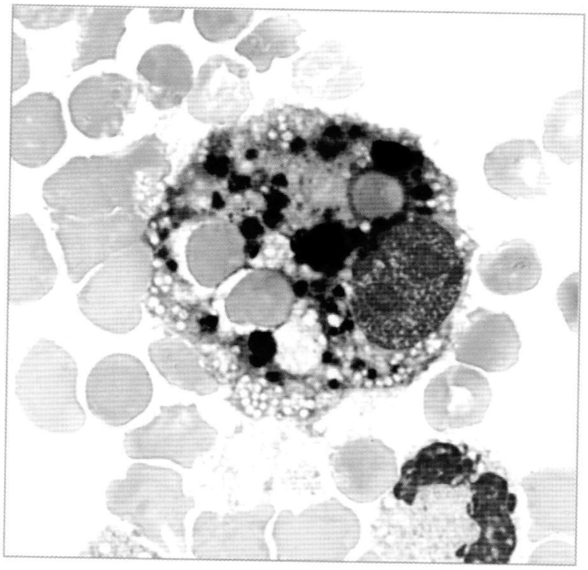

▲ 图 24–10　**含铁血黄素细胞（CSF，1000×）**

吞噬含铁血黄素颗粒的巨噬细胞

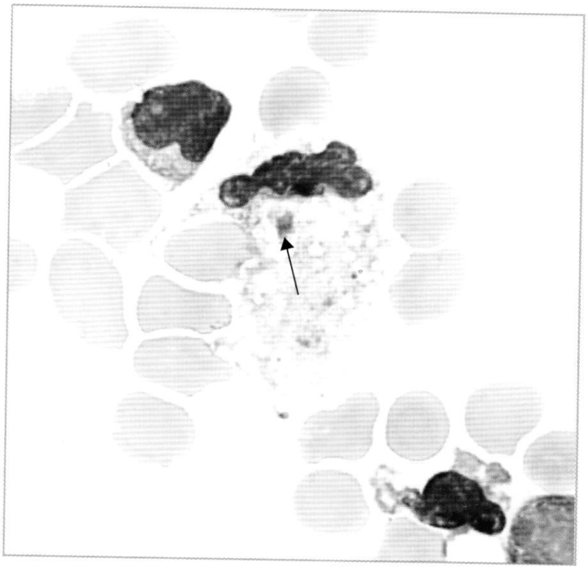

▲ 图 24–11　**巨噬细胞内的橙色血质（箭）（CSF，1000×）**

细胞内的橙色血质是由胆红素演变形成的结晶。胆红素是血红蛋白分解代谢的产物，可在中枢神经系统出血后存在数周

巨噬细胞可能在一个细胞内出现多种颗粒。如一个巨噬细胞可能同时含有含铁血黄素和橙色血质。

四、脑脊液中微生物（organisms sometimes found in cerebrospinal fluid）

脑脊液是无菌体液，以下是在脑脊液中发现的微生物，还有很多其他的微生物没有一一列举（图 24-12 至图 24-14）。注意，微生物可以是细胞内的，细胞外的，或者两者兼有。

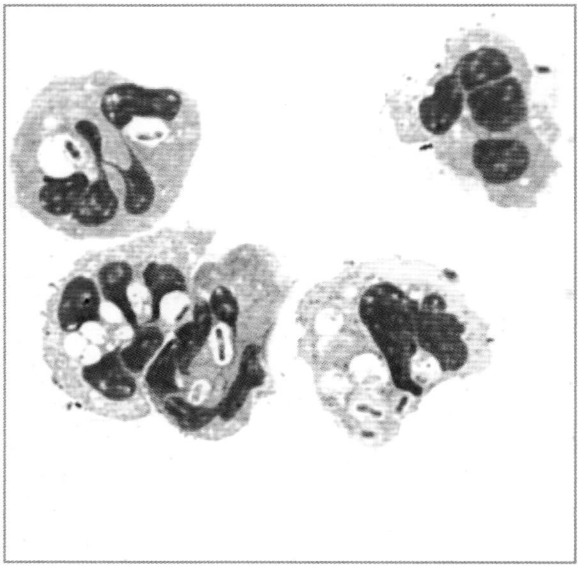

▲ 图 24-12 被中性粒细胞吞噬的细菌（CSF，1000×）

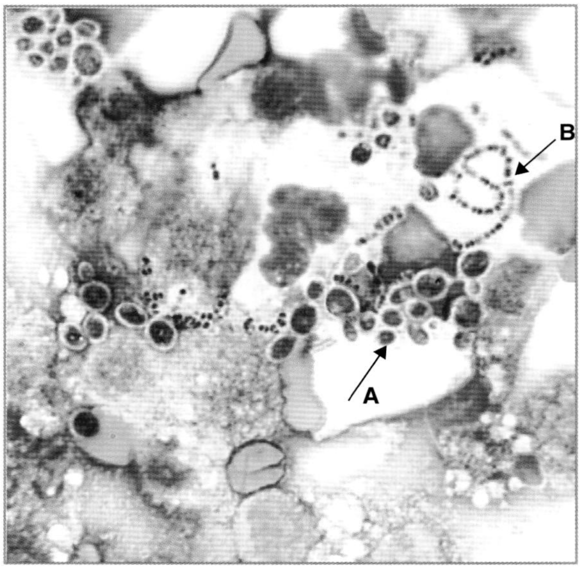

▲ 图 24-13 A. 巨噬细胞内的荚膜组织胞浆菌（CSF，1000×）；B. 链球菌（CSF，1000×）

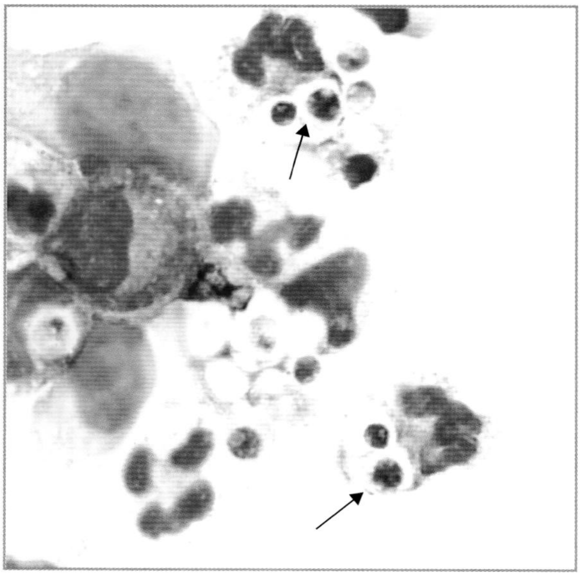

▲ 图 24-14 中性粒细胞内的新型隐球菌（箭）（CSF，1000×）

五、浆膜腔（胸腔、心包腔和腹腔）积液细胞

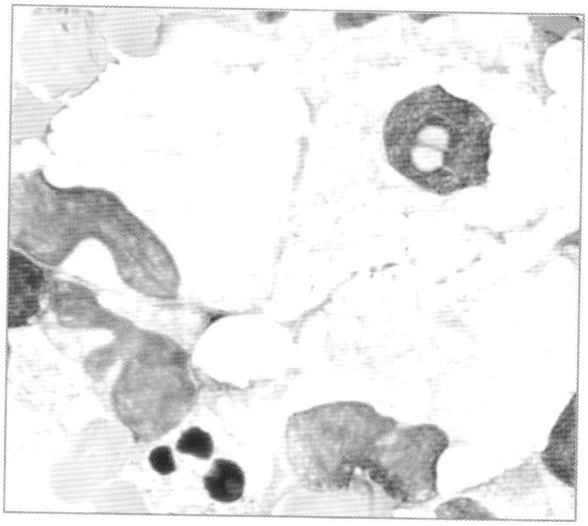

▲ 图 24-15 巨噬细胞（胸腔积液，1000×）

所有体液中均可见核偏位和空泡样胞质的巨噬细胞。部分可见内含物，如红细胞、含铁血黄素颗粒或脂质。

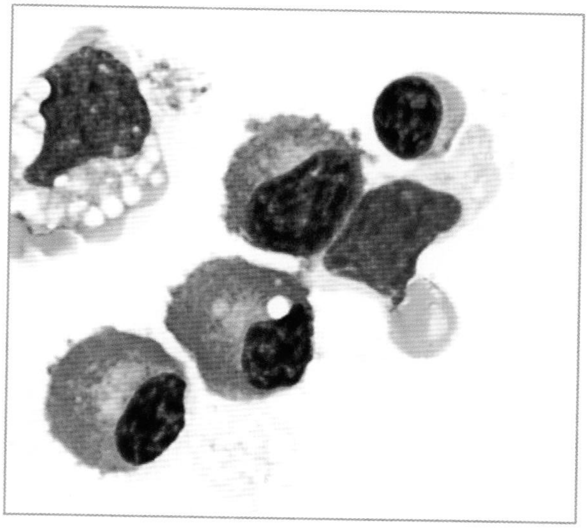

▲ 图 24-16 浆细胞（胸腔积液，1000×）

浆细胞的形态特点为圆形至椭圆形细胞，核偏位，胞质深蓝，核周直径 8～29μm，有核周淡染区。其常见于类风湿关节炎、恶性肿瘤、肺结核和其他表现为淋巴细胞增多的疾病均可见。

注：外周血中可见的任何一种细胞类型都可以在浆膜腔积液中发现。

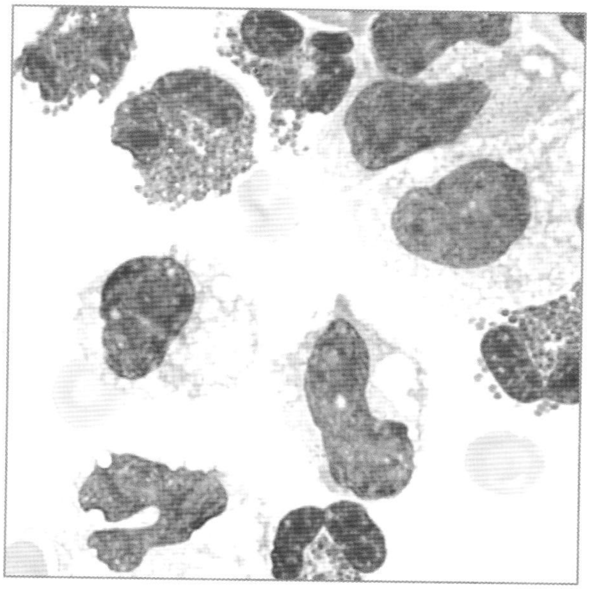

◀ 图 24-17 嗜酸性粒细胞和巨噬细胞（胸腔积液，1000×）

嗜酸性粒细胞和巨噬细胞常见于过敏反应、体腔内有空气和（或）异物、寄生虫。

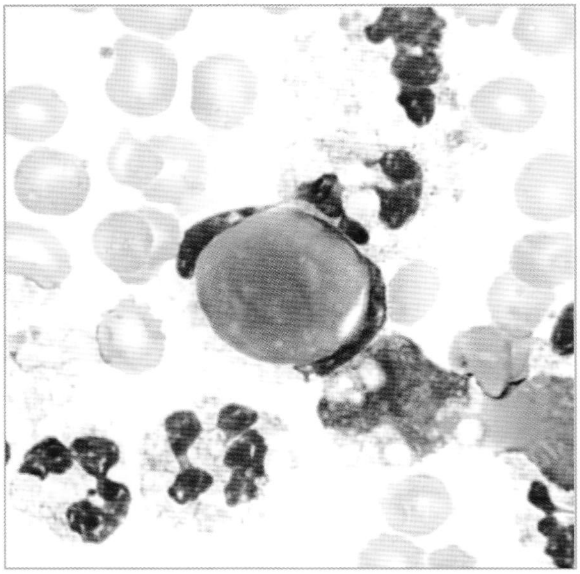

◀ 图 24–18 红斑狼疮细胞（胸腔积液，1000×）

完整的中性粒细胞，内含均匀体。均匀体使中性粒细胞的核偏位，均匀体由变性的核物质组成。红斑狼疮（LE）细胞在体内、体外浆膜腔积液及滑膜腔中均可形成。常见于红斑狼疮。

六、间皮细胞（mesothelial cells）

间皮细胞从浆膜腔浆膜上脱落，积液里常见。

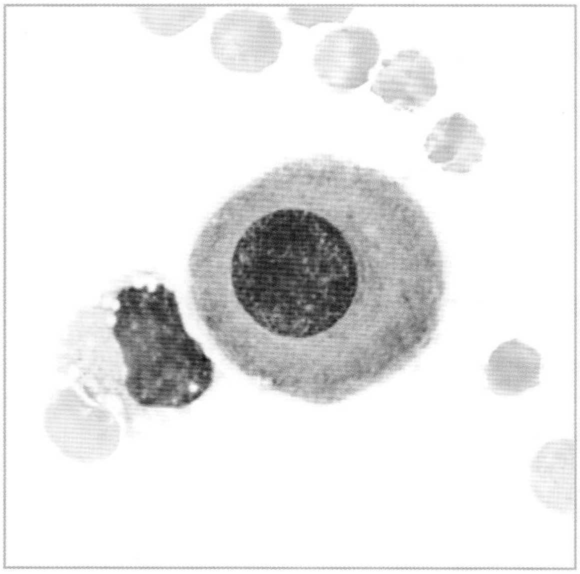

▲ 图 24–19 间皮细胞，胞质淡蓝色（胸腔积液，1000×）

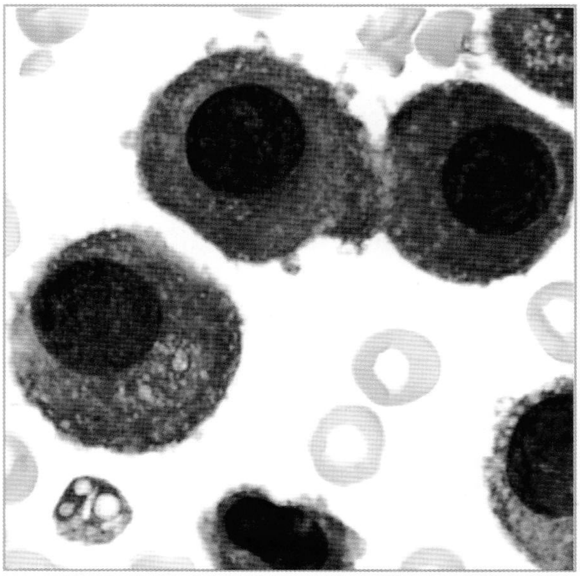

▲ 图 24–20 间皮细胞，胞质强嗜碱性（胸腔积液，1000×）

形态学

形状：多形性

直径：12～30μm

细胞核：核光滑，呈圆形或椭圆形，可以是偏位的或者多个核；有时比较难和浆细胞相区别

核仁：1～3个，大小和形状一致

核染色质：细腻，均匀

细胞质：丰富，浅灰色到深蓝色

空泡：偶见

注：间皮细胞可呈单个细胞、成团或成簇出现。细胞聚集在一起，外观多变，需要仔细观察才能准确地区分间皮细胞和恶性细胞。有3个特征可以帮助鉴别。

1. 涂片上的间皮细胞往往彼此相似。
2. 光镜下核膜光滑。
3. 当细胞成团出现时，细胞之间可能有清晰的间隙。这些间隙通常被称为“窗”。

七、多核间皮细胞（multinucleated mesothelial cell）

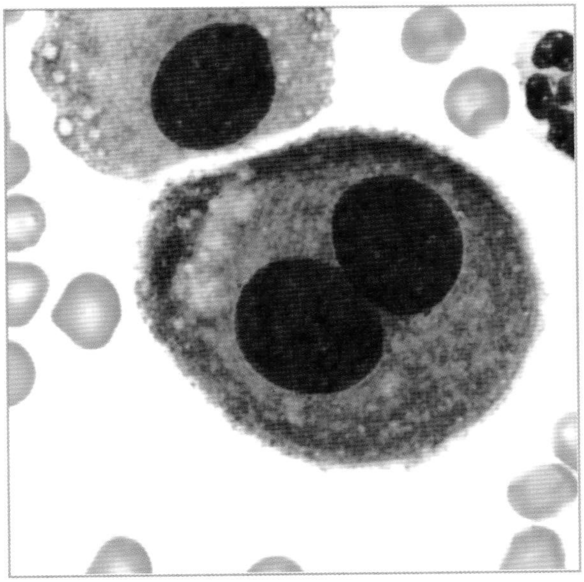

▲ 图 24-21　双核间皮细胞（胸腔积液，1000×）

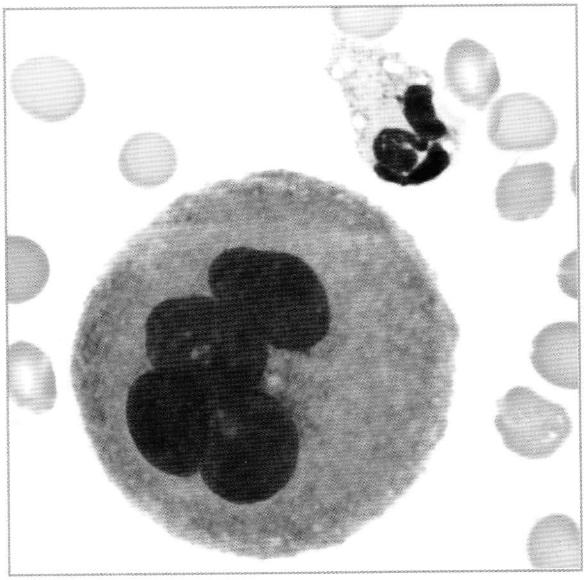

▲ 图 24-22　多核间皮细胞（胸腔积液，1000×）

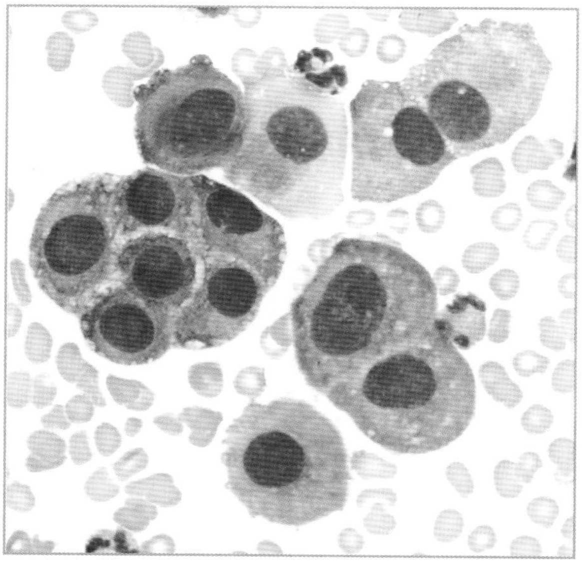

◀ 图 24–23 间皮细胞团，注意成团间皮细胞的“窗”（胸腔积液，500×）

仅仅使用光学显微镜并不能完全区分恶性细胞和间皮细胞。以下的恶性细胞标准有助于鉴别。

细胞核：核质比大，核膜不规则

核仁：多个，大，染色不均匀

核染色质：深染，分布不均匀

细胞质：胞膜不规则

注：具备上述一个或多个特征的细胞涂片需资深的细胞病理学专家确认。良恶性特征比较见表 24–1。恶性细胞常呈细胞质融合的细胞团，细胞之间的界限难以分辨。

表 24–1 良恶性细胞的鉴别要点

良性的	恶性的
偶见大细胞	较多细胞体积大
胞体颜色深浅不一	部分胞体颜色深
核分裂象少见	核分裂象多见
细胞核呈大小一致的圆形或卵圆形，胞质量多少不一	胞核常不规则，核畸形
核边缘光滑	核边缘不清晰，不规则
核完整	常有核碎裂
如果有核仁，核仁较小	核仁大而明显
在多核细胞（间皮细胞）中，所有核的外观（大小和形状）相似	多核细胞胞核大小和形状不一
小到中等的核质比	核质比大
细胞团的细胞具有相似的外观，在同一平面上，细胞之间界线清晰	细胞团大小、形状不一，呈团状（需用微调才能看清所有的细胞），且细胞边缘着色较深。细胞之间界线不清晰

引自 Keohane EM, Smith LJ, Walenga JM (EDS): *Rodak's Hematology: Clinical Principles and Applications*, (5th ed.). St. Louis: Saunders Elsevier, 2016.

八、浆膜腔积液恶性细胞（malignant cells sometimes seen in serous fluids）

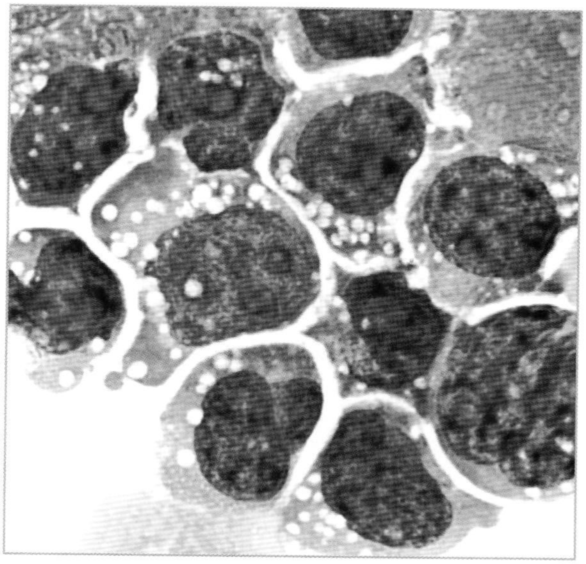

▲ 图 24–24 非霍奇金淋巴瘤（胸腔积液，1000×）

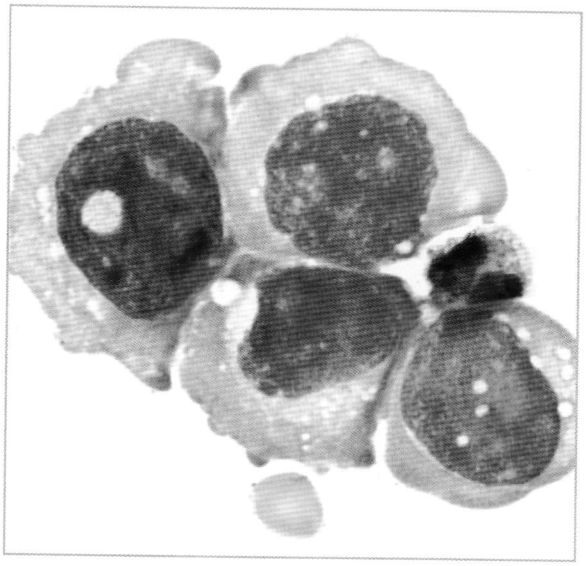

▲ 图 24–25 乳腺转移癌（胸腔积液，1000×）

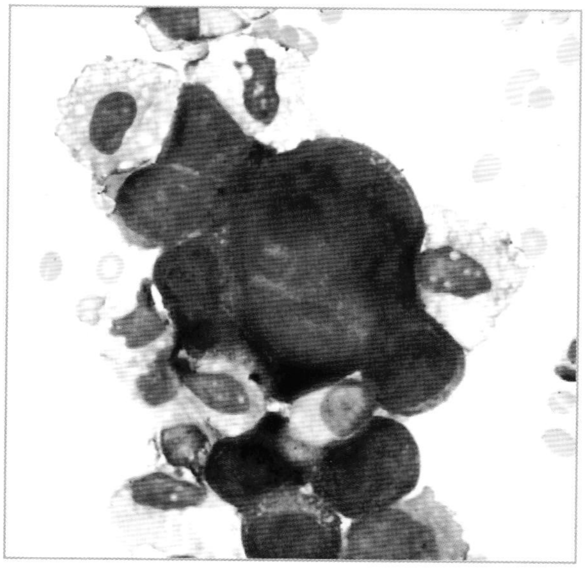

▲ 图 24–26 恶性肿瘤（胸腔积液，500×）
注意细胞质的结构（细胞间没有间隙）

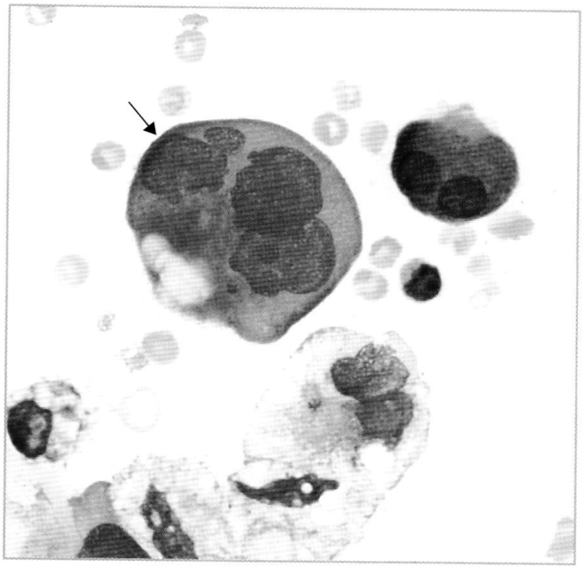

▲ 图 24–27 腺癌，子宫转移癌（胸腔积液，500×）
注意不规则的核膜

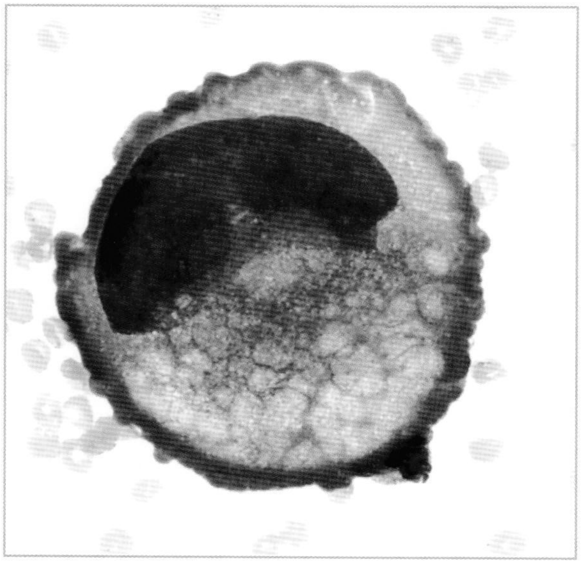

▲ 图 24-28　恶性肿瘤（胸腔积液，500×）

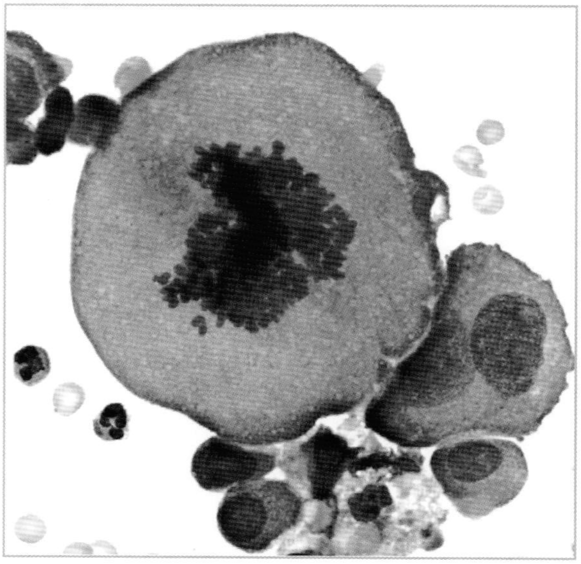

▲ 图 24-29　恶性肿瘤核分裂象（胸腔积液，500×）

核分裂象在正常体液中也可见，并不是恶性肿瘤所特有的。但这个核分裂象的体积如果相当大，很可能是恶性细胞。

九、滑膜腔积液中的结晶（crystals sometimes found in synovial fluid）

正常滑膜液中的细胞包括淋巴细胞、单核细胞和滑膜细胞。滑膜细胞排列在滑膜腔内，类似于间皮细胞（图 24-19），但体积较小，数量较少。在细菌感染和急性炎症中可以看到中性分叶核粒细胞数量的增加。当看见中性粒细胞时，应仔细检查是否细菌感染。也可能有肿瘤细胞，但非常少见。偶见 LE 细胞（图 24-18）。

滑膜腔积液都应仔细检查是否有结晶。一般不染色，有时用瑞特染色。推荐使用带有红色补偿器的偏光显微镜进行观察。最常见的是尿酸钠结晶、二水焦磷酸钙结晶和胆固醇结晶。

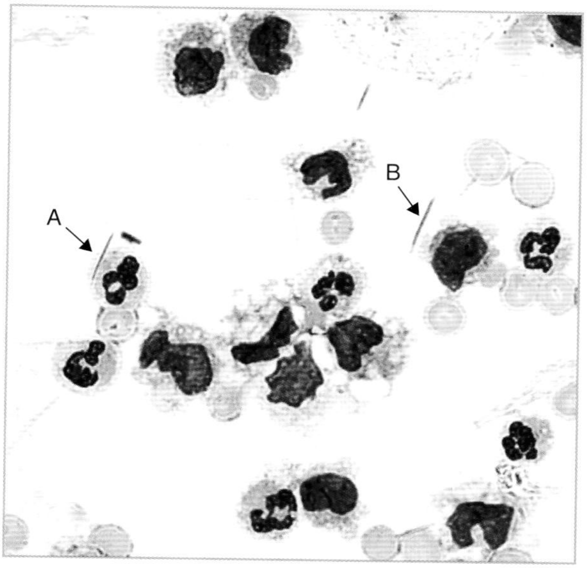

▲ 图 24-30　尿酸钠结晶（滑膜腔积液，1000×；瑞特染色）

针尖状结晶，可以是细胞内的（A），也可以是细胞外的（B），或两者兼有

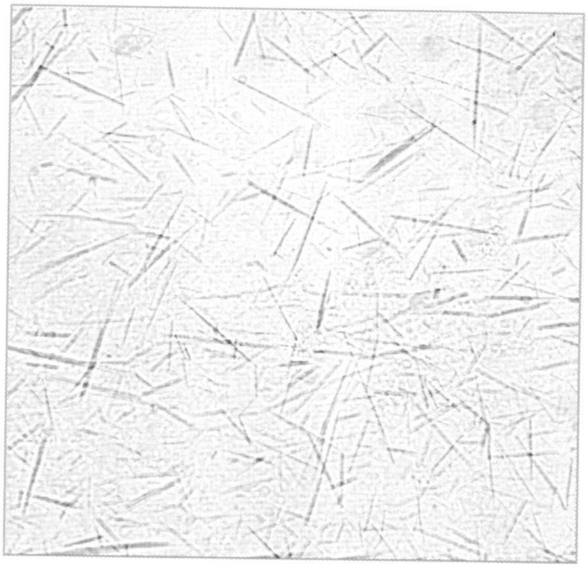

▲ 图 24-31　尿酸钠结晶（滑膜腔积液，1000×；未染色）

图片由 George Girgis, CLS, IU Health 提供

尿酸钠结晶常见于痛风。

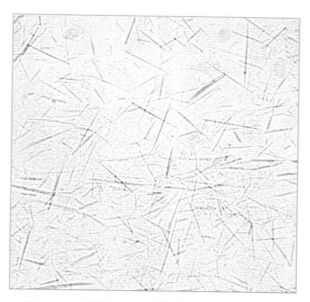

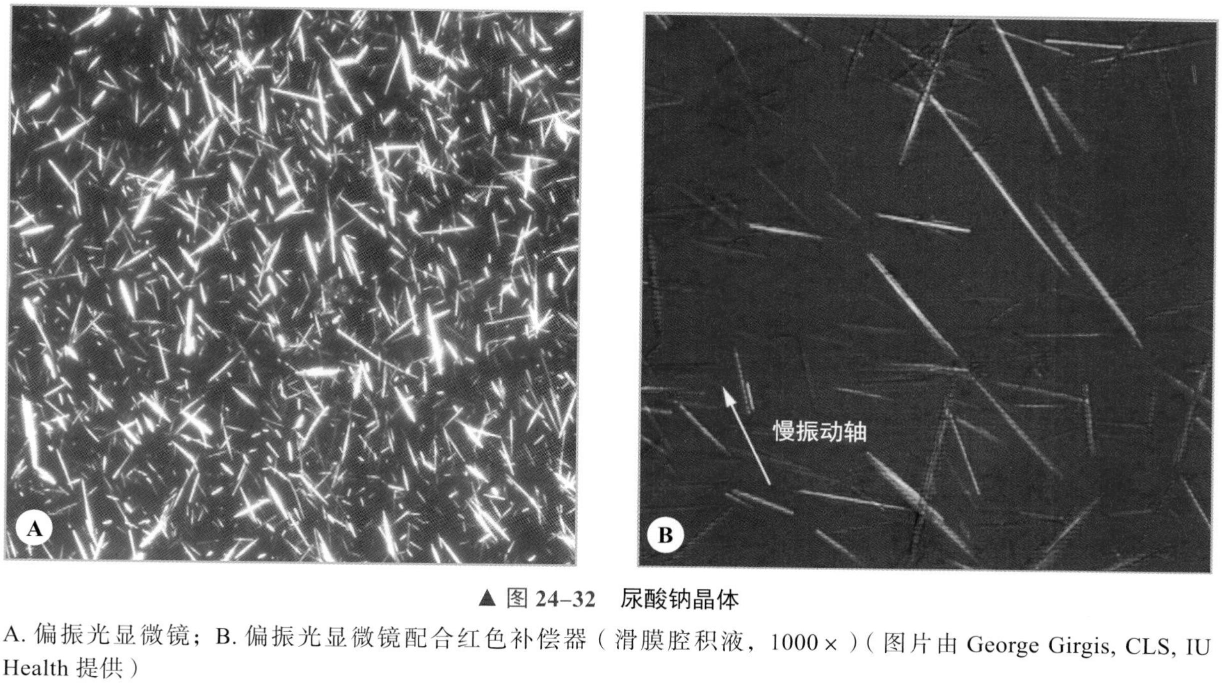

▲ 图 24-32　尿酸钠晶体

A. 偏振光显微镜；B. 偏振光显微镜配合红色补偿器（滑膜腔积液，1000×）（图片由 George Girgis, CLS, IU Health 提供）

注意晶体的方向和相应的颜色。平行于慢振动轴的晶体呈黄色，垂直于慢振动轴的晶体呈蓝色。

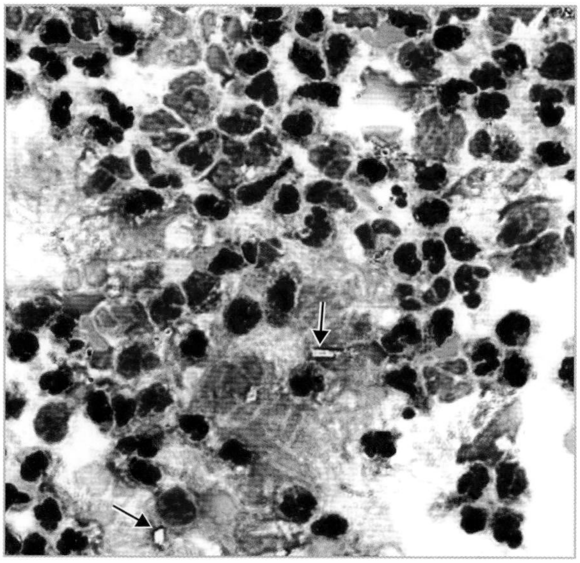

▲ 图 24-33　焦磷酸钙结晶（箭）（滑膜腔积液，1000×；瑞特染色）

菱形、棒状结晶可以是细胞内的，也可以是细胞外的，或两者兼有。焦磷酸钙结晶常见于假性痛风或焦磷酸钙关节炎。

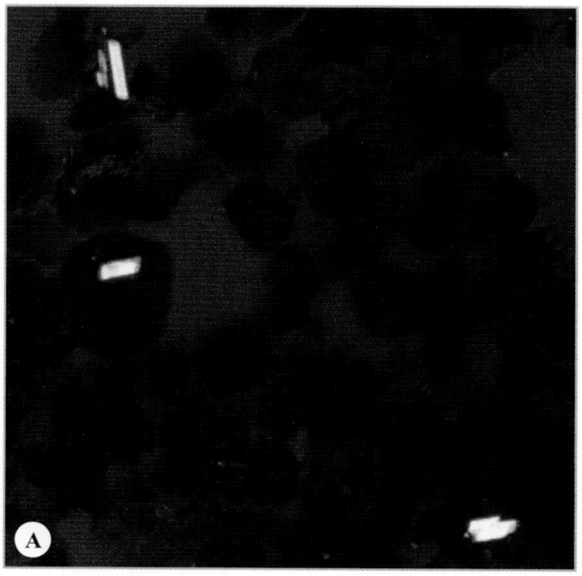

▲ 图 24-34A　焦磷酸钙结晶，偏振光显微镜（滑膜腔积液，1000×）

图片由 George Girgis, CLS, IU Health 提供

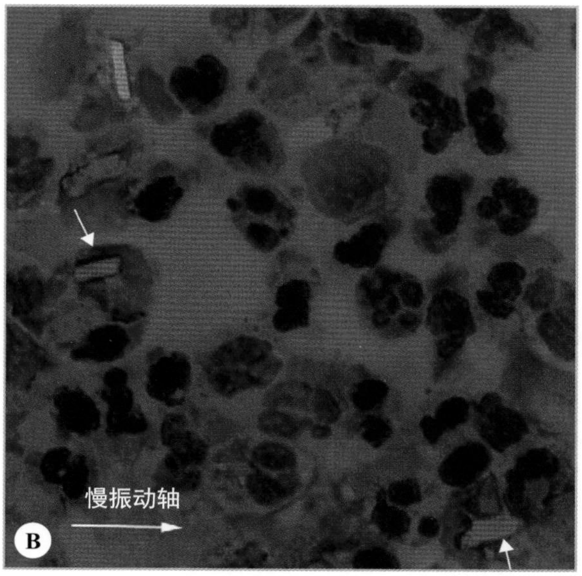

▲ 图 24-34B　焦磷酸钙结晶（箭），偏振光显微镜配合红色补偿器（滑膜腔积液 1000×）

图片由 George Girgis, CLS, IU Health 提供

注意晶体的方向和相应的颜色。平行于慢振动轴的晶体呈现蓝色，垂直于慢振动轴的晶体呈现黄色。焦磷酸钙只有微弱的双折射，所以颜色不像尿酸钠晶体那样明亮（图 24-32）。

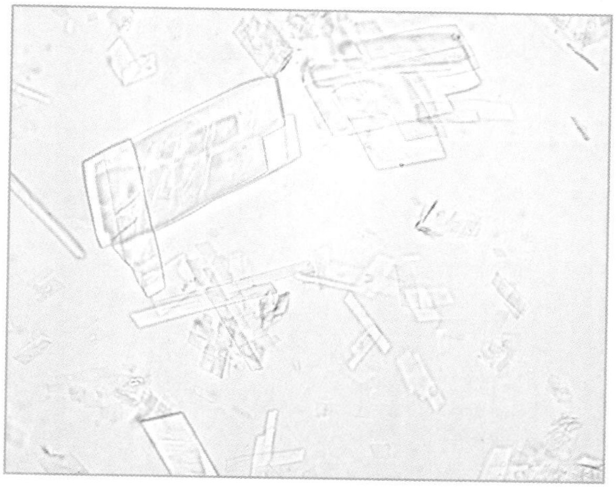

▲ 图 24-35 胆固醇结晶（滑膜腔积液，500×；未染色）

缺角的大的扁平矩形片状结晶

胆固醇结晶常见于慢性炎症或非特异性炎症。

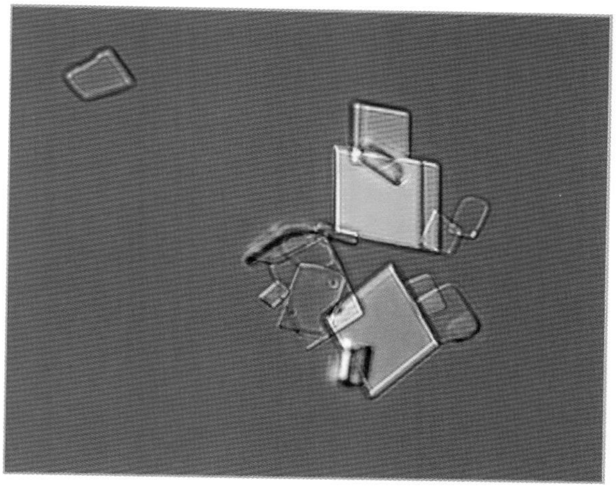

▲ 图 24-36 胆固醇结晶（1000×；偏振光显微镜）

图片由 George Girgis, CLS, IU Health 提供

需要使用偏振光来确认胆固醇晶体，但不需要使用红色补偿器。

十、体液中的其他物质（other structures sometimes seen in body fluids）

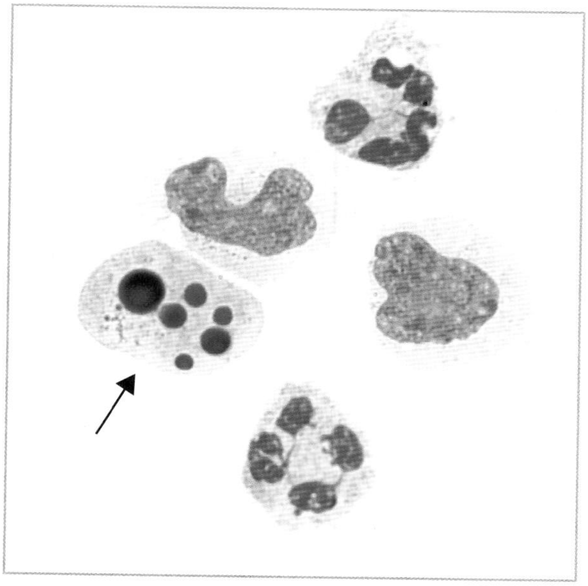

▲ 图 24-37 凋亡细胞（胸腔积液，500×）

与两个中性分叶核粒细胞相比，该细胞核固缩成深染的凋亡小体（箭）。人体内新鲜外周血中很少见到凋亡细胞，但体液中常见凋亡细胞。

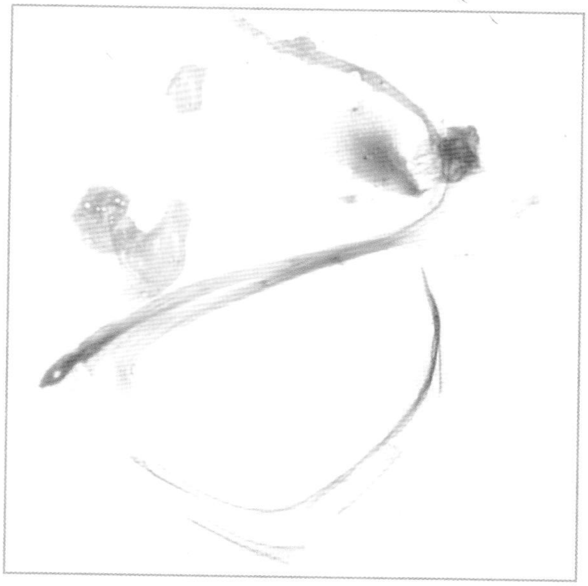

▲ 图 24-38 杂质（胸腔积液，500×）

滤纸上的纤维可能出现在载玻片的边缘附近。纤维可能有折光性，但没有尿酸钠结晶的针尖状。

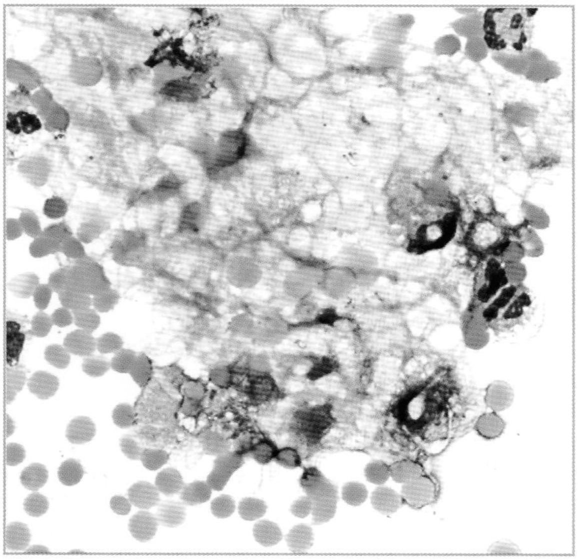

◀ **图 24-39　脑组织（CSF×500）**
标本来自一位脑外伤的患者

（王　莹　何世平　张彦鹏　茹进伟　译）

附录A 词汇表
Glossary

a-beta-lipoproteinemia，β- 脂蛋白缺乏症：常染色体隐性遗传的脂蛋白代谢异常疾病。外周血涂片棘形红细胞增多和血浆胆固醇水平降低为该疾病的主要特征。

abscess，脓肿：脓液在身体组织中聚积形成的肿块。

acanthocyte，棘形红细胞：长度不一的刺状突起不规则分布于细胞表面的红细胞；棘形红细胞多呈现聚集分布，且细胞缺乏中央淡染区。棘形红细胞出现与脂质失衡有关。与棘形红细胞相比，锯齿状红细胞具有长度均匀的规则突起。

acanthocytosis，棘形红细胞增多症：血液中出现大量棘形红细胞的疾病。与 β- 脂蛋白缺乏症或肝脏疾病引起的脂代谢异常有关。

acute，急性的：描述某种疾病的症状发生突然且发展迅速，旋即在相对较短的时间内消退。

acute leukemia，急性白血病：髓系或淋巴系造血祖细胞发生的恶性增殖性疾病。以急性突发症状为主要特征，若未及时治疗，通常在确诊后几个月内就会死亡。

adenopathy，淋巴结肿大：单个或多个的淋巴结肿大。

adipocyte，脂肪细胞：脂肪细胞构成脂肪组织和黄骨髓。

adipose：脂肪。

agglutination，凝集：带有抗原的细胞或颗粒与特定抗体的交联形成可见的聚集物。

aggregation，聚集：相似细胞类型或颗粒形成的簇或丛；例如，血小板聚集，红细胞聚集。

agranular，无颗粒的：没有颗粒。

agranulocytosis，粒细胞缺乏症：任何涉及粒细胞（中性分叶核粒细胞或中性杆状核粒细胞）数量显著减少的情况。

Alder-Reilly anomaly，**Alder-Reilly** 异常：常染色体显性遗传的白细胞代谢异常，主要特征为部分或全部白细胞内部出现粗大的嗜天青黏多糖颗粒。

alloimmune，同种免疫：针对同种异型抗原产生的抗体。

alloimmune hemolytic anemia，免疫性溶血性贫血：由外源性红细胞抗原刺激产生抗体引起的贫血。抗体与循环红细胞表面结合导致红细胞寿命缩短，是胎儿和新生儿溶血性疾病的病因。

α-thalassemia，α 地中海贫血：由血红蛋白 α- 珠蛋白链减少或缺失引起的中至重度遗传性贫血。

amyloidosis，淀粉样变性：一种蜡状、淀粉样糖蛋白（淀粉样蛋白）在组织和器官中沉积并损害其功能的疾病。

anemia，贫血：由失血、红细胞生成减少或红细胞破坏增加（寿命缩短）引起的组织输氧不足，临床表现为苍白、不适和呼吸困难。

anisocytosis，红细胞大小不均：异常的红细胞形态，其特征是血涂片上的红细胞体积或直径大小不等。

anoxia，缺氧症：由肺灌注不良或血液供应减少引起的组织氧合不足。

antibody（**Ab**），抗体：当免疫系统暴露在来源于细菌、病毒或其他生物物质的外来抗原时，由 B 淋巴细胞和浆细胞产生的特殊蛋白（免疫球蛋白）。

antigen，抗原：免疫系统识别为外来物并能引起免疫反应的物质。

aplasia，再生障碍：细胞正常增殖和发育过程出现障碍。骨髓再生障碍是指所有骨髓细胞成分的发育障碍。

aplastic anemia，再生障碍性贫血：血液所有细胞均减少的一种疾病，表现为骨髓中血细胞生成能力障碍。

artifact，人工制品：非自然界存在的物质，尤指体外引入物质。

asynchrony，发育不平衡：异常情况下导致的协作紊乱。如在造血细胞发育过程中，细胞质和细胞核成熟度的差异。

atypical lymphocytes，不典型淋巴细胞：反应性淋巴细胞。

Aüer rod，奥氏小体：在原粒细胞和早幼粒细胞胞质内常见到的异常的粉红色或紫色的针状包涵体，由凝结的非特异性颗粒组成，常提示急性髓系白血病。

autoantibody，自身抗体：是一种个体产生的能识别并结合自身组织中的抗原的抗体。

autoimmune，自身免疫：一种对自身组织产生抗体的免疫反应。

autoimmune hemolytic anemia，自身免疫性溶血性贫血：以红细胞过早被破坏为特征的贫血。针对红细胞表面抗原的自身抗体结合细胞膜导致脾快速清除和溶血。

azurophilic，嗜苯胺蓝的：用吉姆萨染色剂染成蓝色，用瑞特染色剂染成红紫色的细胞结构。

azurophilic granules，嗜苯胺蓝颗粒：瑞特染色中原、早期髓系粒细胞胞质中出现的蓝紫色颗粒。少数淋巴细胞中也可出现嗜苯胺蓝颗粒但其成分不同。

B cell，B 细胞：一种能产生抗体的淋巴细胞。B 细胞成熟后，最终可变成浆细胞。

Babesia，巴贝虫：由蜱虫传播的原生生物寄生虫，感染人类红细胞并引起巴贝虫病，导致一种类似疟疾的疾病。寄生虫在细胞内形态呈直径为 2～3μm 的环状结构。该环状结构亦可见于胞外，利用此特征可区分巴贝虫和恶性疟原虫，通常恶性疟原虫感染看不到细胞外环结构。

band neutrophil（band），中性杆状核粒细胞：成熟中性分叶核粒细胞的前体。中性杆状核粒细胞有一个未分叶的，常呈弯曲的核，存在于骨髓和外周血中。

Bart hemoglobin，HB Bart：α 基因全部缺失的血红蛋白分子（γ_4）。与胎儿水肿综合征有关。

basophil（baso），嗜碱性粒细胞：白细胞中粒细胞的一种，其特征是胞质颗粒能被碱性染料染成蓝黑色。嗜碱性粒细胞胞质内的颗粒大小不一，常覆盖在核上使细胞核模糊不清。

basophilia，嗜碱性粒细胞增多：是指血液中嗜碱性粒细胞增多。细胞胞质内蓝黑色颗粒增多。

basophilic normoblast（prorubricyte），早幼红细胞（嗜碱性幼红细胞）：骨髓红细胞发育过程中可识别的第二个阶段；由原红细胞分化形成。其直径通常为 10～15μm，瑞特染色时胞质为深蓝色。

basophilic stippling，嗜碱性点彩：经瑞特染色法染色的红细胞内可见细小而均匀分布的深蓝色或紫色的颗粒。这些颗粒是由核糖体蛋白质和 RNA 沉淀而成。

benign，良性的：非癌变或非恶性的。

β-thalassemia，β 地中海贫血：血红蛋白 β- 珠蛋白链合成减少引起的遗传性贫血。

bilirubin，胆红素：金黄色或棕色的色素，是胆汁的主要成分，是血红蛋白中血红素的主要代谢产物，由衰老的红细胞释放。

birefringent，双折射性的：具有两种不同的折射率。晶体在黑色背景下显得更明亮。

blast，原始细胞：造血细胞分化最少的最早阶段，骨髓涂片经瑞特染色后可鉴别其形态，如原粒细胞、原红细胞和原淋巴细胞。

bone marrow，骨髓：骨骼髓腔中填充的红色和黄色胶质组织。红骨髓存在于婴儿和儿童的大部分骨骼中，也存在于成人的长骨末端和扁平骨腔中。

bone marrow aspirate specimen，骨髓穿刺：穿刺针刺入骨髓腔抽吸骨髓，得到1～1.5ml的胶状红骨髓。标本采集后通过涂片、染色，在显微镜下检查是否有血液病或全身疾病。采样标本可用于分析单个细胞的形态。

bone marrow biopsy specimen，骨髓活检：用活检套管针穿刺入骨髓腔，旋转并取出，获得1～2cm的胶状红骨髓圆柱体。将获得的标本用福尔马林固定、切片、染色，检查血液病或全身疾病。活检标本可用于骨髓结构分析。

Burkitt lymphoma，伯基特淋巴瘤：由成熟B淋巴细胞组成的淋巴实体组织肿瘤，肿瘤细胞具有伯基特细胞特征性形态。活检淋巴结和骨髓中可见伯基特细胞，偶尔出现在外周血中，细胞质呈深蓝色，有多个空泡，呈星空样。

burr cell，毛刺细胞：同锯齿状红细胞，有很多均一、粗短棘状突起的红细胞。

burst-forming unit（BFU），爆发集落形成单位：红细胞系和巨核细胞系的早期造血祖细胞阶段，其特点是组织培养过程中呈现大量克隆性集落生长模式。相比分化更成熟的集落单位，该类集落体积更小。

Cabot rings，卡伯特环：是一种线状结构，在瑞特染色的红细胞中呈现蓝紫色的圆环或8字环。是有丝分裂纺锤体纤维的残余体，出现在某些血液病，如巨幼细胞贫血或难治性贫血中。

cell membrane，细胞膜：细胞表面由两层与胆固醇结合的磷脂和各种支持细胞结构、信号传导和离子转运的特殊糖蛋白组成。

centriole，细胞中心粒：由微管组成的圆柱形细胞器。两个中心粒相互垂直形成中心体，位于细胞核附近。

cerebrospinal fluid（CSF），脑脊液：脑脊液是流经四个脑室、蛛网膜下腔和椎管的液体。脑脊液来源于血浆，脑膜炎或脑炎时脑脊液中可以检查出细菌或病毒。腰椎穿刺为脑脊液的主要采集方法。

CFU-GEMM：参见“集落形成单位－粒细胞、红细胞、单核细胞和巨核细胞”（colony-forming unit–granulocyte，erythrocyte，monocyte，and megakaryocyte）。

Chédiak-Higashi anomaly，**Chédiak-Higashi** 异常：常染色体隐性遗传病，以局部白化病、畏光、易感染为特征。瑞特染色后，粒细胞和单核细胞的胞质内可见巨大的灰蓝色颗粒，淋巴细胞和嗜酸性粒细胞可见大的紫红色颗粒。

chemotherapy，化学疗法：使用药物治疗癌症。

chromatin，核染色质：真核生物染色体的组成物质，主要包括蛋白质、RNA和DNA。

chronic，慢性的：长时间持续存在的，甚至伴随终生的。

chronic leukemia，慢性白血病：髓系或淋系细胞的恶性、失控增殖，外周血可以见不同分化阶段的细胞。其特点为疾病的发病和进展均较为缓慢。

clone，克隆：由同一细胞经过有丝分裂得到具有相同遗传信息的细胞群。

cluster of differentiation（CD），分化簇：细胞膜表面的受体或标志物，通过其相关功能来表征细胞。流式细胞术利用CD分子表达谱鉴定细胞类型。血液学利用细胞集落表面CD分子表达的不同来鉴别髓系和淋系白血病及淋巴瘤。

codocyte（target cell），靶形红细胞：血红蛋白化不良的红细胞，出现在血红蛋白病、地中海贫血和肝病中。在瑞特染色的外周血涂片中，血红蛋白集中在红细胞中心和周围，使细胞看起来像一个“靶心”。

cold agglutinin，冷凝集素：特异性针对红细胞表面膜抗原的IgM自身抗体，通常在低于30℃的温度下发生凝集反应。常见于健康成年人。

cold agglutinin disease，冷凝集病：由IgM自身抗体与红细胞在30℃以下温度时发生反应，使红细胞凝集而导致的获得性自身免疫性溶血性贫血。

colony-forming unit（CFU），集落形成单位：来源于多能造血干细胞并能产生骨髓的不同细胞系的造血祖细胞。因其可以在细胞培养中形成集落而命名。

colony-forming unit–granulocyte，erythrocyte，monocyte，and megakaryocyte（CFU-GEMM），集落形成单位－粒细胞、红细胞、单核细胞和巨核细胞（多向祖细胞集落）：能够分化为粒细胞系（原粒细胞）、红细胞系（原红细胞）、单核细胞系或巨核细胞系的造血祖细胞。

colony-stimulating factor（CSF），集落刺激因子： 促进造血细胞分裂和分化的细胞因子。

crenated cell，锯齿状红细胞： 参见“锯齿状红细胞”（echinocyte）。

cytocentrifuge，细胞离心机： 将悬浮在液体中的细胞沉淀到载玻片上用于显微镜检查的离心机。常用于体液检查。

cytochemical analysis，细胞化学分析： 使用特定染色剂检测外周血和骨髓涂片中细胞的酶类和其他化学物质，可用于鉴别血液学疾病，尤其是白血病。

cytogenetics，细胞遗传学： 遗传学的一个分支，致力于可观察的染色体异常的实验室研究，如染色体的缺失、易位和非整倍体。

cytokines，细胞因子： 影响其他细胞功能或活性的细胞产物，细胞因子包括集落刺激因子、干扰素、白介素和淋巴因子，也被称为生长因子。

cytopenia，血细胞减少： 红细胞、白细胞或血小板中一种或多种血细胞计数减少。

dacryocyte（teardrop cell），泪滴形红细胞： 具有单一尖状突起的红细胞，形似泪滴。泪滴形红细胞常见于髓外造血，如原发性骨髓纤维化和巨幼细胞贫血。

deoxyribonucleic acid（DNA），脱氧核糖核酸： 携带遗传信息的双链螺旋核酸。DNA 是由四种重复碱基组成的核苷酸序列：腺嘌呤、胞嘧啶、鸟嘌呤和胸腺嘧啶。在有丝分裂期间，DNA 卷曲折叠成染色体。

differential white blood cell count，白细胞分类计数： 对染色的血涂片中 100～200 个白细胞进行分类和计数。对不同类型的白细胞计数，报告白细胞总数的绝对值或百分比。在自动血液分析仪中，白细胞分类计数是通过各种方法计数成千上万的白细胞来完成的。

dimorphic，双相的： 一个或多个特征如颜色、大小或形状上出现的两种不同形式。

disseminated intravascular coagulation（DIC），弥散性血管内凝血： 由感染、炎症、休克和创伤等因素引发的凝血酶不受控制的激活及继发性凝血因子、血小板和纤维蛋白溶解，蛋白消耗的一个过程。

Döhle bodies，杜勒小体： 在瑞特染色的外周血涂片中，呈灰色至浅蓝色，位于粒细胞胞质内膜表面附近的由单个或多个核糖体 RNA 组成的圆形或椭圆形包涵体。

drepanocyte（sickle cell），镰状细胞： 异常新月形红细胞，含血红蛋白 S，是镰状细胞性贫血的特征。

drug-induced hemolytic anemia，药物性溶血性贫血： 由药物直接引起或由药物刺激抗体介导的反应引起的溶血性贫血。

dry tap，干抽： 在骨髓标本采集过程中获得骨髓样本不充分时使用的术语。干抽发生在骨髓填塞或纤维化时，如慢性髓细胞性白血病、原发性骨髓纤维化。

dyserythropoiesis，红系细胞病态造血： 在骨髓增生异常综合征中，生成形态异常的红细胞。

dysmegakaryopoiesis，巨核系细胞病态造血： 巨核细胞产生和成熟的缺陷，以细胞形态异常和巨核细胞数量增加或减少为特征。

dysmyelopoiesis，粒系细胞病态造血： 粒系细胞生成和成熟缺陷伴细胞形态异常；通常见于骨髓增生异常综合征。

dysplasia，发育异常： 异常生长模式；如慢性贫血时颅骨增大。宫颈上皮细胞异常的组织病理学特征。

dyspnea，呼吸困难： 呼吸困难或痛苦呼吸。

echinocyte（burr cell，crenated red blood cell），锯齿状红细胞： 红细胞具有短的、等距的、带刺的突起。锯齿状红细胞常见于尿毒症和丙酮酸激酶缺乏症的外周血涂片中，锯齿状红细胞是由细胞脱水（人为干燥）形成的，一般情况下涂片局部可见。

elliptocytes（ovalocytes），椭圆形红细胞（卵圆形红细胞）： 见于遗传性椭圆形红细胞增多症外周血中细胞膜发育异常的卵圆形红细胞。在健康状态和其他贫血（如缺铁性贫血和重度地中海贫血）中也可能少量存在。

elliptocytosis（ovalocytosis），椭圆形红细胞增多症： 以椭圆形红细胞为特征的遗传性血液病；通常无症状，亦可伴有轻微贫血。

Embden-Meyerhof pathway（EMP，glycolysis），糖酵解途径：通过一系列酶促反应，葡萄糖和其他糖代谢产生乳酸（厌氧糖酵解）或丙酮酸（需氧糖酵解）的过程。反应产生的能量以三磷酸腺苷的形式释放。

eosinophil，嗜酸性粒细胞：通过瑞特染色法能将胞质中的颗粒染成橙色或粉红色的粒细胞。这些颗粒通常不会遮盖细胞核。

eosinophilia，嗜酸性粒细胞增多症：与过敏、寄生虫感染或血液病相关的血液嗜酸性粒细胞计数增加。

erythrocyte（red blood cell，RBC），红细胞：含血红蛋白的无核双凹盘状外周血细胞。它的主要功能是输送氧气到组织。

erythrocytosis，红细胞增多：外周血红细胞计数增加。

erythroleukemia，红白血病：急性恶性肿瘤，表现为骨髓中红系和粒系原始细胞增生，外周血中可见含有异常分叶核的幼红细胞和异常原始细胞。

erythrophage，噬红细胞：一种吞噬红细胞的巨噬细胞。

erythrophagocytosis，噬红细胞作用：巨噬细胞或其他吞噬细胞对红细胞的摄取。

erythropoiesis，红细胞生成：骨髓生成红细胞的过程。

erythropoietin（EPO），促红细胞生成素：一种主要在肾脏合成，在缺氧时释放到血液中的糖蛋白激素。它的功能主要是刺激和调控骨髓红细胞的生成。

essential thrombocythemia，原发性血小板增多症：骨髓增殖性肿瘤，表现为明显的血小板增多并伴有血小板功能障碍。患者可能会出现出血或血栓。

extramedullary hematopoiesis，髓外造血：骨髓以外如脾脏、肝脏或淋巴结生成血细胞。骨髓纤维化和骨髓造血功能丧失往往导致髓外造血。

extravascular hemolysis，血管外溶血：红细胞在血管外被破坏，通常由脾脏巨噬细胞的吞噬作用引起，也称为巨噬细胞介导的溶血。

flame cell，火焰状浆细胞：浆细胞胞质中的 IgA 使其呈火焰状粉红色。

fluorescence in situ hybridization（FISH），荧光原位杂交：荧光标记的核酸探针与固定组织中相应的 DNA 或 RNA 序列杂交的实验室技术。FISH 可通过光学显微镜检测细胞或组织标本中特定的多态性或突变，如 BCR/ABL。

French-American-British（FAB）classification，FAB 分类：是在 20 世纪 70—80 年代发展起来的急性白血病、骨髓增殖性肿瘤和骨髓增生异常综合征的国际分类系统。目前仍在使用，但已逐步被世界卫生组织的分类取代。

Gaucher disease，戈谢病：一种罕见的常染色体隐性遗传的代谢性疾病，由葡糖脑苷脂酶缺乏症引起，以肝、脾、淋巴结和骨髓组织细胞增生为特征。典型的戈谢细胞是一种充满脂质的巨噬细胞，其细胞质类似于皱褶的薄纸，在瑞特染色的骨髓抽取物涂片上可见。

glucose-6-phosphate dehydrogenase（G6PD），葡萄糖 -6- 磷酸脱氢酶：通过糖酵解途径产生单磷酸葡萄糖过程中的第一种酶。G6PD 催化葡萄糖 -6- 磷酸氧化为内酯，同时将氧化态的烟酰胺腺嘌呤二核苷酸磷酸（NADP）转化成还原态（NADPH）。

glucose-6-phosphate dehydrogenase deficiency，葡萄糖 -6- 磷酸脱氢酶缺乏症：呈 X 连锁隐性遗传的葡萄糖 -6- 磷酸脱氢酶缺乏症，表现为在氧化应激情况下（包括在奎宁等氧化性药物刺激下）发生的急性血管内溶血反应。

Golgi apparatus，高尔基体：由数个扁平囊和相关囊泡组成的实体细胞器。它是糖蛋白、脂蛋白、膜结合蛋白和溶酶体酶合成后修饰和储存的部位。

gout，痛风：由血浆尿酸过量引起的疼痛性炎症，尿酸在关节囊和邻近的肌腱中以一水尿酸钠的形式沉积。

granulocytes，粒细胞：外周血细胞胞质中含有颗粒性物质的一类白细胞的统称，包括嗜碱性粒细胞、嗜酸性粒细胞和中性粒细胞。

growth factor，生长因子：参见“细胞因子”（cytokines）。

hairy cells，毛细胞：见于外周血和骨髓的恶性 B 淋巴细胞，其特征是细胞质呈浅灰色，有类似毛发的突起。这类细胞多见于毛细胞白血病。

Heinz bodies，海因茨小体：使用活体染色剂（例如，新亚甲蓝染料）染色时可见附着在红细胞内膜上的一种圆形的蓝色或紫色的包涵体，海因茨小体在红细胞中可大量存在，主要由异常血红蛋白沉积而成。多见于不稳定血红蛋白紊乱和葡萄糖 -6- 磷酸脱氢酶缺乏症。

HELLP syndrome，**HELLP** 综合征：一种严重的临床表现为溶血、肝酶类升高和血小板计数降低的妊娠并发症。外周血形态表现为微血管病性溶血性贫血。

hematogone，正常 **B** 淋巴细胞前体细胞：未成熟的 B 淋巴细胞样细胞，在新生儿骨髓中以胞质稀少的唯核细胞形式出现。

hematoidin，橙色血质：与胆红素化学性质相似的金黄色、棕色或红色晶体。组织标本中有橙色血质结晶表明该部位有出血。

hematology，血液学：研究血细胞和造血组织的临床学科。

hematopathology，血液病理学：研究血细胞和造血组织疾病的学科。

hematopoiesis，造血作用：血细胞的生成和发育。造血过程主要发生在骨髓和外周淋巴组织。

hematopoietic stem cell（**HSC**），造血干细胞：主动分裂活跃，具有自我更新和多向分化能力的细胞。

heme，血红素：血红蛋白分子中含铁的有色非蛋白部分。血红蛋白分子中包含四个血红素基团，每个血红素基团的中心含有一个亚铁离子。氧气通过与血红素基团中的亚铁离子结合实现从高浓度区域向低浓度区域运输。

hemoglobin（**Hb**，**HGB**），血红蛋白：将氧气从肺部运送至组织并将二氧化碳运送回肺部的红细胞蛋白。

hemoglobin C crystal，血红蛋白 C 结晶：红细胞胞质内的红色六边形结晶，形似“金条”或“华盛顿纪念碑”。典型的纯合子血红蛋白 C 病可见脱氧血红蛋白 C 聚合形成该结晶。

hemoglobin SC crystal，血红蛋白 SC 结晶：红细胞胞质内不规则的红色结晶，形似“手套”或“手枪”。典型的杂合子血红蛋白 SC 病可见脱氧血红蛋白 S 和 C 聚合形成该晶体。

hemoglobinopathy，血红蛋白病：珠蛋白基因结构变异导致异常珠蛋白链形成的一种疾病。例如镰状细胞性贫血和血红蛋白 C 病。

hemolysis，溶血：红细胞膜的完整性被破坏，细胞破损并释放血红蛋白。

hemolytic anemia，溶血性贫血：以红细胞寿命缩短和骨髓无法通过增加红细胞合成进行充分代偿为特征的贫血。溶血性贫血可由外在或内在疾病引起。

hemolytic disease of the fetus and newborn（**HDFN**，**erythroblastosis fetalis**），胎儿和新生儿溶血性疾病（HDFN，胎儿幼红血细胞增多症）：母体产生的 IgG 抗体穿过胎盘并结合遗传自父方的胎儿红细胞抗原引起的同种免疫性贫血；如母体抗 A 抗体与胎儿 A 抗原。HDFN 的特点是溶血性贫血、高胆红素血症和髓外红细胞生成。

hemolytic uremic syndrome（**HUS**），溶血性尿毒症综合征：常发生在胃肠道感染血清型 O157：H7 大肠杆菌时，细菌产生的外毒素可引起严重的微血管病性溶血性贫血。其特点是肾衰竭、血小板减少及外周血涂片上出现裂红细胞。

hemorrhage，出血：往往需要干预和输血的急性严重失血。

hemosiderin，含铁血黄素：铁在细胞内的储存形式，主要存在于肝、脾和骨髓细胞。含铁血黄素是铁蛋白的一种分解产物，出现在铁过量和血色素沉着病中。含铁血黄素可用普鲁士蓝铁染色法在显微镜下检测。

hereditary elliptocytosis（**ovalocytosis**），遗传性椭圆形红细胞增多症（卵圆形红细胞增多症）：以外周血中存在椭圆形红细胞为特征的遗传性血影蛋白缺陷病；通常无症状，亦可伴有轻微贫血。

hereditary pyropoikilocytosis，遗传性热不稳定性异形红细胞增多症：罕见的遗传性血影蛋白缺陷病，患者从儿童期即可出现严重的溶血性贫血以及与烧伤患者相似的严重红细胞形态异常。

hereditary spherocytosis，遗传性球形红细胞增多症：一种细胞骨架或跨膜蛋白存在缺陷的遗传性疾病，可导致红细胞膜丧失变形能力而引起溶血性贫血，其特征是外周血涂片可见大量球形红细胞。

hereditary stomatocytosis，遗传性口形红细胞增多症：一种复杂的遗传性红细胞膜缺陷疾病，溶血程度为轻度至重度，外周血涂片可见口形红细胞。

heterochromatin，异染色质：在转录成信使核糖核酸的过程中没有转录活性的脱氧核糖核酸部分，用瑞特染色法染色呈深紫红色。

heterozygous，杂合子：在同源染色体的相应基因座上存在两个不同的等位基因。在某一性状上杂合的个体是从父母一方遗传了该性状的一个等位基因，并从父母另一方遗传了另一个不同的等位基因。如果疾病是由显性等位基因引起的，则杂合个体表现出患病状态，但如果疾病是隐性等位基因引起的，则无患病症状。

histiocyte（macrophage），组织细胞（巨噬细胞）：所有组织中均可见的单核吞噬细胞；是免疫系统的一部分。

heterozygous，杂合子：在同源染色体的相应基因座上存在两个不同的等位基因。在某一性状上纯合的个体是从父母双方遗传了相同的等位基因。如果疾病是由一对隐性等位基因引起的，则纯合个体表现出患病状态。

Howell-Jolly（H-J）body，豪－乔小体：在瑞特染色的外周血涂片上可见红细胞中有蓝色至紫色的圆形包涵体，通常每个红细胞里只有一个。豪－乔小体由 DNA 组成，在严重贫血或脾切除后常见。

hypercellular bone marrow，骨髓增生活跃：骨髓涂片显示有核造血细胞数量异常增加；常与白血病或溶血性贫血有关。

hypersegmented neutrophil，分叶过多中性粒细胞：有 6 个或更多核分叶的中性粒细胞；常与巨幼细胞贫血有关。

hypersplenism，脾功能亢进：脾肿大引起的脾溶血活性增加，导致外周血细胞缺乏和骨髓代偿性增生活跃。

hypocellular bone marrow，骨髓增生减低：骨髓中有核造血细胞数量的异常减少；常与再生障碍性贫血或骨髓纤维化有关。

hypochromia，低色素性红细胞：红细胞中血红蛋白含量的异常下降，使红细胞显得苍白，瑞特染色时中央淡染区扩大，这些细胞被称为低色素细胞。

immune hemolytic anemia，免疫性溶血性贫血：由红细胞膜抗原抗体或补体激活导致的红细胞寿命缩短而引起的贫血。脾巨噬细胞会清除免疫球蛋白或补体结合的红细胞。当骨髓不能代偿红细胞的消耗时将导致贫血。

immunoglobulin（antibody），免疫球蛋白（抗体）：由 B 淋巴细胞和浆细胞产生的可以识别和结合特异性抗原的 γ- 球蛋白。免疫球蛋白是体液免疫的基础。

immunophenotyping，免疫表型：白细胞和血小板按其膜抗原分类。在流式细胞术中使用合成抗体（常用杂交瘤技术合成的单克隆抗体）进行抗原鉴定。

infectious mononucleosis，传染性单核细胞增多症：由 EB 病毒（一种疱疹病毒）引起的急性感染。以发热、咽喉痛、淋巴结肿大、反应性淋巴细胞增多、脾大、肝大、肝功能异常和青肿为特征。用于确定该疾病的实验室检查包括反应性淋巴细胞的血涂片检查、血清学单核细胞增多症检测和 EB 病毒的分子鉴定。

intracranial hemorrhage（ICH，hemorrhagic stroke），颅内出血（出血性卒中）：颅内出血导致组织死亡。

intramedullary hematopoiesis，髓内造血作用：血细胞在骨髓腔内的形成和发育。

intravascular hemolysis，血管内溶血：红细胞在血管内的破坏速度超过脾巨噬细胞清除能力，将血红蛋白释放到血浆中。见于急性溶血发作，如输血反应、葡萄糖 -6- 磷酸脱氢酶缺乏症和镰状细胞性贫血危象。

iron deficiency anemia，缺铁性贫血：因合成血红蛋白所需的铁供应不足而引起的小细胞低色素性贫血，表现为面色苍白、疲乏和无力。通常由膳食铁摄入不足或慢性失血引起。

leukemia，白血病：造血组织恶性肿瘤的一大类，其特征是白细胞异常增生导致骨髓或淋巴结的弥漫性浸润，外周血中出现白血病细胞。白血病可分为慢性或急性、髓系或淋系。

leukemoid reaction，类白血病反应：因过敏、炎症、感染、中毒、出血、烧伤或严重的身体压力导致白细胞计数升高到 50×10^9/L 以上时会出现类白血病综合征。类白血病反应通常累及粒细胞，并可通过中性粒细胞的碱性磷酸酶染色与慢性髓细胞性白血病进行区别。

leukocyte，白细胞：血液有形成分之一。白细胞分为 5 类，包括淋巴细胞、单核细胞、中性粒细胞、嗜碱性粒细胞和嗜酸性粒细胞。白细胞的功能包括吞噬细菌、真菌和病毒，对过敏和细胞损伤时产生的毒素进行解毒，构成免疫系统的一部分。

leukocytosis，白细胞增多症：外周血白细胞计数的异常升高。

lymphoblast，原淋巴细胞：骨髓和淋巴结中的未成熟细胞，正常情况下不出现于外周血中；原淋巴细胞是淋系中形态学上可识别的最原始的前体细胞，可发育为幼淋巴细胞。

lymphocytes，淋巴细胞：存在于血液、淋巴和淋巴组织中的单个核、非吞噬性白细胞。淋巴细胞分为 B 淋巴细胞、T 淋巴细胞以及自然杀伤细胞。其负责体液免疫、细胞免疫以及肿瘤监视。

lymphocytopenia（lymphopenia），淋巴细胞减少症：外周血淋巴细胞计数异常减少。

lymphocytosis，淋巴细胞增多症：外周血淋巴细胞计数异常增加。

lymphoid，淋巴样：与淋巴或淋巴系统的组织和细胞相似或相关的。

lymphoma，淋巴瘤：淋巴组织的实体肿瘤，根据淋巴细胞的形态学及淋巴结的组织特征可分为霍奇金淋巴瘤和非霍奇金淋巴瘤。

lymphoproliferative，淋巴组织增生：淋巴细胞增生导致的外周血淋巴细胞计数异常升高，提示存在反应性增生或肿瘤。

lysosomes，溶酶体：大小不一、随机分布于粒细胞和血小板的细胞质中，由膜包被的囊状结构。溶酶体含有水解酶，可杀死细胞吞噬的细菌，并消化细菌和其他外来物质。

macrocyte，大红细胞：外周血涂片中直径异常增大的红细胞，使红细胞平均体积升高。其与叶酸和维生素 B_{12} 缺乏、骨髓功能衰竭、骨髓增生异常综合征和慢性肝病相关。

macroglobulin，巨球蛋白：高分子量血浆球蛋白，如 α_2- 巨球蛋白或 M 型免疫球蛋白。在 Waldenström 巨球蛋白血症中可出现异常增多的单克隆 IgM。

macrophage（histiocyte），巨噬细胞（组织细胞）：所有组织中均可见的单核吞噬细胞，构成免疫系统的一部分。

malaria，疟疾：由 5 种疟原虫中的 1 种或几种引起的传染病。疟疾通过受感染的按蚊叮咬在人与人之间传播。

malignant，恶性的：描述一类转移能力强，可威胁生命的癌性疾病。

mast cell，肥大细胞：一种含有大量嗜碱性颗粒的结缔组织细胞，颗粒中含有肝素、血清素、缓激肽和组胺。在 IgE 刺激下，肥大细胞释放这些物质。

May-Hegglin anomaly，May-Hegglin 异常：罕见的常染色体显性遗传病，以血小板减少和粒细胞胞质中含有类似于杜勒小体的包涵体为特征。

mean cell hemoglobin（MCH），平均红细胞血红蛋白含量：平均红细胞血红蛋白含量由红细胞计数和血红蛋白水平计算得出。

mean cell hemoglobin concentration（MCHC），平均红细胞血红蛋白浓度：是每个红细胞平均所含血红蛋白浓度（g/L），根据红细胞计数、血红蛋白和红细胞比积结果计算得出；与瑞特染色的红细胞颜色深浅有关。

mean cell volume（MCV），平均红细胞体积：平均红细胞体积（fl）由红细胞计数和红细胞比容计算得出，或直接由自动血液分析仪测得；与瑞特染色的红细胞直径有关。

megakaryoblast，原巨核细胞：瑞特染色的骨髓抽取物涂片中可识别的分化程度最低的巨核细胞前体。有些原巨核细胞从视觉上很难与原粒细胞进行区分，但可以通过特殊的免疫化学标记物进行识别。

megakaryocyte，巨核细胞：骨髓中最大的细胞，大小为 30 ～50μm，核多分叶。其细胞质由血小板组成，通过促血小板脱落作用而释放到血液中。可用低倍镜（10×）识别和计数骨髓涂片中的巨核细胞。

megaloblast，巨幼红细胞：红细胞系中异常增大的有核前体细胞；是一种异常的原红细胞。其直径较大，且细胞核的发育程度落后于细胞质。巨幼红细胞可导致大红细胞数量增多，且与巨幼细胞贫血相关，常由叶酸或维生素 B_{12} 缺乏引起。

metamyelocyte，晚幼粒细胞：是粒细胞系发育的一个阶段，介于中幼粒细胞和杆状核粒细胞之间。其特征是胞质呈成熟颗粒状，核呈豆状。

metarubricyte（orthochromatic normoblast），晚幼红细胞：骨髓红细胞发育的第四阶段，是红细胞保留细胞核的最后阶段。细胞核完全固缩，无副染色质，85% 的胞质血红蛋白化，呈蓝粉色。外周血中出现的晚幼红细胞称为有核红细胞。

metastasis，转移：肿瘤细胞通过淋巴管或血管向身体远处转移或扩散。

microangiopathic hemolytic anemia（MAHA），微血管病性溶血性贫血（MAHA）：纤维蛋白或血小板聚集造成小血管狭窄或阻塞，使红细胞变形和碎裂、出现溶血和贫血。在瑞特染色的血涂片上可见裂红细胞。

microcyte，小红细胞：在瑞特染色的外周血涂片上可见小的红细胞，平均细胞体积和直径均减小，小红细胞常与缺铁性贫血和地中海贫血有关。

mitochondria，线粒体：细胞胞质中随机分布的圆形或卵圆形结构，线粒体通过产生三磷酸腺苷为细胞的有氧氧化系统提供能量。

mitosis，有丝分裂：体细胞分裂的一种普遍过程，产生两个具有相同二倍染色体的子细胞。

monoblast，原单核细胞：骨髓单核细胞系中形态学上可识别的分化程度最低的前体细胞，可发育为幼单核细胞。

monoclonal，单克隆的：用于修饰或说明由单个细胞或有机体衍生而来的一组具有相同遗传物质的细胞或有机体。也用于描述细胞的克隆产物，如单克隆抗体。

monocyte，单核细胞：白细胞中的一种单个核吞噬细胞，细胞核为圆形或马蹄形，胞质丰富呈灰蓝色，充满细小的红色颗粒。单核细胞游离到组织内成为巨噬细胞，是大多数组织中主要的吞噬细胞。

mononuclear，单个核的：只有一个细胞核的。用于描述单核细胞或淋巴细胞等，并与中性粒细胞进行区分，中性粒细胞含有多个核，因此称为分叶核或多形核。

morula，桑葚体：白细胞中的细胞质内含埃立克体的包涵体。

Mott cell，Mott 细胞：浆细胞胞质内充满含免疫球蛋白的无色包涵体（称为 Russell 小体），外观类似于空泡。

multiple myeloma（now called plasma cell myeloma），多发性骨髓瘤（现称为浆细胞骨髓瘤）：骨髓中的浆细胞恶性增生，破坏骨骼并导致疼痛、骨折，产生过量的单克隆免疫球蛋白。

myelo-，髓 -：与骨髓或骨髓有关的前缀，用于识别中性粒细胞的粒细胞前体。

myeloblast，原粒细胞：粒细胞系中形态学上可识别的分化程度最低的骨髓前体细胞；可发育为早幼粒细胞。外周血中出现原粒细胞提示急性白血病。

myelocyte，中幼粒细胞：骨髓粒细胞系分化的第三阶段，是早幼粒细胞和晚幼粒细胞之间的发育阶段。在这一阶段，细胞质颗粒的分化已经开始，所以中幼粒细胞开始分化为嗜碱性粒细胞、嗜酸性粒细胞或中性粒细胞。

myelodysplastic syndromes（MDS），骨髓增生异常综合征：一组获得性克隆性增殖的血液病，其特征为进行性外周血细胞减少，表现为红系、粒系或巨核系病态造血。

myelofibrosis，骨髓纤维化：纤维结缔组织替换骨髓造血组织。

myeloid，粒系：用于表示粒细胞及其前体的总称，包括嗜碱性粒细胞、嗜酸性粒细胞和中性粒细胞。淋巴细胞和红细胞系被排除在外，大多数形态学上也排除了单核细胞系和巨核细胞系。

myeloid-to-erythroid（M：E）ratio，粒红比：骨髓涂片中粒细胞与前体有核红细胞的比例。粒红比用于评价血细胞的生成。粒细胞计数中不包括单核细胞、淋巴细胞和浆细胞。

myeloperoxidase（MPO），髓过氧化物酶：出现在早幼粒细胞、中幼粒细胞和中性粒细胞初级颗粒中的酶，具有杀灭细菌、真菌和病毒的功能。检测髓过氧化物酶的细胞化学染色法可用于识别急性白血病中的粒细胞前体。

myeloproliferative neoplasms（MPN，myeloproliferative disorders，MPD），骨髓增殖性肿瘤（骨髓增生性疾病）：一种以骨髓组织增生和外周血中一系或多系粒细胞增多为特征的肿瘤。主要包括原发性骨髓纤维化、原发性血小板增多症、真性红细胞增多症和慢性髓细胞性白血病。

necrosis，坏死：疾病或损伤导致的局部组织细胞成片死亡。

neonatal，新生的：从出生到第 28 天这段时间内的。

neoplasm，瘤 / 新生物：任何新组织的异常生长物；可为恶性 / 良性。该术语通常用于癌细胞。

neutrophil 中性粒细胞：具有成熟分叶核（多形核）的白细胞，在瑞特染色的外周血涂片中可见胞质中有细小的粉红色颗粒。中性粒细胞主要作用是吞噬细菌和细胞碎片。

normochromic，正色素的：描述在瑞特染色中颜色和血红蛋白含量均正常且平均红细胞血红蛋白浓度在正常参考范围内的红细胞。

normocyte，正红细胞：正常的成熟红细胞，且红细胞平均体积在正常参考范围内。

nucleated red blood cell（NRBC），有核红细胞：外周血中有细胞核的红细胞，通常为晚幼红细胞。

nucleolus，核仁：细胞核中信使 RNA 和核糖体 RNA 聚集成的圆形或不规则的袋状结构。形态学上核仁可用于区分细胞不同的分化阶段。

nucleus，细胞核：含有 DNA 和 RNA 的细胞器。可储存遗传信息并控制细胞功能。

nucleus-to-cytoplasm（N:C）ratio，核质比：瑞特染色的细胞核与细胞质的体积比，核质比可用于区分细胞的分化阶段。

objective，物镜：离标本最近的显微镜镜筒。大多数临床级显微镜可提供 10 倍和 40 倍的物镜、50 倍和 100 倍的油镜。

orthochromic normoblast（metarubricyte），晚幼红细胞：骨髓红细胞发育的第四阶段，是红细胞保留细胞核的最后阶段。核完全固缩，没有副染色质；85% 的胞质血红蛋白化，呈蓝粉色。外周血中出现的晚幼红细胞称为有核红细胞。

osteoblast，成骨细胞：生成骨质的细胞。

osteoclast，破骨细胞：与骨的吸收和清除有关的大型多核细胞，容易与巨核细胞混淆。

oval macrocyte，椭圆形大红细胞：外周血中直径增大的椭圆形红细胞，是巨幼细胞贫血的特征。

ovalocyte（elliptocyte），卵圆形红细胞（椭圆形红细胞）：见于遗传性椭圆形红细胞增多症外周血中细胞膜发育异常的卵圆形红细胞。在健康状态和其他贫血（如缺铁性贫血和重度地中海贫血）中也可能少量存在。

pancytopenia，全血细胞减少症：外周血中红细胞、白细胞和血小板计数明显减少。

Pappenheimer bodies（siderotic granules），帕彭海姆小体（铁颗粒）：红细胞内含有三价铁的包涵体。在普鲁士蓝铁染色时可见多个深蓝色不规则颗粒。在瑞特染色中呈淡蓝色簇状。

parachromatin，副染色质：细胞核的淡染部分，与常染色质大致相同。

Pelger-Huët anomaly，Pelger-Huët 畸形：常染色体显性遗传性疾病，无明显临床症状的中性粒细胞核畸形，核分叶障碍，呈哑铃状或花生状（“夹鼻状”核）。假 Pelger-Huët 畸形更为常见，其与 Pelger-Huët 畸形类似，但可能提示骨髓发育不良，或在化疗期间可见。

perinuclear hof or halo，核周淡染区：细胞核附近出现的透明区域，浆细胞中常见。

pernicious anemia，恶性贫血：进行性自身免疫性疾病，由于壁细胞缺乏或存在壁细胞抗体，或者内因子缺乏或存在内因子抗体导致的维生素 B_{12} 吸收障碍，引起的巨幼细胞贫血。

phagocyte，吞噬细胞：能包裹、吞噬和消化微生物及细胞碎片的细胞。包括巨噬细胞和中性粒细胞。

phagocytosis，吞噬作用：将大颗粒或活微生物摄取至细胞内。

Philadelphia chromosome，费城染色体：22 号染色体长臂与 9 号染色体易位；对慢性髓细胞性白血病诊断有明确意义。该突变导致 BCR 和 ABL 基因融合，使酪氨酸激酶生成异常。

phlebotomy，静脉穿刺抽血：用针穿刺静脉并收集血液。

plasma cell，浆细胞：在骨髓和淋巴组织中完全分化的 B 淋巴细胞，偶见于外周血中。其核偏位，染色质深染，胞质丰富呈深蓝色。高尔基体因其脂含量高，染色后呈核周淡染区。浆细胞可在体液免疫反应中分泌抗体。

platelet（thrombocyte），血小板：血液中最小的有形成分；盘状，直径 2～4μm，是一种由骨髓中的巨核细胞胞质形成的无核细胞成分。血小板可激活并调控凝血功能。

platelet satellitism（satellitosis），血小板卫星现象：抗体介导的血小板与中性分叶核粒细胞的体外黏附。常见于使用乙二胺四乙酸（EDTA）抗凝剂的标本，可引起假性血小板减少。

pleomorphic，多形性：以各种不同形式出现的；具有以多种形式存在并能从一种形式转变为另一种形式的能力。

pluripotential stem cell，多能干细胞：一种具有分化成为多种造血祖细胞（包括淋巴细胞系、单核细胞系、粒细胞系、巨核细胞系和红细胞系）之一以及非造血细胞系潜能的干细胞。

poikilocytosis，异形红细胞症：外周血中出现与正常不同或奇异形状的红细胞。

polychromatic（polychromatophilic），多色性：染色时出现嗜酸性物质的同时还存在嗜碱性物质。常用来表示瑞特染色细胞的细胞质中粉红色和蓝色的混合物。

polychromatic normoblast（polychr-omatophilic normoblast，rubricyte），中幼红细胞：红细胞成熟系中的前体细胞，介于早幼红细胞和晚幼红细胞之间。该阶段的特点是细胞直径变小，瑞特染色中最早出现含有血红蛋白的灰蓝色细胞质。

polychromatic or polychromatophilic red blood cell（reticulocyte），多色素性红细胞（网织红细胞）：未成熟无核红细胞，瑞特染色血涂片上胞质呈粉蓝色。使用新亚甲蓝染色时，该细胞的细胞质呈现深蓝色丝线或颗粒的网状结构，即内质网的残留物。网织红细胞增多表明溶血性贫血或急性失血时骨髓增生活跃。

polychromatophilia（reticulocytosis），网织红细胞增多症：新亚甲蓝染色的外周血涂片上网织红细胞计数升高，或瑞特染色血涂片上网织红细胞数量增加。网织红细胞增多表明溶血性贫血或急性失血时骨髓增生活跃。

polycythemia（erythrocytosis），红细胞增多症：外周血中红细胞计数、血红蛋白和红细胞比容升高，通常由慢性缺氧引起。

polycythemia vera（PV），真性红细胞增多症：一种骨髓增殖性肿瘤，体细胞突变导致红细胞计数、血细胞比容、血红蛋白、白细胞计数、血小板计数和红细胞含量显著增加。红细胞前体对促红细胞生成素高度敏感。

polymorphonuclear neutrophil（PMN，segmented neutrophil，seg），中性分叶核粒细胞：一种白细胞，其细胞核固缩成 2～5 个由细丝连接的分叶，区别于单核细胞和淋巴细胞等单个核细胞。

precursor，前体细胞：微分化（未成熟）的造血细胞，形态学上可识别，可归类为某个特定的细胞系；例如，原红细胞是红细胞生成过程中早幼红细胞的前体细胞。

progenitor，祖细胞：未分化（未成熟）的造血细胞，可归类为某个细胞系，无法通过形态学进行识别。

prolymphocyte，幼淋巴细胞：淋巴细胞系发育的一个阶段，介于原淋巴细胞和淋巴细胞之间。

promegakaryocyte，幼巨核细胞：形态学上可识别的骨髓细胞发育阶段，介于原巨核细胞和巨核细胞之间。

promonocyte，幼单核细胞：单核细胞系的前体细胞；介于原单核细胞和单核细胞之间。

promyelocyte，早幼粒细胞：粒细胞系的前体细胞，介于原粒细胞和中幼粒细胞之间，含有非特异性颗粒（初级颗粒）。

pronormoblast（rubriblast），原红细胞：未分化（未成熟）造血细胞，是红细胞系中形态学上可识别的最原始的前体细胞；可分化为早幼红细胞。

prorubricyte（basophilic normoblast），嗜碱性幼红细胞（早幼红细胞）：骨髓红细胞发育过程中可识别的第二个阶段；由原红细胞分化形成。其直径通常为 10～15μm，早幼红细胞有细胞质，瑞特染色时胞质为深蓝色。

Pseudo-Gaucher-cells，类戈谢细胞：类似于戈谢细胞，见于重度地中海贫血、慢性髓细胞性白血病和急性淋巴细胞白血病患者的骨髓中。然而，这些细胞是葡糖脑糖苷脂酶因细胞新陈代谢过快产生过多的葡糖脑苷脂而相对不足，而不是由于葡糖脑糖苷脂酶减少所致。

pseudo-gout，假性痛风：一种与痛风症状类似的疾病，与尿酸钠结晶引起的痛风不同，该病由关节中的焦磷酸钙结晶引起。

pseudo–Pelger-Huët cell（Pelgeroid cell），假 Pelger-Huët 细胞：类似于 Pelger-Huët 细胞的核分叶过少、颗粒减少的中性粒细胞。有助于诊断白血病、骨髓增殖性肿瘤和骨髓增生异常综合征。

pyknosis，固缩：细胞核缩小且染色质固缩成一个或多个无结构团块的细胞变性。其为细胞凋亡过程的一部分，也可提示化疗效果。

pyropoikilocytosis（hereditary pyropoikilocytosis），热不稳定性异形红细胞增多症（遗传性热不稳定性异形红细胞增多症）：罕见的遗传性血影蛋白缺陷病，患者从儿童期即可出现严重的溶血性贫血以及与烧伤患者相似的严重红细胞形态异常。

pyruvate kinase（PK），丙酮酸激酶：该酶可催化磷酸烯醇式丙酮酸转化为丙酮酸并产生两分子 ATP；是有氧氧化和无氧糖酵解所必需的酶。

pyruvate kinase deficiency，丙酮酸激酶缺乏症：是一种可导致丙酮酸激酶（将磷酸烯醇式丙酮酸转化为丙酮酸的酶）缺乏的常染色体隐性疾病；因红细胞寿命缩短而引起溶血性贫血。丙酮酸激酶缺乏症是糖酵解途径中最常见的酶缺乏症。

reactive lymphocytes（variant，tran-sformed，or atypical lymphocytes），反应性淋巴细胞（变异、转化或非典型淋巴细胞）：淋巴细胞形态改变，包括胞质变蓝、核分叶或不规则。出现反应性淋巴细胞表明细胞受到病毒的刺激，特别是 EB 病毒，可引起传染性单核细胞增多症。

red blood cell（RBC）indices，红细胞指数：包括红细胞平均体积、血红蛋白含量（红细胞平均血红蛋白含量）和相对血红蛋白浓度（红细胞平均血红蛋白浓度）。这些指数由红细胞计数、血红蛋白和红细胞比容值计算得出。一些血液分析仪可直接测量平均红细胞体积。

red cell distribution width（RDW），红细胞分布宽度：用电子细胞计数器测量的红细胞体积变异系数。红细胞分布宽度增加表示红细胞大小不均。

red marrow，红骨髓：与脂肪性的黄骨髓不同，红骨髓是具有造血能力的骨髓。

reticulocyte（polychromatic or polyc-hromatophilic red blood cell），网织红细胞（多色素性红细胞）：未成熟无核红细胞，使用新亚甲蓝染色时，该细胞的细胞质呈现深蓝色丝线或颗粒的网状结构，即内质网的残留物。瑞特染色血涂片上未见细丝，胞质呈蓝粉色，该细胞也被称为多色素性红细胞。网织红细胞增多表明溶血性贫血或急性失血时骨髓增生活跃。

reticulocytosis（polychromatophilia），网织红细胞增多症：新亚甲蓝染色的外周血涂片上网织红细胞计数升高，或瑞特染色血涂片上网织红细胞数量增加。网织红细胞增多表明溶血性贫血或急性失血时骨髓增生活跃。

Rhnull disease，Rh 抗原缺失症：在缺乏全部 Rh 血型抗原（Rhnull）的患者中发生的溶血性贫血；表现为球形红细胞增多、口形红细胞增多和细胞渗透性脆性增加。

ribonucleic acid（RNA），核糖核酸：由核糖分子连接的多核苷酸单链。RNA 碱基序列由 DNA 转录而来，是蛋白质翻译过程的基础。RNA 的主要类型包括信使 RNA、核糖体 RNA 和转运 RNA。

ribosomes，核糖体：镶嵌在内质网膜上的颗粒，由蛋白质和 RNA 组成。核糖体是信使 RNA 与转运 RNA 进行蛋白质翻译的主要场所。

ring sideroblast，环形铁粒幼细胞：一种有核红细胞前体，含有至少 5 个铁颗粒，环绕至少 1/3 的细胞核。普鲁士蓝染色可见上述细胞提示出现伴环形铁粒幼细胞的难治性贫血。

Romanowsky stain，罗氏染色法：罗氏染色法是包括瑞特染色和吉姆萨染色在内的多种用于血细胞及疟原虫的伊红－亚甲蓝染色法的原型。

rouleaux，缗钱状：由血浆蛋白升高和单克隆蛋白异常引起的成堆红细胞的缗钱样排列。

rubriblast（pronormoblast），原红细胞：未分化（未成熟）的造血细胞，是红细胞系中形态学上可识别的最原始的前体细胞；可分化为早幼红细胞。

rubricyte（polychromatic or polychr-omatophilic normoblast），中幼红细胞：红细胞成熟系中的前体细胞，介于早幼红细胞和晚幼红细胞之间。该阶段的特点是细胞直径变小，瑞特染色中最早出现含有血红蛋白的灰蓝色细胞质。

schistocyte（schizocyte），裂红细胞：微血管病性溶血性贫血、严重烧伤、弥散性血管内凝血和人工瓣膜机械损伤形成的破碎红细胞。

segmented neutrophil（seg，polymo-rphonuclear neutrophil，PMN），中性分叶核粒细胞：一种白细胞，其细胞核固缩成 2～5 个由细丝连接的分叶，区别于单核细胞和淋巴细胞等单个核细胞。区别于单核细胞和淋巴细胞等单个核细胞。

Sézary syndrome，Sézary 综合征：皮肤 T 细胞淋巴瘤，特征是剥脱性红皮病、周围淋巴结病以及在皮肤、淋巴结和外周血中出现 Sézary 细胞。

sickle cell（drepanocyte），镰状细胞：异常新月形红细胞，含血红蛋白 S，是镰状细胞贫血的特征。

sickle cell anemia（sickle cell disease），镰状细胞贫血（镰状细胞病）：纯合子血红蛋白 S 患者出现的严重慢性血红蛋白病。异常血红蛋白导致红细胞（镰状细胞）变形，并可出现以关节疼痛、贫血、血栓形成、发热和脾肿大为特征的危象。

sickle cell crisis，镰状细胞危象：镰状细胞病出现的几种急性症状，包括：①再生障碍危象，即暂时性骨髓再生障碍疾病；②溶血危象，即急性红细胞破坏；③血管闭塞危象，即由于血管阻塞而产生的剧烈疼痛。

sickle cell trait，镰状细胞特征：同时存在血红蛋白 S 和血红蛋白 A 的无症状的杂合子状态。

sideroblast，铁粒幼细胞：普鲁士蓝染色时可见含过量铁颗粒的骨髓红细胞前体。

siderocyte，高铁红细胞：普鲁士蓝染色时可见含大量铁颗粒的无核红细胞。

siderotic granules（Pappenheimer bodies），铁颗粒（帕彭海姆小体）：红细胞内含有三价铁的包涵体。在普鲁士蓝铁染色时可见多个深蓝色不规则颗粒。

spectrin，血影蛋白：细胞膜胞质表面形成网格的主要细胞骨架蛋白，可为细胞膜提供横向支撑以保持膜的形状。红细胞血影蛋白异常可导致遗传性球形红细胞增多症、卵圆形细胞增多症和遗传性热不稳定性异形红细胞增多症。

spherocyte，球形红细胞：表面积体积比降低的异常球形红细胞。在瑞特染色的外周血涂片中，球形红细胞致密，中央缺乏淡染区，直径减小。常见于温性自身免疫性溶血性贫血和遗传性球形红细胞增多症。

spleen，脾脏：腹部左上方的一个较大器官，位于胃的下方。脾脏拥有机体最大的巨噬细胞群，负责吞噬和消除衰老的红细胞。脾脏也是淋巴细胞的聚集地。

splenectomy，脾切除：切除脾脏的手术。

stem cell，干细胞：未分化的单个核细胞，其子细胞可产生多种细胞类型，并具有自我更新能力，从而形成可始终保持具有多种细胞类型分化潜能的细胞池。

stomatocyte，口形红细胞：异常的杯状成熟红细胞，中央淡染区呈狭缝状。

supravital stain（vital stain），活体染色：对活组织

或细胞进行染色。

systemic lupus erythematosus（SLE），系统性红斑狼疮：慢性自身免疫性炎症疾病，表现为严重的血管炎、肾脏受累，以及皮肤和神经系统损害。

T cell（T lymphocyte），T 淋巴细胞：参与细胞免疫（包括细胞间通讯）的淋巴细胞。主要的 T 细胞类型为辅助细胞和抑制性 – 细胞毒性细胞。

target cell（codocyte），靶形红细胞：血红蛋白化不良的红细胞（RBC），见于血红蛋白病、地中海贫血和肝病。在瑞特染色的外周血涂片中，血红蛋白集中在红细胞中心和周围，形成"靶心"。

teardrop cell（dacryocyte），泪滴形红细胞：具有单一尖状突起的红细胞，形似泪滴。常见于骨髓增殖性肿瘤（称为骨髓纤维化），并伴有髓样化生。

thalassemia，地中海贫血：以生成小细胞、低色素为特征的遗传性轻度至重度贫血，由血红蛋白的一种球蛋白链合成不足或缺乏引起。

thrombocyte，血小板：血小板。

thrombocythemia，血小板增多症：血小板计数异常增高并伴有血小板功能障碍；见于骨髓增殖性肿瘤，称为原发性血小板增多症。

thrombocytopenia，血小板减少：血小板计数低于参考区间的下限，通常低于 125×10^9/L。

thrombocytosis，血小板增多症：血小板计数高于参考区间的上限，通常高于 350×10^9/L。

thrombotic thrombocytopenic purpura（TTP），血栓性血小板减少性紫癜：先天性或获得性 ADAMTS-13（一种内皮细胞产生的血管性血友病因子裂解酶）缺陷。血管性血友病因子的超大多聚体可激活血小板，从而在微血管中形成白色血栓，导致严重的血小板减少，伴黏膜皮肤出血、微血管病性溶血性贫血和神经病变。

toxic granulation，中毒颗粒：与细菌感染相关的，中性粒细胞中存在的异常增大、深染、明显的初级颗粒。

vacuole，空泡：在细胞质中形成的透明空隙或空腔。

vacuolization，空泡形成：形成空泡。

venipuncture，静脉穿刺：用针穿刺静脉并收集血液。

vital stain（supravital stain），活体染色：对活体组织或细胞进行染色。

vitamin B_{12}（cyanocobalamin），维生素 B_{12}：一种复合维生素，其功能涉及蛋白质、脂肪和糖类的代谢、正常血液的形成和维持神经功能。

Waldenström macroglobulinemia，Waldenström 巨球蛋白血症：由克隆性浆细胞产生的过量 IgM 引起的单克隆性丙种球蛋白病。血液黏度的增加可导致循环障碍，正常的免疫球蛋白合成减少，从而增加感染的可能性。

warm antibody，温抗体：最适反应温度为 37℃的 IgG 抗体。

warm autoimmune hemolytic anemia，温性自身免疫性溶血性贫血：最常见的自身免疫性溶血性贫血，由 IgG 自身抗体与红细胞在 37℃的最适温度下反应引起。

（王　莹　何世平　林志鹏　茹进伟　译）

附录B　血液学常用缩略语
Commonly Used Abbreviations In Hematology

ALL	acute lymphoblastic leukemia	急性淋巴细胞白血病
AML	acute myeloid leukemia	急性髓系白血病
Baso	basophil	嗜碱性粒细胞
BM	bone marrow	骨髓
CD	cluster of differentiation	分化簇
CLL	chronic lymphocytic leukemia	慢性淋巴细胞白血病
CML	chronic myelogenous leukemia	慢性髓细胞性白血病
CNS	central nervous system	中枢神经系统
CSF	cerebrospinal fluid	脑脊液
EDTA	ethylenediaminetetraacetic acid	乙二胺四乙酸
Eos	eosinophil	嗜酸性粒细胞
ET	essential thrombocythemia	原发性血小板增多症
FAB	French-American-British（classification of tumors of the hematopoietic and lymphoid systems）	法国－美国－英国分类系统(造血和淋巴系统肿瘤分类）
G-CSF	granulocyte colony-stimulating factor	粒细胞集落刺激因子
LAP	leukocyte alkaline phosphatase	白细胞碱性磷酸酶
LE	lupus erythematosus	红斑狼疮
Lymph	lymphocyte	淋巴细胞
M：E ratio	myeloid：erythroid ratio	粒－红比
MCH	mean corpuscular hemoglobin	平均红细胞血红蛋白含量

MCHC	mean corpuscular hemoglobin concentration	平均红细胞血红蛋白浓度
MCV	mean corpuscular volume	平均红细胞体积
MDS	myelodysplastic syndrome	骨髓增生异常综合征
MK	megakaryocyte	巨核细胞
Mono	monocyte	单核细胞
MPN	myeloproliferative neoplasm	骨髓增殖性肿瘤
N/C ratio（or N：C ratio）	nucleus/cytoplasm ratio	核质比
NRBC	nucleated red blood cell	有核红细胞
PB	peripheral blood	外周血
PMF	primary myelofibrosis	原发性骨髓纤维化
Poly，PMN	polymorphonuclear neutrophil	中性粒细胞
PV	polycythemia vera	真性红细胞增多
RBC	red blood cell	红细胞
RDW	red blood cell distribution width	红细胞分布宽度
Seg	segmented neutrophil	中性分叶核粒细胞
WBC	white blood cell	白细胞
WHO	World Health Organization	世界卫生组织